日 常 毒 物

喝瓶裝水會得癌症嗎？ 農藥殘留有多危險？
做好日常風險評估的第一本書

Everyday Chemicals

Understanding The Risks

Gerald A. LeBlanc

吉拉德・勒布朗 ——著

黎湛平 ——譯

獻給 Kathy Edwards：

我的喜樂和靈感泉源，我最好的朋友和人生伴侶

目次

前言

　　我之所以寫這本書，目的是讓一般大眾能有份簡要指南或指引，協助大家判斷日常暴露或接觸的化學物是否存在危害風險，或者單純只是意外進入生活環境的無害物質。我們成天與各式各樣的化學物打交道，其成分與濃度多變如萬花筒；有些物質彼此結合後可能比單獨存在時更陰險狡詐。你我平日接觸的每一種化學物是否都值得擔憂？又或者我們應該假設，監管單位會保護大眾免於化學物傷害，讓民眾安心度日？這些問題沒有固定答案，答案隨風險等級移動而有所不同。試問如何判定化學物風險？大多數人不是聽從媒體報導，就是看心情、憑直覺，然而媒體和直覺都容易出錯：前者傾向以譁眾取寵、駭人聽聞的方式報導科學，後者大多不具科學原理。那麼，非科學專業的普羅大眾該如何保護自己、保護孩子不受環境化學物所害？我建議大家都來讀一讀這本書。

　　在接下來的章節中，我會從三大方向切入探討。第一部分（第一章～第四章）先提供讀者一些基本背景資訊，作為往後判斷化學物風險的參考依據，同時穿插我自己在科學家養成過程中的親身經歷。第二部分（第五章～第七章）著重策略，協助各位在評估日常化學物風險時能做出合理決定。最後一部分（第八章～第十三章）則是案例分享，每一篇的主角都會利用前幾章提到的資訊和方法去評估可疑化學物，判斷自己是否必須採取行動，以免危害健康。這些案例少數取自實際經驗，其他多為虛構，重點是藉此說明一般人在面對日常生活會接觸到的化學物時，該如何辨識風險。媒體喜歡炒作環境化學物、大肆報導，但這其實都是對「風險」認識不足以及傳播或溝通不當的結果 —— 只是這一切無不讓決策過程變得更複雜，更令人困惑。因此我希望，這本書不僅能協助各位評估化學物風險，也能讓大家對這類風險有更正確的認識。

判斷化學物風險所需的資料大多都很容易就能上網找到，所以本書要教各位如何評估資訊來源，分辨好壞。現在人經常使用 Alexa、Siri 一類的人工智慧助理，所以在案例分享的章節中，我也會帶到如何利用智慧小幫手評估資訊、換算單位或計算劑量，讓讀者利用網路或數位助理搭配本書介紹的方法，製作一套您專屬的風險評估工具。

希望讀者能以愉快的心情翻讀本書。我會盡可能用例子或小故事描述科學概念，讓各位更快、更容易理解。請大家別太拘泥數學計算這類小細節。你可以視情況需要，翻開講述風險評估步驟的章節，隨時複習。切記：風險是化學物「危害程度」和「接觸量」的綜合考量結果；因此我誠摯盼望每一位讀者在讀完本書以後，都能明白一件事：即使環境出現某種化學物，並不代表該化學物一定存在危害風險。

縮寫列表

一兆分之一（ppt）請見「奈克／公升」ng/L 條目。

二十二碳六烯酸（docosahexaenoic acid）即 DHA，魚肉富
　　含的一種脂肪酸。

十億分之一（ppb）請見「微克／公斤」µg/kg 與「微克／
　　公升」µg/L 條目。

可觀察到不良效應之最低劑量（lowest observed adverse
　　effect level ／ LOAEL）化學物在實驗動物身上引發不
　　良反應的最低劑量或暴露濃度。

全氟辛酸（perfluorooctanoic acid ／ PFOA）多用於製造抗
　　滲、防汙、防水或防油產品。

多元不飽和脂肪酸（polyunsaturated fatty acids ／ PUFA）
　　如 Omega-3，魚肉富含的一種脂肪酸。

多氯聯苯（polychlorinated biphenyls ／ PCBs）因性質穩
　　定、耐熱、不導電而廣泛用於各產業。多氯聯苯不易分
　　解、傾向長期存在環境中，具生物累積性且在一定暴露
　　濃度下可能引發毒性，故於一九七〇年代陸續遭各國禁
　　用。

百萬分之一（ppm）請見「微克／公升」mg/kg、「毫克／

公升」mg/L 條目。

自然資源保護委員會（**Natural Resources Defense Council ／ NRDC**）倡導維護國際自然環境的非營利組織。

奈克／公升（**ng/L**）相當於「一兆分之一」ppt。用於通報水體或飲料（液體）的化學物濃度。每公升一千奈克相當於每公升一微克。

持久性有機汙染物（**persistent organic pollutants ／ POPs**）這類有機化合物會長期存在環境中，累積於生物體內且具毒性，普遍引起各國擔憂。

美國《毒性物質控制法》（**Toxic Substances Control Act ／ TSCA**）美國環境保護署依此法規範化學物應用，保障人體與環境安全。

美國毒性物質和疾病登記署（**Agency for Toxic Substances and Disease Registry ／ ARSDR**）美國政府機關，致力於防範有害化學物暴露及接觸，確保民眾健康。承辦業務以公共衛生評估、毒理研究為主。

美國食品藥物管理局（**Food and Drug Administration ／ FDA**）本書簡稱「食藥局」。美國政府機關，主要權責為確保食品安全，管控醫藥品、菸草製品及其他產品，維護民眾健康。

美國疾病管制中心（**Centers for Disease Control and Prevention ／ CDC**）本書簡稱「疾管中心」。美國政府機關，主要權責為控制與預防疾病、傷害，維護公共衛生與安全。

美國國家毒物計畫（National Toxicology Program／NTP）
由美國衛生及公共服務部（HHS）主持的跨部會合作計畫，負責執行化學物毒性評估並提交報告。

美國國家健康營養調查（National Health and Nutrition Examination Survey／NHANES）執行期長達數年的健康研究計畫。參與者定期受訪並接受醫學檢測，以此評估全美民眾的健康及營養狀態。

美國國家衛生研究院（National Institutes of Health／NIH）
本書簡稱「國衛院」，美國衛生及公共服務部（HHS）附屬單位，主司生物醫學與公衛研究。

美國農業部（United States Department of Agriculture／USDA）本書簡稱「農業部」，美國政府單位，負責研擬、執行與農林業、農村經濟發展及食物有關的聯邦法規。

美國環境保護署（Environmental Protection Agency／EPA）
本書簡稱「環保署」。美國政府機關，訂定並執行聯邦環境法規，包括環境化學物濃度容許標準。

特定風險劑量（risk-specific dose／RSD）致癌物在一百萬人口中新增一件癌症病例的估算劑量值。

參考劑量（reference dose／RfD）在未超標前提下，化學物對人體健康造成最低危害風險的最高劑量。將基準劑量（BMD）或經動物試驗取得的替代值（如 NOAEL 或 LOAEL）除以不確定係數（UFs），即可得到參考劑量。

國際癌症研究署（International Agency for Research on Cancer ／ IARC）世界衛生組織轄下的國際組織，主司執行與協調癌症病因研究。

基準劑量（benchmark dose ／ BMD）介於「無明顯不良反應劑量」NOAEL 與「可觀察到不良效應之最低劑量」LOAEL 之間，代表生物體接觸化學物，並出現不良反應的初始劑量。這個值可由「劑量－反應曲線」求得，譬如可定義為「引發 5% 接觸者出現不良反應的劑量」；或取 NOAEL 與 LOAEL 的幾何平均數。

毫克／公升（mg/L）相當於「百萬分之一」ppm。用於通報水體或飲料（液體）的化學物濃度。

毫克／公斤（mg/kg）相當於「百萬分之一」ppm。為通報個體接觸或吸收化學物劑量的計量單位。mg/kg 也可用於定義接觸源每公斤所含的化學物毫克數，譬如每食入一公斤受汙染的蘋果，即可能吃下多少毫克的農藥。

最小風險濃度（minimal risk level ／ MRL）人體接觸或暴露於某物質，且無明顯或可察覺健康風險的每日最大估計值。

無明顯不良反應劑量（non-observed adverse effect level ／ NOAEL）實驗動物接觸化學物卻仍無損其健康的化學物最大劑量或最高濃度。

微克／公升（μg/L）相當於「十億分之一」ppb。用於通報水體或飲料（液體）的化學物濃度。每公升一千微克相當於每公升一毫克 mg。

微克／公斤（µg/kg）相當於「十億分之一」ppb，為通報個體接觸或吸收化學物劑量的計量單位。「微克／公斤」也可用於定義每公斤接觸源所含的化學物微克數，譬如每食入一公斤受汙染的蘋果，即相當於吃下多少微克農藥。每公斤一千微克相當於每公斤一毫克。

過渡時期參考基準（interim reference level ／ IRL）美國食品藥物管理局官方用語，意同「參考劑量」RfD。

歐洲化學總署（European Chemicals Agency ／ ECHA）歐盟政府機關，提供技術與行政支援，協助成員國執行化學品註冊、評估、授權與限制等業務。

歐盟《化學品註冊、評估、授權和限制法》（Registration, Evaluation, Authorisation and Restriction of Chemicals ／ REACH）主管理歐盟流通之化學物，前述化學物須依此法評估其對人體及環境健康的影響。

線性無閾值（linear no-threshold ／ LNT）輻射致癌風險的假設依據，化學物致癌風險評估亦沿用此一概念。該模式認定，不論輻射或化學致癌物都沒有所謂的安全劑量。接觸即有害。

雙酚 A（bisphenol A ／ BPA）用於製造聚碳酸酯和環氧樹脂的化學物。

雙對氯苯基三氯乙烷（dichloro-diphenyl-trichloroethane ／ DDT）廣泛用於控制昆蟲類害蟲和滅蚊的農藥及家用殺蟲劑。美國於一九七二年頒令禁用。

第一章
化學悖論

這一天的開始跟其他日子沒什麼兩樣。我小口啜飲咖啡，一邊掃過昨晚收到的電子郵件和簡訊。其中一則簡訊 ── 我不認識寄件者 ── 引起我的注意：「我發這封簡訊是想告訴您，您系上的某某某跟科慕化學公司是一夥的。他寫了一份報告說恐怖角河的 GenX 不會威脅飲水民眾的身體健康。他收了科慕的錢才這樣寫的。你們應該開除這種不誠實、做出劣質科學建議的傢伙。」

我能感受到對方拇指在手機鍵盤上飛快滑動時噴發的怒火。這則簡訊之所以指名給我，理由是我是生物科學系主任，而對方提到的某某某是系上同事。幾年前，北卡羅萊納州恐怖角河發現有 GenX ── 也就是六氟環氧丙烷二聚酸銨鹽 ── 汙染。我知道科慕公司曾向他諮詢，我個人也讀過他的報告，我認為報告結論在科學上站得住腳。我知道我大可置之不理，不用費神去改變對方情緒化的擔憂，但我仍決定試試看。我告訴對方，在徹底評估 GenX 影響人體健康的風險之前，相關單位必須先調查危害程度，以及事件發生時，恐怖角河附近居民的接觸程度。同事的報告列出當時可取得的危害程度與接觸值，這些不是劣質科學建議，亦非錯誤解讀，純粹是數據資料而已。

對方的回應是直接寫信給校長，要求把我也一併開除。

同樣也是那天早上。我前腳才進辦公室，系辦總機就靠在我辦公室門口說：「有位女士打來要找『專家』，說她的義大利麵醬裡有可疑的東西。」總機小姐控制不住嘴角的詭笑。

「什麼可疑東西？」我問。「蟲子？金屬片？還是手指頭？」

「我哪知？還是我請她打去公共衛生部或其他地方問？」

「我來跟她說吧。」一聽到有民眾需要幫助，我就沒輒。

打來的女士表示，她打開一罐義大利麵醬要做特製義式番茄醬，結果倒出一塊硬硬的東西，直徑差不多兩公分。我請她把異物的照片傳給我，她馬上就傳來了。看到照片我立刻鬆了口氣：那玩意兒既不是斷指，也不屬於人體的任何一部分，而是表面粗糙、沾滿醬料的球狀物。我回電給她，請她設法弄碎這顆小球。女士回報：她用牛排刀稍微壓一下，小球馬上碎成好幾塊，沒沾到醬料的碎塊內部看起來是白色的，質地像粉筆。

我告訴這位女士，如果我沒猜錯，那玩意兒應該是醬料的原料之一，糖或澱粉什麼的。這款原料被壓製成球形，並且在製程中一直保持原狀，沒攪開。

「這罐醬料還能用嗎？」對方問。「我手邊只剩這一罐了！」女士的語氣幾近恐慌，顯示這頓義大利麵晚餐對她來說萬分重要。

「醬料應該沒問題。不過因為我是猜的，或多或少還是有點風險。」她不太理解我這模稜兩可的回答。

於是我又說，「你可以把異物寄給廠商，問問這是什麼東西，我相信他們一定會回覆你，說不定還會送你免費抵用券或其他產品，希望你別把這張照片放上社群媒體。」她喜歡這個答案，於是熱情地說了聲「謝謝！」便掛斷電話。

您開心，我滿意。

今天是開學後第一堂課，沒多久，教室便擠滿大一新鮮人。我在研究所教課快三十年，後來把重心移到主修生命科學的一年級新生這邊。乍見這群剛從高中畢業的學生，他們的年輕使我嚇了一跳。這門課叫作「科學家與老百姓的化學風險評估」，我通常會用近期發生、跟課程有關的時事開啟第一堂課；不過今年碰巧沒有相關時事，所以我在想能不能利用早上那兩樁因風險而產生的對話。我決定從 GenX 切入，試著引導這群年輕人參與討論，看看最後能得出什麼結論。

　「有誰聽過 GenX？」我問。令我訝異的是，班上半數學生都舉手了；更教我開心的是，竟然有不少學生聽過這宗不時登上當地新聞版面的環境汙染事件。我瞄瞄手上附照片的修課學生名單，點了一位剛剛舉手的女學生來回答。「GenX 是什麼？」我再問。

　「就我爸媽那一代啊。」*這名坐在最後一排的金髮苗條女學生說。

　呃，我沒想到會得到這個答案。我決定再試試看。「對。不過，如果答案跟這堂課有關的話，GenX 還可以是什麼？」

　另一個學生舉手。我朝他點點頭，這個眼皮微垂的結實年輕人答道：「我祖父母那一代。」有人咯咯笑出來。

　我決定給點提示。「有沒有人聽過一種會汙染水質、也叫 GenX 的東西？」三人舉手。後來我才知道，這三名學生都來自北卡的恐怖角河盆地，也就是正在處理 GenX 汙染的地區。我叫坐在第三排的舉手學生回答。

　「我家在威明頓。我爸媽在水龍頭裝了某種過濾裝置，可以除掉 GenX。」

　「很好。」我說。「爸媽跟你聊過 GenX 嗎？」

　「聊過。」他答。「他們說那是一種被排到恐怖角河的化學物，但現在跑進公共給水系統了。他們還說那東西對身

＊譯注：GenX 也可解釋為「X 世代」。

體不好，說我們不可以喝沒過濾的水。」

「那麼，你自己對 GenX 這玩意兒了解多少？」我試探。

他聳聳肩。顯然是問不出個所以然了。

我轉向另一名學生。藍眼睛，臉上有雀斑。年輕人同樣宣稱他知道 GenX，我請他也說說看。

他以專家一般的權威口吻背誦資料。「GenX 是一種農藥，對鳥類極具毒性，會使蛋殼變薄，導致母鳥一孵蛋就破。目前已禁用。」

「我想你說的應該是 DDT，雙對氯苯基三氯乙烷。」我打斷他，以免他愈說愈離譜。

「我在高中寫過一篇跟它有關的報告。」他回我，顯然仍未意識到自己的錯誤。GenX，DDT，總之就是換一個化學物縮寫，賭賭看就是了。

剛才舉手表示自己略知 GenX 的三名學生僅剩一位還沒作答。這名短髮、個子嬌小、眼神銳利的女學生開口：「GenX 是一種化學物，用於製造鐵氟龍或 GORE-TEX 和其他防水塗料。以前這類產品用的是全氟辛酸 PFOA，但全氟辛酸會引發腎癌。GenX 是全氟辛酸的替代品，一般認為它的毒性遠低於全氟辛酸。科慕化學公司排入恐怖角河的廢水被驗出 GenX。」

她的回答讓我重拾對中學教育的信心。原來，這名女學生的祖父是學科學的，在美國環境保護署（EPA）工作，經常跟家人分享飲用水汙染的最新消息。不久前，這位祖父才告訴家人：由於科慕已停止排放這種化學物，現在河水測到的 GenX 濃度非常非常低，鎮民的血液檢體也未驗出 GenX，而且流行病學調查顯示，因為飲用汙染水而生病的案件數沒有新增的跡象。所以這個學生的家人又重新開始飲用公共給水系統的自來水了。

從前述回答可以看出來，面對同一樁環境汙染事件，兩位學生的家人採取了截然不同的做法。使用過濾器的那家人認為，光是「水中有 GenX」即已無法接受，必須找方法移除汙染物；但這家人並未考量危害程度這一點，沒細想自己到底喝下、即接觸多少 GenX，單單水中有 GenX 便足以令他們採取補救措施。這家人的做法算是一種直覺反應，用好聽一點的話來說就是科學家所稱的「預防原則」。至於祖父在環保署工作的學生家則採取比較有腦的做法：斟酌考量危害及接觸程度之後，做出「供水安全可飲用」的結論。我會在第三章討論預防原則和前述這兩種回應方式。

人類每天接觸成千上萬種不同的化學物。就拿咱們的鼻子一天下來偵測到的化學氣味來說吧：各種家用清潔劑、新上的油漆、汽油、香菸、香水、肥皂等等不一而足。我們可以選擇忽視自己暴露其中、頻繁接觸的事實，也可以帶著情緒回應，或是考量潛在風險。

⁓

想像你從北卡中部的羅里出發，開三小時的車去海邊放鬆度週末。一坐上剛買的新車，你立刻聞到一股塑料混合皮

製內裝蒸散出來的氣味。沒多久，你從城市出逃的小旅程被
前方緩慢移動的柴油貨卡給耽誤了，一路吸著柴油味，讓
苯、砷、甲醛及其他四十多種有害化學物徐徐進入鼻腔。出
了城市範圍，你漸漸聞到農民飼養的豬、牛、家禽的氣味，
這些氣味主要來自硫化物、氨及其他農牧副產物。待車裡的
禽畜味逐漸消散，另一種氣味立刻取而代之——造紙廠極具
特徵的臭味。這種臭味的成分有不少和組成禽畜味的化學物
一模一樣，僅因比例不同而產生如此天差地別的結果。好不
容易，你即將抵達目的地，鼻間盡是清爽潔淨的鄉村氣息。
但是……等等，雖然你不抽菸也不容許車上有菸味，此時卻
聞到雪茄味？你赫然發現前車駕駛正朝窗外吐白圈，導致兩
百五十多種已知有害的化學物混入空氣，圍繞著你。

　　人只要聞到氣味，氣味分子十之八九已進入人體。不僅
如此，我們還會在不知情的情況下，餐餐吃進一大堆化學
物；其中有些從裝盛食物的容器轉移而來，有些則是加工
過程添加的防腐劑、食用色素、安定劑及其他聽都沒聽過的
化學品，至於農產品則可能殘留農藥。牆壁、地板、家具同
樣藏有化學物，我們順手一摸，不經意就放進嘴裡。你我彷
彿天天都在化學物之海泅泳，但這些化學物是否都會傷害我
們？我們是否應該為此擔憂？

　　有一次，我受邀參加市民大會，討論不久前當地供水系
統發現的一種化學汙染物，以及這種物質對人體健康的可能

影響。我帶女兒出席，因為她當時正好在修生物學，也開始對一些和健康有關的工作感興趣。那天討論的化學物叫「三氯乙烷」，多年來經常作為去漬劑或萬用清潔劑使用；這種化學物已經由動物模式確認會致癌，也跟提高人類腎癌風險有一定的關聯性。本次事件起因是某家現已停業的乾洗業者違法傾倒洗劑廢液，造成汙染。

居民擔心這起汙染事件可能影響健康，我的角色則是設法為眾人排憂解慮。民眾踴躍提問，彷彿關不掉的水龍頭：「如果喝了汙染水會得癌症嗎？會得哪種癌症？」「我媽的帕金森氏症是因為三氯乙烷嗎？」「我女兒死於白血病，我要怎麼證明是三氯乙烷造成的？」「我肚子裡的孩子會有危險嗎？」「這到底是誰的錯？」我竭盡所能回答每一個問題，表達同情與關心；但我也一次又一次注意到，這些案例的接觸濃度遠低於動物試驗，也比人類流行病學調查判定可能出現不良反應的濃度還低。

我終究還是無法平息眾人的焦慮。

會後，一小群民眾聚集在停車場閒聊，見我和女兒走向座車，便出聲喊我們過去。眾人頻頻致謝，我也祝大家身體健康，雙方互道珍重。我把車開出停車場時，女兒說，剛才那群人幾乎「人手一根菸」。她問我，「既然他們**明明**知道吸菸有害健康，幹嘛還要擔心那種化學物會不會影響健康啊？」對我來說，這一題大概是那晚最難回答的問題了。對於「何時該擔心接觸化學物」這件事，一般人大多無法理性判斷：究竟是要徹底避免接觸，還是設法降低接觸程度到一個你我認為**安全**的程度？這個決策過程受到許多因素影響。

～⌒～

人類很怪，經常自欺欺人地以為「天然」就代表安全。為了延長壽命，人類發明一大堆疫苗和藥物保護自己遠離疾病、治療病痛，但直覺告訴我們使用藥物仍應戒慎恐懼，因此我們更喜歡服用一些基本上不太有效（有時完全無效），甚至可能相當危險的產品。人類為何偏好這類療法？因為它們不是人工製造的藥品，它們是天然的。不論是植物萃取液或酒漬葡萄乾，「天然」猶如「安全」的同義詞，至於療效什麼的就擺一邊去吧。

「天然即安全」的概念不費吹灰之力即可拆穿。酒精（乙醇）也是植物衍生物，每年卻造成八萬八千名自主飲用者死亡；[1] 另一種同樣來自植物的產品「香菸」，差不多也讓兩成使用者蒙主恩召。[2] 還有一種廣受愛美人士青睞的除紋產品暨天然化合物「肉毒桿菌素」，竟是專家口中「名列地表最毒」的物質之一。[3] 我們相信的天然即安全顯然是誤會一場。

那麼，人類何以能在缺乏化學物好壞利弊等相關知識的情況下，依然擁抱這種適得其反、偏好天然產品的直覺？也許答案就寫在基因上。在漫長的演化歷程中，人類這種動物相當倚賴經驗來判斷「吞進肚子的東西究竟是好（譬如有營養或有療效）是壞（譬如有毒）」，進而演化出趨吉避凶的直覺：避開會使人喪命的植物，喜歡令人愉悅的植物；人類以戒慎恐懼的態度面對未知，並因此獲得驚人的生存優勢。今日我們相信「天然產物」安全無虞，可放心取用，至於來自藥廠產線的藥錠則是一點也不像直覺認定安全可食的東西，成分也令人聯想到高中化學實驗室；若不得不吞下它，我們每每猶如老祖宗審慎端詳新植物那般戰戰兢兢。然而當我們需要滋補養身的時候，我們立刻奔向食物、植物產品（私心以為最安全的產品）的懷抱，不會選擇人工科學產物。

製藥業的黑歷史彷彿火上加油，使我們對成藥更加不放心。早在一九四〇至一九七一年間，醫師會開立「己烯雌酚」（DES）防止孕婦流產；只是己烯雌酚不僅無法有效預防流產，若孕婦日後產下女嬰，己烯雌酚還會提高女嬰未來罹患罕見生殖道癌症的機率。約莫在同一時期，另一種用於止吐、緩和孕婦害喜症狀的藥物「沙利竇邁」，也害得成千上萬的婦女生下沒有四肢或四肢變形（海豹肢），或帶有其他缺陷的嬰兒。我會在下一章進一步闡述用藥錯誤導致中毒的問題。

今天，任何一種西藥都必須先通過廣泛測試與臨床試驗，才能用於一般大眾。這項要求相當程度地保護民眾免於藥物中毒。鑑於藥物的設計宗旨正是「強力且有效」，故不論正確使用或誤用都可能引起各式各樣的副作用。消費者可以從廣告、外盒包裝得知藥物可能引發哪些副作用及其發生機率，並且每個人都能憑藉這些知識與資訊做決定，評估服藥的好處是否大於危害風險。然而，這些帶有警告性質的字眼也常在我們心中埋下懷疑的種子。

　　於是乎，我們經常為此轉投天然藥方。不幸的是，你家廚房架上那幾罐「草本營養品」也許不含一丁點標示列出的草藥；[4] 就算有，誰也不知確實含量是多少。更教人心煩的是，這瓶玩意兒說不定還有不少沒列出來的成分，其中有些甚至會傷害人體。[5] 醫學期刊《內科醫學年鑑》就登過一篇病例報告：一名六個月大的女嬰因腹脹送醫。女嬰腹內充滿液體，即「腹水」，而腹水則是肝臟受損的特徵指標。[6] 可是女嬰兩週前才做過例行健康檢查，當時她好得不得了；追問之下，才得知女嬰的母親會在女兒日常飲食中添加市售花草茶，而且就是上次健檢之後才開始的。這種花草茶含有黃菀屬植物（雛菊的近親），按牛隻嚼食黃菀草的發病率和死亡率來看，服用高劑量會引發肝毒性。經檢查，女嬰的肝臟嚴重受損，沒來得及等到適合移植的肝臟便去世了。

　　認定「天然藥方與補品不會產生副作用」無疑天真。最令人氣惱的是沒有一個政府部門負責規範與管理這類產業。製造商未充分告知商品資訊，而消費者僅憑天然即安全的推論便做出決定：無知是很危險的。

　　即使一般大眾想理性地評估汙染物、藥物或其他日常化學物的接觸風險，通常也會被看似繁複的評估過程打敗。他們可能會覺得這類資訊很難找，就算找到了亦通篇科學術語，有解釋跟沒解釋差不多；因為如此，憑直覺判斷接觸某化學物是否存在明確風險，感覺容易多了，只不過這類決策經常犯下過度謹慎的錯誤：其實風險非常低，卻做出「風險顯著」的結論。「防患未然，安全總比後悔好」的處事原則有其道理，但這種思維可能會讓我們在考量所有日常接觸到的化學物時 —— 不論是自主抉擇，或是現代生活的必然結果 —— 過度焦慮。我這輩子首度評估化學物危害風險的結果雖以慘敗收場，卻也成為開啟我職業生涯的重要契機。

～

那天，我上完一整天的課（當時我大二，在社區大學主修生物）剛進家門，電話就響了。通常我一到家就會聞到廚房飄來、猶如天堂的香氣，今日卻不然：不僅沒有撲面迎人的食物香，母親也不在廚房煮晚餐。這通電話是她打來的，但她人在哪裡？

「你爸在醫院。」她說。「早上他突然痙攣（我猜她要說的是「抽筋」，但我明白她的意思），雖然現在好多了，但醫生要他住一晚。」

「我馬上過去。」我說。

「不需要。」她威嚴地說。「他睡得挺好的。你幫他打包一些過夜要用的東西，晚上再來看他，然後你可以順便載我回家。你愛麗絲姑姑現在在這裡陪我。」我媽非常務實，再者她也無法忍受兒子跟她爭論，尤其是現在這種情況。愛麗絲姑姑是我爸最小的妹妹，現職護理師，而且就在那家醫院工作。她會照顧我爸媽。

我拿了袋子，放些盥洗用品和衣服進去，順手塞了一包花生醬夾心餅乾。但我需要幾分鐘沉澱，消化一下剛才的一切，所以我走進後院的一間棚屋裡。我家有好幾間這種小棚屋，這間以前被當作工作室使用，我小時候經常窩在這裡跟我爸一起做木工，或者純粹發呆。青少年時期，這處空間總能給我心靈慰藉，我會一邊收拾工作檯上的工具、掃地或削整一小塊碎木，一邊想事情。

工作檯上擱著一把園藝鋤，鏟子躺在地上，園藝鋤旁邊有一整桶混合廚餘──老爸的自製堆肥。還有一個桶子幾乎是空的，只裝了一點有機廢物。我爸超愛在花園種菜，但他也非常注重整潔，所以像這樣隨意擱放園藝工具實在很不像他。此外，這裡還有一處極顯眼的混亂：垃圾桶倒在地上，垃圾散了一地。爸做完園藝卻不收拾真的很奇怪。

我注意到那堆垃圾最上頭是一只空盒，殺蟲劑空盒。我爸不愛用農藥，但如果蟲災嚴重，威脅菜圃，他會把殺蟲劑當作最後殺手鐧。這款殺蟲劑的主成分是有機磷「大利松」：我在人體生理學課堂上學到，有機磷會抑制一種能為神經傳導踩剎車的酵素，藉此達到殺蟲效果。若誤觸有機磷，神經訊號發送將有如高速公路上煞車失靈的汽車，徹底失控，造成顫抖抽搐、無法控制肌肉或其他需要微調的動作。於是我懷疑，有機磷殺蟲劑也可能造成痙攣。

我到病房的時候，爸已經醒了，正在跟我媽輕聲聊天。他面色蒼白，吊著點滴，看起來有些恍神。他堅稱自己感覺好多了，他想回家。「還不行喔，爸。醫師想再多觀察一下。」我說。他聽了不大高興，但仍點點頭表示知道了。

沒多久醫師就來了。他對我們三人說：「勒布朗先生看起來已經完全恢復了。如果今天晚上沒什麼狀況，明早就能出院了。」

我跟著醫師走出病房。來到走廊，我提起那只空盒，告訴醫師我懷疑我爸是殺蟲劑中毒。醫師不置可否，表示他認為最有可能的原因是脫水。

我直覺認定那個殺蟲劑空盒足以解釋一切，哪還需要其他證據？要是我願意再多做一點功課，我就會知道：我爸必須吃下四分之一盎司的大利松才會出現痙攣症狀（更別提那款殺蟲劑的大利松濃度只有 50%），這個量遠遠超過我爸噴完農藥後，因為抹嘴或吸入含藥塵土而可能攝入的量。雖然我爸的症狀符合大利松的危害特徵，他接觸到中毒劑量的可能性卻非常低。所以那位醫師的見解顯然是正確的，我爸在輸液後迅速恢復更支持了這一點。

人類對待化學物的態度是矛盾的。我們一方面受益於化學物，除了治病，抗害蟲，增加農產品產量，讓食物更可口、價格更實惠，還能保護我們不受公共水源的有害微生物侵擾。化學物透過種種數不清的方式保障你我安全，讓我們過得更舒適、更幸福，但人類依舊視其為危險之物，害怕自己受它們傷害——甚至更令人掛心的：傷害我們的下一代。

但是，如果人類無法完全避開化學物，那麼你我該如何在充斥化學物的地球大地上找到方向，摸索前進，顧及身心健康？誠如各位會在後續章節讀到的：科學自有解答。

第二章

歷史教訓

　　寫這本書的時候，我投身「環境毒理學」這項志業約有四十年了。起初我和一家獨立接案公司合作，負責肥皂、農藥等市售商品毒理評估：我走遍全國各地，評估排入河川的工業廢水毒性；我調查魚類死亡、民眾生病案件，盡可能確認這類案件是否肇因於化學汙染。大概三十年前，我轉換跑道進入學界，研究化學物致毒機轉。我帶過無數博士生，也是他們踏入毒理學職場的跳板和推手；我擔任政府顧問，偶爾在司法體系扮演專家證人的角色。

　　多年經驗告訴我，在商業應用的四萬至九萬種化學物中（不同機構算出的數字不同，差異極大），具有重大危害風險的物質大抵不出三大類。首先，潛在危險性最大的化學物都有特定的設計目的與生物作用模式。也就是說，這些化學物是設計用來跟生物體內的特定標的作用，藉此治療疾病或殺滅害蟲（化藥或農藥，參見第三章）。這類化學物本來就有很高的危害風險，因為，按設計來說，它們必須在低劑量或低濃度——你我日常可能接觸到的量——引發效應，達到效果。

第二類多半本身含有，或能產生會破壞複雜生理機能的活性成分。各位可以把這類化學物想像成「分子點火裝置」，最常見的產物就是「活性氧」。氧氣普遍被認為是維生必要元素，這個觀念並非不正確，但氧的反應性強，有危險性，會破壞許多生理機制的重要元件。打個比方來說：汽車需要汽油才能跑，但汽油爆炸可能毀掉汽車。一些金屬和化石燃料燃燒產生的化學物即有此危險性。

第三類高風險化學物通常會攻擊特定生理標的——非其設計初衷，而是意外巧合。這類物質的分子構造碰巧能和某些生物酶結合、抑制其作用，或者跟某種受體蛋白結合並加以活化，再不然就是在其他分子層次產生不同作用。這一類最麻煩的要屬和標的構造親和性高、單單日常接觸量即足以引發反應的化學物。如果需要高劑量才能誘發反應，代表這種化學物與作用目標的親和性低；反之，若親和性高，那麼不需要太高劑量也能引起反應。

我們平日接觸到的化學物大多無害，既不會跟特定生理標的結合，也非分子點火裝置；相反的，它們必須在生物體內累積到足夠的量，才可能阻撓細胞正常代謝。由此說來，這類化學物唯有達到高劑量才會構成危害風險，意即它們可能造成傷害，但傷害基本上不會發生——因為我們從未接觸到足以造成傷害的濃度或劑量。若這類化學物當真造成傷害，多半也是因為無知、嚴重過失或刻意接觸高劑量使然。

各位經常聽聞某地的飲用水驗出工業用或農業用化學物。這類新聞乍聽之下確實令人不安，但好在這些化學物的危害風險都不高或甚至微不足道，理由很簡單：濃度太低，不足以造成毒害。

翻開歷史，接觸以上三類化學物而引發不良後果、危害健康的案例所在多有，惟以往對化學有害程度及安全風險的種種不當評論、誤判、錯誤或甚至全面欺瞞更猶如火上加油，深化你我心中的矛盾。我們應該從歷史學到教訓──不幸的是，這只是理想──因此有害化學物繼續存在，不當接觸案件層出不窮，不禁令人擔心世人是否並未把前人的經驗好好放在心上。尤有甚者，我們在處理新化學物或日新月異的接觸途徑時，仍不斷重蹈覆轍。以下便是幾樁史上有名的化學物危害事件。

己烯雌酚

你我在生活中可能接觸到許多藥物或化學物，而化學物、藥物試驗的目的就是讓使用者能早一步評估其有害程度和風險。這類試驗資料主要是用來判定化學物的使用方式是否安全：如果建議的用法用量判定為「安全」，那就代表該化學物若未遭破壞且依建議使用，理應不會危害使用者健康。但如果前瞻風險評估出了差錯，該化學物即可能對使用者造成不良影響，並且在回溯調查時整串抓出來──己烯雌酚和沙利竇邁這兩種藥物正是如此。

　　己烯雌酚（DES）具有強效的雌激素作用，換言之，它和動物體本身的雌激素作用相似，[1] 效力與天然雌二醇（即女性荷爾蒙）不相上下。在一九四七至一九七一年間，全美約有近千萬名孕婦服用這種處方藥品，預防流產及其他不適症狀。大家都以為己烯雌酚安全無虞，因為孕婦服用後並未出現不良反應；然而不幸的是，己烯雌酚不僅未能有效防止流產，一九七一年的一項研究更指出，孕婦於懷孕期間服用己烯雌酚會明顯提高女嬰長大後罹患生殖道癌症的風險（這些女嬰被稱作「己烯雌酚之女」）。[2] 因為如此，醫師不再開立己烯雌酚給孕婦安胎。

　　後續其他流行病學調查顯示，己烯雌酚之女出現生殖道缺陷或妊娠併發症的風險偏高；近期研究也指出，這些女性比較容易罹患乳癌和憂鬱症。己烯雌酚的效應不只發生在女性身上，研究發現，己烯雌酚之子的睪丸良性腫瘤風險似乎也比一般人高。

　　美國食品藥物管理局（FDA）當初怎麼會批准己烯雌酚用於懷孕婦女？法院審理記錄顯示，食藥局的核准依據是「女性服用己烯雌酚安全無虞」的臨床報告，[3] 但研究人員不僅未將這群婦女的孩子納入臨床評估對象，也未進行動物試驗評估致癌性，或子代若於子宮內接觸己烯雌酚是否影響發育。不過，己烯雌酚子女接觸藥物與不良效應出現的時間間隔過長（大多在青春期後才顯現症狀），這也是難以進行臨床試驗的原因之一。後續的動物實驗報告顯示，婦女服用己烯雌酚確實可能影響胎兒，造成不良後果。

沙利竇邁

宮縮間隔愈來愈短，愈來愈劇烈。即將臨盆的婦女及時抵達醫院，等著和接到電話「我要生了！」便急忙從辦公地點趕來醫院的丈夫一起迎接新生命。孕婦送進產房。醫師「再用力一次！」的指令剛下不久，產房下一秒即爆出嬰兒出世的嘹亮哭聲；詭異的是，醫師與護理師並未說出「媽媽辛苦了」或「孩子好漂亮」、「是男孩喔！」等等愉悅讚嘆，滿屋子大人噤聲不語，只聞嬰兒獨自哭號。

旁人迅速將孩子抱走，媽媽根本來不及看看他或抱抱他。沒多久，醫師神情哀戚地回到產房面對新生兒的雙親，語氣平板地表示：他們生了一個兒子，但是……孩子發育有問題，無法治癒。

「什麼問題？」年輕母親問。

「手臂發育不全。」醫師回答。

護理師把嬰兒抱進來。足足七磅重的他一看就是個健康寶寶 —— 除了手臂。雙肩底下只有短短一截肉肢，末端是畸形的手掌。

沙利竇邁是一家德國藥廠的產品，約在一九五〇年代初期開始用於紓緩孕婦害喜症狀。沙利竇邁在歐洲及澳洲、加拿大等國十分普及，美國則因為有食藥局把關，災難並未擴大。當時，食藥局的科學家擔心沙利竇邁可能引發周邊神經病變，即於美國進行臨床試驗，受試者約兩萬人；[4] 雖然結果並未證實這款藥物會導致神經受損，卻廣泛造成胎兒發育異常，包括肢體發育不全和畸形，無耳，眼睛畸形，腦損傷，腸道和心臟結構畸形等等。[5]

「沙利竇邁寶寶」多為死胎或未足月流產，因此研究人員很難確定有多少胎兒受其影響。目前估算的數字是十萬，其中約有一成的寶寶一出生就帶有嚴重缺陷，順利長大者則多有慢性疼痛、肌肉無力、肢體麻木和憂鬱等身心問題。[6]

一九六一年，世界各國大幅禁用沙利竇邁，但仍容許用於治療癌症（多發性骨髓瘤）與韓森氏病（即麻瘋）。[7]不用說，懷孕婦女肯定不准使用。

汞汙染

貓咪首先遭殃：牠們像發了瘋一樣地兜圈子跑，縱身跳海。接著是成群的海鷗及海鳥從天空墜落，幸運者當場死亡，其餘則苟延殘喘、在地面爬行，彷彿遭惡魔附身。小漁村水俣灣的村民困惑不解：難道他們即將大難臨頭？[8]

水俣灣位於日本熊本縣西南方，屬於八代海的一部分。這一區幾乎都是平靜鄉間，居民主要以捕魚維生。當地飲食的蛋白質主要來源為鯖魚、鯤魚、蝦蟹貝類等漁獲。

這地方還有一家規模龐大的化學工廠「日本窒素」，生產乙醛等化學品，並使用無機汞（水銀）作為產製乙醛的催化劑。雖然汞長年被視為有毒金屬，但顯然日窒在使用上控制得當，全廠近三千五百名員工沒發生過意外中毒事件；只不過，由於該廠直接將工業廢水排入水俣灣，原本的無機汞經海洋細菌代謝就成了有機汞。有機汞——確切說來是「甲基汞」——會長期存在環境中，極易累積於海洋野生動物體內（高生物累積性），自然也會出現在海鳥、貓、人類等捕食海洋生物的陸上動物組織中。

起初，水俁村居民抱怨手腳發麻、嘴唇麻、舌頭麻；後來，他們漸漸無法控制行走、拿茶杯、咀嚼、吞嚥、說話這類不需思考就能完成的日常動作。

還有些人出現耳聾、視覺障礙等症狀，其中不少人甚至昏迷並死亡。這場災難至此終於有了名字：水俁病，病因是食入遭有機汞汙染的海鮮，因此中毒。水俁病甚至將魔爪伸向孕婦腹中的胎兒：該地區新生兒出現腦性麻痺的機率異常偏高（又或者看起來很高）。腦性麻痺的寶寶多有動作不協調、智慧障礙、癲癇等症狀，他們臍帶內的有機汞含量高得嚇人。

有機汞是一種強效神經毒，[9] 它會阻斷神經纖維協調和傳遞訊號，攻擊多個生理系統，因此造成水俁病的多種神經症狀；有機汞也會攻擊細胞能量工廠「粒線體」，導致細胞能量和重要大分子的產量雙雙下降。總地說來，有機汞很難對付，它會破壞至關重要的細胞通訊與能量供應鏈，擊垮生物體。

水俁灣悲劇發生在上個世紀的五〇年代。悲哀的是，同樣的歷史竟一再上演：全球各地在整個六〇年代不時爆發甲基汞中毒事件，包括伊朗、巴基斯坦、瓜地馬拉等等。當時農民為了防止穀物發黴，遂拿甲基汞當防黴劑；後來，這些穀物被製成麵粉食用，終而爆發類似腦炎的不明病症。水俁病在七〇年代嚴重襲擊伊朗，染病途徑就是遭汞汙染的麵粉；[10] 當時至少六千人入院治療，近四百人死亡。伊朗水俁病也是有記錄以來規模最大的「化學物汙染導致食物中毒」事件。

再來是紐約上州的莫霍克第一民族。這群原住民一度以聖瑞吉河的魚類為主要蛋白質來源，但七〇年代有多份研究報告顯示，該區的河魚體內含有高量甲基汞，[11] 第一民族族人體內亦普遍累積一定程度的甲基汞。雖然這群原住民並未顯現水俁病的明確病徵，仍有不少族人出現符合甲基汞中毒症狀的輕微神經損傷。鑑於族人已陸續出現神經症狀，代表遭化學物汙染的河魚已漸漸將這個食魚民族推向中毒邊緣。

時至今日，甲基汞汙染食物引發中毒的情況已非常少見。甲基汞進入人類食物供應鏈的主要來源為鮪魚、劍魚、鯊魚等大型海洋魚類，其次為釣捕取得的鱸魚、狗魚、梭鱸等淡水魚。近年仍有食用上述魚類造成疑似甲基汞中毒的零星報告，但食用汙染魚是否當真危害健康，又或者只是穿鑿附會、硬將吃魚和生病扯上關係，著實不易釐清。二〇〇四年，威斯康辛州有居民向醫師抱怨視力和平衡感出問題，結果他的毛髮與血液檢體驗出過量甲基汞，超出州政府訂定的容許範圍。該名個案熱衷海釣，記錄顯示他至少每週吃三次湖魚，從他頻繁造訪的幾座湖取得的魚類樣本亦檢出正常偏高的甲基汞。後來，醫師用螯合排毒療法降低病患體內累積的甲基汞；經過治療，檢查報告顯示他的血液甲基汞濃度掉了一半，視力與平衡感亦明顯改善。[12]

湖魚體驗出強效神經毒——這下大家都在問：還能吃魚嗎？健康專家普遍認為，吃魚的好處大過甲基汞的不利風險。魚肉是非常好的蛋白質來源，不僅不健康的飽和脂肪酸含量較低，更富含有益健康的多元不飽和脂肪酸（PUFAs，如 Omega-3）和二十二碳六烯酸（DHA）：多元不飽和脂肪酸是生長發育、維護心血管系統和神經系統的重要元素，DHA 則是大腦和眼睛不可或缺的營養素。此外，魚肉亦含有高量抗氧化物，能保護細胞不因接觸化學物或承受壓力而受損。

適當攝取多元不飽和脂肪酸能降低膽固醇，強健心臟同時降低肥胖風險。由於魚肉富含 DHA，孕婦和哺乳中的婦女多吃魚對孩子的腦部發育也有好處。相關研究亦反覆指出，懷孕期間多吃海鮮和「生出聰明寶寶」或有關聯。[13]小孩子多吃魚也有相同的效果：愛吃魚的孩子智商分數明顯較高，發生注意力不足及過動症（ADHD）的機率也比較低。海鮮吃得愈多，好處愈是明顯。美國聯邦營養指南建議：成人應至少每週三頓有魚，孩童則依年齡而定，每週或每兩週吃一次魚。[14]

幾乎所有魚類對健康都有好處，但某些魚種仍需權衡汞汙染風險。若想提高吃魚的好處，同時把吃魚對健康的不利影響降到最低，挑選正確的魚種無疑是基本要件。考量上述原則，黑鱸魚、鱈魚、比目魚、黑線鱈、鮭魚、正鰹（包括鮪魚罐頭）皆是吃魚**首選**，帶殼的蛤蜊、牡蠣、龍蝦、螃蟹也是健康選擇；一般建議成年人每週要吃兩到三次這類海產。**次一級**的選擇則有扁鰺、智利鱸魚、石斑、大比目魚、鬼頭刀、紅鯛、長鰭鮪，建議每週至少吃一次。更重要的是，消費者應避免食用白腹仔、橘鱸（長壽魚）、鯊魚、劍魚及大目鮪。食藥局網站有完整的建議清單可供查詢（http://www.fda.gov/food/consumers/advice-about-eating-fish），對於疑似汞汙染的湖泊，消費者也應注意地方政府訂定的特殊魚介建議攝取標準。

疫苗？

硫柳汞是一種抗菌保存劑，主成分為有機汞化合物「乙基汞」。早期製造疫苗時，細菌汙染確實是極大的隱憂；因此從一九三〇年代起，藥廠會在某些疫苗添加硫柳汞，降低汙染風險。

一九九八年，重量級醫學期刊《刺胳針》刊出一篇報告，宣稱麻疹、腮腺炎、德國麻疹混合疫苗（MMR）與兒童自閉症有關。[15] 該文作者並未影射問題出在硫柳汞，他認為疫苗會造成腸道機能不全、使腦部發育異常並導致自閉症。當時世人已知有機汞會影響神經發育，再加上水俁村汞中毒兒童怵目驚心的畫面及報導推波助瀾，社會大眾遂將矛頭指向疫苗中的硫柳汞，懷疑它就是元凶。然而前述立論有兩項致命弱點：首先是 MMR 混合疫苗**並未**添加硫柳汞。再者，針對上萬名兒童所做的追蹤調查顯示，疫苗與自閉症**不具關聯性**。[16] 就連當初引發這場疫苗恐慌的論文後來亦證實造假，遭期刊撤稿。

發現孩子「不正常」，做父母的肯定悲傷又難過，滿心恐懼六神無主，是以他們本能地想確認這種狀況究竟是基因，還是環境造成的？若答案是基因，父母親會懷疑自己或許該為此負責；若答案是環境，那麼他們一定會追根究柢，希望罪不在己（事件起因並非自己所能控制），並且——如果肇因於人為疏失——確保罪魁禍首會得到應有的責罰或負擔賠償。

在他們看來，硫柳汞似乎是個合乎邏輯、會引發自閉症的環境致病因子：硫柳汞為有機汞化合物（乙基汞），跟已知的神經毒甲基汞必然有所關聯，故「硫柳汞有害健康」應該說得通；兒童施打的某些疫苗確實含有硫柳汞，譬如白喉破傷風百日咳混合疫苗（DPT），接觸途徑也因此成立。然而前面這套風險評估腳本少了「接觸濃度」此一要件：甲基汞——也就是我們在汙染魚體身上發現的有機汞——會積存在體內，但硫柳汞所含的有機汞「乙基汞」輕輕鬆鬆就能排出體外，故即使因為施打含硫柳汞的疫苗而接觸到乙基汞，乙基汞的濃度也低到不會引起毒性。

鉛中毒

英國巴斯的一名五十一歲病人向醫師表示：自家裡重新整修裝潢後，他經常感覺噁心想吐，還出現便祕、頭痛、暈眩、手腳無力等問題。[17]另外，南美安地斯山脈某山村有三兄弟突然出現智力減退、視覺與空間能力退化、注意力不佳及記憶力變差等神經認知障礙症狀。[18] 在此同時，一名芳齡二十二的孕婦健康狀況莫名其妙地愈來愈差，症狀包括胃痛、筋骨痠痛、高血壓、手指刺痛發麻、貧血、嘔吐和腎功能不佳。[19]

這三名看似無關的病例究竟有何共同點？英國男子在重新粉刷前，先施工刮除牆面累積數十年的層層含鉛油漆；安地斯三兄弟經常幫爸媽給做好的陶盆上釉，而釉料含鉛；年輕孕婦的起居及工作環境雖無鉛中毒疑慮，但她小時候和家人曾被迫搬出貧民區公寓，因為當局發現那裡有鉛汙染。醫師推測，原本以螯合形式鎖在骨質內的鉛因懷孕而開始移動，才會在接觸後隔了這麼多年中毒發病。

在人類的數千年文明中，鉛是恩賜也是詛咒。這種元素以礦物形式埋存於地殼，可製成水管、油漆、釉料、汽油添加物、電池、子彈、輻射防護裝置，用於許多工業製程。有些歷史學家將羅馬帝國衰亡歸咎於鉛中毒──因為羅馬人用鉛管建構遍布全城的水道系統。[20] 曾添加於油漆、用來催乾防濕的乙酸鉛帶有甜味，故小朋友舐食油漆碎片也可能導致鉛蓄積於體內。

有些老舊市區仍使用含鉛水管，政府當局僅採取控制措施以降低金屬（鉛）的析出程度；但二〇一四年密西根州佛林特鉛汙染事件無疑是個血淋淋的例子，顯示這類措施出錯的嚴重後果：[21] 當年，市政府將飲用水源從底特律河改為佛林特河，卻沒考慮到必須針對水管析出的鉛另做處理，以免排入佛林特河。結果，市區供水系統的鉛濃度急遽升高，導致聯邦及州政府於二〇一六年發布緊急命令，要求市民暫停使用自來水煮菜、飲用、清洗和沐浴。經處理，水體鉛濃度終於降至可接受程度，市政府亦展開艱鉅且昂貴的全市水管更換工程。

佛林特市民並未出現前述英國男子重新裝潢自宅後的急性鉛中毒症狀。至於該市孩童會不會跟安地斯三兄弟一樣，發生更不易察覺的認知障礙問題，這就只能留待時間給答案了。鉛還有「生物累積性」這項潛在特質，傾向蓄積在骨質內，因此水中的鉛可能躲進佛林特居民的骨頭裡，以相對無害的狀態存在。只不過，老化、改變飲食或懷孕等代謝變化可能左右鈣、脂肪及其他體內組成分的調動方式，導致鉛從骨質釋出，對健康造成不良影響。曾經歷這場「鉛水危機」的佛林特居民必須有所警惕。

一個看似無害的動作（更換水源）即可能造成大規模化學汙染（鉛），佛林特水汙染事件即為一例，但絕非單一事件。全世界尚有無數市區保留古舊技術設施，有些深埋地下、有些隱身不知處，持續輸送「水」這道城市命脈。你我飲用的自來水或許此刻安全無虞，但只要處理過程出了一次差錯，或水質化學稍有異常，即可能釋出直侵家家戶戶、足以引發嚴重後果的有毒物質。

三聚氰胺

二〇〇七年十二月，有一群中國家長和醫師向媒體表示嬰兒莫名生病，尿液顏色異常。二〇〇八年九月初，通報案例明顯上升。大批家長帶著病懨懨的寶寶就醫求診，檢查結果幾乎清一色都是腎結石與腎衰竭──兩者都是成年人才有，而非嬰兒會得到的毛病。截至二〇〇八年九月十二日為止，這類病例已達四百三十二例，並造成一名嬰兒死亡；同年十二月一日，生病孩童暴增至一百二十九萬四千名，其中六名死亡。

這儼然是一場原因不明的流行病。中國醫事調查機構很快發現，市售牛乳和嬰兒奶粉皆含有高濃度的腎毒物質「三聚氰胺」。但三聚氰胺是否本來就會蓄積在乳牛體內？又或者是製造廠在生產或分銷時不經意添加，抑或是惡意的恐怖攻擊行為？[22]

三聚氰胺應用廣泛，不論是合成膠、黏著劑、塑膠、防火板及其他多種產品都含有這種化學物，而且它產量大、價格便宜，還含有高量的氮；牛乳含多少蛋白質，一般以測量氮含量決定，因為乳品中的氮主要來自蛋白質。諸位把這兩件事湊在一起就看明白了：不肖商人為了提高乳品氮含量而造假──添加三聚氰胺，使乳品蛋白質含量高於實際值。惟廠商此舉不僅未能提供嬰兒需要的蛋白質，反而是在毒害生命。儘管三聚氰胺本身毒性不高，[23]但孩童若長期且高量服用，仍足以引發毒害。

　　根據中國官方最終報告，廠商庫存的兩千噸汙染奶粉遭當局扣押，流入市面並召回的奶粉也有九千噸；當局亦針對家有兒童的家庭進行奶粉隨機抽樣，發現高達九成三的樣品受汙染。最後總共有二十四家奶粉廠因販售摻假商品而遭起訴。官方研判，部分摻假商品顯然已轉口外銷並流通於亞洲各國，甚至連美、加樣品也驗出三聚氰胺。

　　當年是生病嬰孩給出化學物汙染的第一條線索，然後才查出嬰兒奶粉遭三聚氰胺汙染。接著陸續驗出液態乳、優格及其他含乳食品亦遭波及，最後就連動物飼料、蛋品和奶精都驗出三聚氰胺。這種賺取黑心錢的手法顯然已擴及乳品以外的產業。

　　以上是「大量接觸有害程度不同的化學物」的幾個例子。偶爾會在你我日常生活中引發擔憂的化學物，大多屬於接觸程度低、有害程度也低的物質。但是，民眾要如何得知自己接觸到的化學物劑量或濃度其實很低、風險很小？各位或許可以利用接下來幾章介紹的「個人風險評估法」，找到答案。

第三章

風險因素

首章「化學悖論」曾經提到，人類通常對人工化學品抱持懷疑的態度：即使風險再低，人工化學品對健康一定會有不良影響；但我們同時也偏好一些優點存疑、難以確認風險的物質，只因它們是「天然」產品。「天然尚好，人工有害」，我們之所以依從這個簡單前提，理由是「感覺」正確，但這種判斷方式顯然不合邏輯。人類何以堅持此一信念？答案或許就藏在你我的腦子裡。

直覺與理性的戰爭

有些學者傾向將大腦分成三套可區隔的作業系統。[1] 扮演不同角色的「三腦」彼此合作，造就自我並左右我們的思考方式。三腦之中最原始的是「原皮質」，也稱為「爬蟲腦」。原皮質是大腦皮質最內部的構造，除了控制呼吸心跳、維持體溫等基本生理功能以外，也負責無意識行為（譬如日常習慣動作、協調眼球運動、維持步態流暢等等）。原皮質可說是維生與自衛機制的控制板，幾乎所有脊椎動物都有這層構造。

層層包覆住原皮質的「古皮質」又稱「邊緣系統」，是一塊合併區域，也稱「情緒腦」，大腦對環境訊號的情緒反應即由此而生：譬如對可能的性伴侶動情而生的愛意（這種情感跟交配的直覺不同，直覺源自原皮質），對迫近的威脅感到恐懼，因失去而悲傷，因獲得而滿心歡喜等等──這些全是邊緣系統的產物。邊緣系統與該系統產生的情緒會透過以下幾種方式提高生存優勢：其一是獎勵有益經驗（譬如發現豐沛的食物來源會開心），其二是激發躲避傷害的本能（譬如害怕掠食者），其三是懲罰會產生負面後果的行為（譬如親代疏失導致子代死亡而心生悔恨）。目前所知僅鳥類和哺乳類有邊緣系統。

第三套腦系統為「新皮質」，認知、推理、語言等高等心智活動皆源自於此。大抵來說，邊緣系統的反應屬於情緒性，新皮質則為理性。邊緣系統是人類反應的第一關：遇到身形比自己龐大的動物時，恐懼感驟升，進而有效促使那人拔腿狂奔；但稍後跟上、來自新皮質的理性思維可能讓此人明白，他原以為的掠食者其實是體型巨大且無害的草食動物。只不過，理性斟酌情勢需要時間，萬一來者當真是食肉動物，這段思考時間可能會要了他的命。

來自邊緣系統的情緒與新皮質衍生的理性總是在人類腦中互相拉扯。起初我們選擇支持某位候選人，也許只是因為

「覺得這傢伙還不錯」：這人可能很帥或很漂亮，或者慧黠幽默，這種支持就屬於邊緣反應。後來，我們意識到這位候選人的政治觀點與自己相對，於是決定把手中的一票投給別人──這就是新皮質反應。又或者，有某種直覺告訴我們，儘管此人的政治理念與我們不同，她或他仍是最佳人選，於是我們投下這一票。這種直覺亦屬邊緣系統產物。

人類面對威脅所產生的直覺反應乃是由數條神經捷徑匯集而成，稱為「捷思」或經驗法則，使我們得以快速反應。[2]**新奇**、不熟悉的人事物會活化某一條傾向「加重風險認知」的神經捷徑：譬如，某人一輩子都喝加氯處理的水，所以水中含氯並不會令此人擔憂；但另一人首次喝到並嚐出水中的氯味，說不定會以為自己被下毒了，因而驚惶失措。

缺乏某項經驗的相關資訊即所謂「**不確定性**」，而不確定性可能直接誘發迴避反應。人類在面對食物、水或空氣中的化學物時，除了直覺，不確定性也常來攪局。一般民眾對大多數化學物的危險程度大多不理解或不知情。如果某個可疑化學物的有害程度不明，我們為何要假定它是安全的？如果這玩意兒還有個又臭又長、複雜難唸的名字，肯定加重它的新奇度和不確定性，於是我們的直覺反應便是避開這個物質。安全總比後悔好。

「**選擇**」的概念也是理解風險很重要的一環。擁有「自願承擔風險」的機會或許會降低我們對潛在危險的感知能力，但主動承擔風險會放大對風險本身的感知力；因此美國雖然每年都有近兩百萬人車禍受傷，超過三萬人傷重死亡，但我們依然認為駕車的風險是可接受的。[3]開車是一種自願行為，我們能採取必要措施降低危險──所以，我們選擇接受駕車的風險。

你我在面對生活中的每一道決定時，直覺（邊緣系統）和思考（新皮質）幾乎總是在拔河；有時直覺力扳思考，有時思考壓倒直覺。現在，社會大眾普遍同意「全球氣候變遷」是真有其事，而這是綜合全球均溫上升、冰河後退或消失、海平面上升、極端氣候事件頻傳等種種鐵證而得到的結論，一切的一切都跟人類活動有關；此外，絕大多數接受全球氣候變遷概念的科學家與國家領袖也會一再重申這個經過理智思考的結論：氣候變遷確有其事。但即便如此，還是有人不相信地球暖化與人類活動有關。儘管接受與不接受全球氣候變遷的兩造雙方取得的資訊都相同，不接受的一方在認知過程中可能總是挑捷徑走，終而導出不同的結論。他們也許更喜歡擁有相同信仰、價值觀──也就是同溫層提供的資訊，這種「根據資訊來源者的意見而做出結論」的偏誤即由此而生。再者，這類人也比較容易出現「選擇性偏誤」，意即傾向只選擇支持己方結論的資訊。用「情緒驅使的直覺反應」形容由此推得的結論，再貼切不過。

所以，邊緣系統和新皮質的陰陽抗衡如何影響你我評估風險的能力？前面提到的飲水含氯應該是個不錯的例子。美國政府大約在二十世紀初開始在公共供水系統加氯消毒，一路以來遭遇各種程度不一的阻力。飲水加氯給人一種「喝漂白水」的印象，比起止渴，感覺更像喝毒藥；但不可思議的是，加氯竟能幾乎完全清除經水傳播的沙門氏菌、大腸桿菌、曲狀桿菌等致病原，社會大眾終於還是接受了這項措施。

只不過，一旦社會大眾不再擁有「水媒疫病」的共同記憶，抗拒加氯的念頭又一次捲土重來：大家直覺認為，飲水摻雜化學物必定有害健康——這屬於邊緣反應。可時間一久，大家發現加氯不僅未明顯引起身體不適，加氯的好處更遠勝任何潛在邊際風險。話說回來，研究人員也透過人口大規模分析發現，飲水加氯可能跟膀胱癌罹癌風險增加存在些許關聯。[4]（請注意：有關聯並不等於會致癌。空氣汙染、飲食等等跟大都會區生活有關的其他因素也可能跟膀胱癌有關。）不過，為了降低膀胱癌致癌風險，美國環保署（EPA）訂定有毒含氯副產物的含量上限，再加上飲水加氯能防範腸胃炎等多種病症，飲用自來水的民眾大多還是讓理智凌駕直覺，回歸理性思考。

有些人直到今天仍斷言加氯就是不好，否定其顯而易見的好處，緊抓「加氯可能造成某些現代疾病」這條繩線不放。這些人的論點其實不無道理，**前提**是水體必須加入過量的氯，濃度過高；但即使沒有證據指出供水單位濫用氯劑消毒，這群人還是傾向邊緣反應更甚新皮質思考。他們到底為何拒絕接受人類大腦特有的進化功能？誰也說不準。也許有人教他們要相信直覺而非理智，也許他們分不清何為「有害」何為「風險」，也許他們極度不信任某些資訊來源。

邊緣反應和新皮質反應最大的不同在於善用資訊。邊緣反應頂多只要知道「這玩意兒可能對我有威脅，我得避開它」就夠了。既然氯是一種化學物，那麼加氯處理就代表我喝的水被氯汙染，對我有害。這種反應稱不上理性，但幸好解決辦法垂手可得──改喝瓶裝水。只不過瓶裝水也可能含有塑膠瓶溶出的化學物唷！（請見第十章）

　　新皮質反應涉及辨識威脅、鑑識特徵、評估威脅存在與否，以及評估是否還有其他威脅。氯是一種添加於飲用水的化學物。風險評估結果判定水中的氯及其副產物濃度皆屬安全等級。飲水加氯已數十年，這段歷史亦佐證其安全無虞，還能防止我們把一些骯髒的致病微生物喝進肚子裡。結論：飲水加氯不僅安全且好處多多，可安心飲用。這一連串新皮質反應的資訊源頭與邊緣反應接收到的訊息來源一模一樣，但新皮質會進一步探究邊緣反應是否有理，或僅是衝動之舉。就這個例子來看，邊緣反應確實衝動了，聽新皮質的沒錯。

　　面臨抉擇時，直覺（邊緣）和大腦（新皮質）都可能執行風險評估。直覺評估速度快，大多以經驗或有限知識為據；但大腦需要更多時間爬梳整理，以證據為憑。兩種方法可彼此合作，相輔相成：直覺先舉旗示警，說不定也會採取初步防禦行動；大腦接著分析風險假設，透過理智決定直覺的擔憂或防禦是否有其必要。直覺與理智結合顯然帶給人類老祖宗相當大的好處，有利生存。

　　然而直覺和理智偶爾也會意見不合，或胡作非為，因而招致困惑，教人舉棋不定、誤判形勢爾後自亂陣腳。拜另一種常用化學物之賜，上個世紀的八〇年代就出過這麼一場亂子。[5]

　　「丁酰肼」（常稱「亞拉」）是一種普遍用於調節果實成熟期的農用化學物，譬如果農就用它來讓果園裡的蘋果同時成熟，採收更有效率。一九八五年，美國環保署（EPA）提案禁止果園使用丁酰肼，理由是研究顯示丁酰肼會致癌——這是根據新皮質風險評估所做的決定。後來，美國科學顧問委員會（SAB）做出結論，認為前述研究僅援引囓齒動物試驗，不足以作為禁用依據，於是環保署修正決議，要求果農減少使用，而非不准使用丁酰肼。於是，環保團體自然資源保護委員會（NRDC）發動抗爭，希望政府恢復禁令；他們提出詳盡的研究資料，列舉丁酰肼可能帶來哪些隱憂，斷定丁酰肼造成的風險不僅不能接受，對孩童危害尤深。當時，環團甚至找來知名女星梅莉・史翠普為其發言，在哥倫比亞廣播公司（CBS）熱門節目《六十分鐘》公開一份報告書，嚴厲批評丁酰肼危害健康。自然資源保護委員會試圖製造輿論，抗議蘋果產業戕害兒童健康；換言之，環團此舉意在激化民眾的直覺反應——他們成功了，全民陷入恐慌：蔬果店不賣蘋果，營養午餐不供應蘋果，最後就連丁酰肼製造商聯合皇家化學公司也自主下架，終止美國國內販售業務。這一回合顯然是直覺獲勝。

　　蘋果產業決定反擊。業界雄心勃勃地展開宣傳活動，質疑自然資源保護委員會及其對丁酰肼所做的推論；他們狀告自然資源保護委員會與哥倫比亞廣播公司，宣稱那份不公平的報告書造成近一億美元的產業損失；他們頻頻投書，用

「亞拉假警報」、「環團暴走」、「社會大眾認知錯誤」等文章灌爆新聞媒體。蘋果產業這拳揮得又重又猛，輿論再度轉向。

這場化學攻防戰究竟是裝睡的腦子叫不醒，還是誰大聲誰獲勝？一切端看各位站在誰的角度而定。癌症風險評估指出，食用噴灑丁醯肼的蘋果會導致每百萬人增加五到五十名癌症病例。於是蘋果產業認為，癌症增加的比例不到0.01%，低到不足以量化其可信度；環保署則主張，不管是哪一種化學物，只要會導致癌症病例增加就足以確立依法監管的正當性，應恢復禁令。今天，環保署將丁醯肼列為「**對人類可能具致癌性化學物**」，其他局處機關也採用類似標示。因為吃到丁醯肼汙染的蘋果並導致罹癌的機率雖然低得荒謬，但這種可能性確實存在。這算是比較特殊的例子：直覺拚命搖旗吶喊、奮力表達擔憂，最後大腦也認可邊緣系統的反應，順應直覺。

有趣的是，我們用「直覺」描述遭遇威脅的初始反應，而直覺的英文「gut feeling」則有肚腸感覺之意，因此人體的這個部分或許也在直覺反應中扮演某種角色。[6]大腦與消化道之間的雙向交流極為頻繁，其中大多與維持正常消化生理有關；畢竟，維持良好消化功能是動物生存的基本條件。所以，每當我們需要營養，空空如也的肚子就會發訊號給大腦，要大腦產生飢餓感；如果消化廢物壓迫結腸，結腸便通知大腦速速解放。吃到好吃的東西，口腔旋即傳訊大腦，讓人產生愉悅感；吃到難吃的東西，腸道就會發出訊號刺激大腦產生噁心、停止進食，或許還有嘔吐等種種反應。研究顯示，腸腦交流不單只是為了維持正常健康的消化功能，事實上，這條「傳訊高速公路」也是直覺決策的一環。

「直覺決策」是指在結果不確定的情況下，迅速評判好壞傾向的決策方式。[7]這種決策方式仰賴過去經驗更甚歸納演繹的推理過程——換句話說就是倚重直覺。除了「迅速」，直覺決策的定義基本上跟風險評估並無二致，因此差別只在直覺反應發生在一瞬間，倚賴的是過去經驗（記憶）而非眼前事實。

神經影像學研究亦提出佐證，支持「腸道涉及直覺決策」的論點。[8]有些人的直覺決策特別準，也有人差到不行；有些雇主會用問卷輔助直覺決策，評判員工是否適任某一職位。若想找到合適人選，雇主非得有相當不錯的直覺才行。[9]

人類經常不得不憑直覺做決定。行車時必須採防禦駕駛以避免車禍，大人必須即時阻止小娃兒將尖銳物品放進嘴裡，為了避開貌似不懷好意的路人而刻意過馬路等等——在這些時刻，直覺反應的確是條救命索。當我們嘗試透過理性思考決定化學物是否對己身有害時，一開始的立即反應同樣合情合理（譬如聞到一股化學味所以決定不喝自來水）。然而要做出化學物是否當真有害的最終風險決策時，我們必須壓抑憑直覺決定的衝動，因為風險決策需要各種知識輔助：譬如化學物危害方式，以及我們已經，或未來可能接觸到的濃度或程度。

何謂「有害」？

有時也作危害使用，簡單來說就是「固有危險」，即本身存在的危險性。毒理學是一門研究毒物的學問，而後人奉為「毒理學之父」的文藝復興時期煉金士暨醫師帕拉塞爾蘇斯（一四九三～一五四一）最常被引用的一句話就是：**萬物皆毒，惟劑量決定毒性**。這句精簡又極具說服力的陳述含括推動毒理學的兩大概念：其一是「沒有一種物質不會造成傷害」，意即所有的物質對生物體都有其危險性；其二是「物質不同，引致危害所需的量亦不相同，而毒性則依接觸程度、是否接觸到足以致害的量而定。」危害與接觸是構成風險的兩大因子。

就拿「水」來說吧。水是人體含量最多的物質，約佔六成。不補充水分的話，大多數的人會在三到七天內死亡；但美國每年仍有三至四千人因為「肺臟進水、無法呼吸」而死──溺水。飲水過量會導致電解質不平衡，引發頭痛、疲倦、噁心嘔吐、神智不清最後死亡；遭人霸凌、比賽懲罰或於高強度運動後為補充水分而大量喝水，結果導致水中毒的案例亦時有所聞。一般人大多保持謹慎，盡可能降低危害──譬如避免在水中或水邊從事危險行為，適量飲水等等──大抵上就是在評估「代價－健康」的利弊得失之後，採取能放大好處、降低代價的舉措。我們之所以能夠理性分析，是因為我們知道水會帶來哪些壞處，又有哪些好處，這些知識讓我們能做理智的決斷。

　　現在來看看氯化鈉，也就是食鹽。鹽和水一樣，都是維護健康所不可或缺之物；而且人體不會自己產生鹽分，必須經常攝取。鹽能提供電解質（鈉和鉀），刺激生理反應保留水分，故有益健康，因此我們嗜鹽的程度和對水的渴求不相上下；沒有鹽，人類必死無疑。食品加工業招準人類對鹽的渴望，幾乎每一種產品都加鹽，導致今天美國民眾攝取的鹽有 75% 來自加工食品；不僅如此，許多人在做菜時也喜歡拿起鹽罐使勁甩。大家都愛鹹滋味。健康諮詢組織建議，一般成年人的每日食鹽攝取量在 1.5 克左右（約四分之一茶匙），攝取過量會提高中風或心血管疾病風險。

　　對於食鹽，我們同樣也握有評估「代價－健康」利弊的基本知識。既然我們需要鹽分又不能太多，那還不簡單，少吃鹽就行啦——敢問大家都做到了嗎？才怪。美國人每天吃進嘴裡的鹽，平均仍維持在建議攝取量的兩倍左右。就這個例子來看，雖然我們知道吃太鹹可能導致中風、心血管疾病等種種危害，潛意識仍覺得吃鹽的好處大於壞處。有意思的是，這兒說的「好處」甚至不是有益健康，而是「好吃」，增加愉悅感。愉悅感是一種強烈的行為動機。我們喜歡鹹味，願意為此付出吃鹽的代價；我們讓「好處」凌駕風險，做出蹩腳決定。

　　最後再來瞧瞧噴農藥長大的蔬菜。農藥就是毒藥。多年來，許多農藥都因為危害程度無法為人接受而遭禁用，但農藥可提高糧食作物收成、減少浪費，故能降低消費成本。現在，有機栽植的蔬菜在生鮮區攻城掠地，擴張地盤，許多消費者在取捨「代價－健康」利弊之際，也傾向購買所謂「無農藥」蔬菜。於是，「健康」在這個例子的重要性勝過增加消費支出。

在前述三例中，化學物有害與否會影響最終決定，左右判斷：水的危害程度低，鹽尚在接受範圍內，殺蟲劑則是完全無法接受。我們理智判斷這三種化學物的有害程度相對順序為「水」小於「鹽」小於「農藥」，判斷依據則是日常累積的知識。我們曉得，水是維護健康的必要物質，也知道我們每天可以攝取大量、相當於兩三公升的水，依然毋須擔心身體會出問題；但我們也隱約意識到，喝太多水可能會有危險。兩相權衡之後，我們判定水的有害程度不高。

我們知道，為了身體健康，身體需要鹽分。我們也曉得自己每天可以攝取不少的量（大約好幾克），不會馬上顯現不良反應，但我們也明確意識到鹽吃太多有害健康。於是我們判斷，身體可以承受相對多量的鹽，也不會馬上覺得不舒服，但吃鹽出現不良反應的閾值（劑量）比水低很多；因為如此，我們得出「吃鹽不算太危險」的結論。不過，這個結論仍會受到保健團體主張「高鹽飲食有害健康」影響。

至於農藥，我們很清楚它並非健康必需品，吃了也不會產生愉悅感，甚至懷疑低劑量就可能致害。這層知識使我們判定農藥屬於相對高危險的物質。

就上述決策練習來看，直覺評估危害風險確實可行。但接下來要討論的例子就需要多一點資訊，好好利用大腦理智衡量決斷了。

急性毒性與慢性毒性

毒理學家是以研究毒性物質為業的科學家，這門專業可再細分成多個支系，範圍含括臨床毒理學、化學物進入人體後的命運與作用、生態系及生態系內生物接觸化學物的後果與影響等等。

毒理學家一般把毒性分成「急性」與「慢性」兩類，前者會在短暫接觸化學物後旋即顯現，後者則是長期接觸的結果。以酒為例：前一晚派對暢飲導致隔天一早宿醉難受，此為急性毒性；酗酒數十年引發肝衰竭，這就是慢性了。

在保護社會大眾防範日常化學物急性毒性災害方面，保健與公共安全團體建樹頗多，大有斬獲。除此之外，你我三不五時來個腸胃炎、起疹子或宿醉，這種毒害（成因）緊跟後果（作用）的經驗也讓我們明確認知何謂急性毒性。

然而在建立慢性毒性因果關係這方面，挑戰性就比較大了。家中長輩之所以肝衰竭，究竟是因為喝酒喝了二十年，抑或感染 C 型肝炎，還是近期一次性地接觸到具肝毒性的物質所致？鄰居不幸心臟病發，原因是遺傳、經常久坐不動，還是三十年高鹽飲食的結果？老爸爸罹患大腸癌，但這到底該歸咎於吸菸、愛吃油膩食物，或者其實是蔬菜殘留的農藥長期蓄積體內所致？

因為接觸化學物而產生的「不確定哪天會嚐到不良苦果」的不確定感，終而釀成恐懼。如果吸入未乾油漆揮發的氣體會使人頭痛（急性毒性），因應方式就是在施工時加強通風，或者戴上口罩。除非未來有人強迫我們進入類似環境，被迫吸入這種氣體，否則我們不用再擔心刷油漆會引發頭痛。反觀慢性毒性，它對健康的不良影響一旦顯現或發生，大多已來不及補救，就算戒掉二十年菸癮也無法逆轉肺癌病程發展。有鑑於此，你我該如何對付慢性毒性？至少，我們可以盡力辨識慢性毒性存在的可能性，避免接觸可疑化學物，防範病症現蹤。

為達到這個目的，人類經常訴諸**預防原則**，基本上就是「若無法確定某行為會造成哪些不良後果，那就別做」；把這個原則套用在毒理學上，就變成「如果不知道這種化學物有沒有慢性毒性，那就別碰它」。歐盟《化學品註冊、評估、授權和限制法》（REACH）也是以預防原則為基礎來管理化學物的。歐盟在管理化學物方面偏重其有害或危害程度，其次才考量風險；也就是說，假使某化學物被判定為可能對健康或環境有害，那麼該化學物就會成為歐洲化學總署（ECHA）的列管對象。

這種做法看似合理。然而，今日產製使用的化學物大概有四萬至九萬種，不是直接就是間接有利於社會大眾，若想完全遵從預防原則簡直天方夜譚，過度理想；再者，由於絕大多數的化學物並不具慢性毒性，堅持預防原則反而更傾向情緒直覺，而非依循新皮質的理性思考。因此，先找出或辨識化學物可能造成的危害，再採取適當措施以降低可能引發危害的接觸程度，如此才是更為實際的做法。這也就是說：我們控制的不是**危害**本身，而是要降低危害**風險**。

美國環保署及其依循的《毒性物質控制法》（TSCA）

便是以這套策略為管理原則。歐美兩地的化學物安全評估策略大不相同：前者相當仰賴化學物本身的危害評估，後者則倚重化學物的危害風險評估——即同時評估危害程度與接觸程度。

　　這套策略有點像修正版的預防原則，非常適用於日常決策。舉例來說，車禍導致的高傷亡人數可能促使服膺預防原則的人從此不再開車。但是，接受修正版預防原則的人會選擇正視駕車的好處，同時竭力降低受傷風險：譬如購買型號更新、安全設計更周全的車輛，行車必繫安全帶，服藥飲酒不開車，力行防禦駕駛等等。我們不可能完全排除風險，因此目標是把風險降至一般可接受程度，而這套修正版預防原則不僅可以，也應該用於評估化學物危害程度。

危害三禍根：
環境持久性、生物累積性、目標特異性

　　長期接觸某些化學物會帶來難以承受的高危害風險，這類物質族繁不及備載，有些甚至堪稱**遺毒**——即使人類已不再使用這些化學物，其危害風險依舊存在。這支黑暗系化學物擁有幾項可鑑別特徵，其中最突出的要屬「環境持久性」、傾向累積於生物體內的「生物累積性」，還有極易與生物體內特定目標交互作用並引發毒性的「目標特異性」。認識這三項特徵有助於判定你我接觸的化學物是否有害健康。

環境持久性

地球能透過多種自然方法持續且積極清除化學汙染物。利用光能和水破壞化學鍵（即光解和水解）的非生物途徑有助於確保環境中的化學物能還原至最簡單、最不具威脅性的基本組成分子，譬如二氧化碳、水等等。細菌、黴菌等巨量微生物也會搜出並圍攻環境中的有機化學物，將其分解成小分子亦同時汲取能量和營養，此為「生物降解」，基本上就是吃掉汙染物：想想堆肥用的落葉草屑、殘渣廚餘何以能在數週內幾近神奇地化為沃土，合成的有機化學物也透過相同手法，降解還原。

環境化學物存在的時間大多不會太長。這類「非持久性化學物」即使有慢性毒性，毒力也不強，原因很簡單：因為它們存在的時間不夠長，不足以造成慢性毒性。科學家以「半衰期」來計量化學物的環境持久性，定義為「環境化學物達到半數降解所需的時間」。原則上，半衰期為數小時、數日或甚至數週的化學物都算環境友善物質；如果地球得花好幾個月、好幾年或甚至好幾十年才能讓某種化學物數量減半，問題就來了──塑膠就是因為久久不分解才成為地球最大的災難之一。為解決塑膠汙染，科學家努力研發容易被環境分解的替代材料，另外也將吸管、垃圾袋等傳統「塑膠製品」改為廢棄後容易分解的植物材質。這些都是對環境友善的替代方案。

能成為環境遺毒的化學物則多為碳基（有機）分子，含有一個或多個環狀結構，並有氯、氟或其他鹵素原子與碳環相接。這種結構非常穩定，可抗環境分解，故即使廢棄不用，這類化學物仍會因為長期存在於水、空氣或土壤中而造成持續接觸。咱們的環境就存在許多這類化學遺毒。

　　一九七二年，美國公告禁用殺蟲劑 DDT（雙對氯苯基三氯乙烷）。這種化合物的環境半衰期約為十年，因此到了二○二二年——也就是 DDT 禁用五十年後，早在一九七二年即已進入環境的 DDT 雖歷經五個半衰期，卻仍有 3% 陰魂不散（100% 除以 2，連除五次），繼續它的傳奇。

　　持久性化學物也有全球擴散的疑慮。某些非洲和亞洲國家仍使用這款殺蟲劑對付瘧原蟲的中間宿主埃及斑蚊，於是 DDT 便隨空氣散布，跟著循環全球的氣流移動、降落並存積在地球其他地區。因為如此，科學家在北極圈與南極圈都測到微量 DDT 及其降解分子。[10]

　　這類會長期積存在環境中的化學物統稱為「持久性有機汙染物」（POPs）。二○○一年起草的《斯德哥爾摩公約》就是為了處理這類汙染物影響人體健康、造成環境危害風險的問題，並委由聯合國環境署負起推動全球禁用 POPs 的重責大任。目前已簽署《斯德哥爾摩公約》並生效的國家正陸續增加；美國原則上已完成簽署，但截至二○二一年仍未核准生效。鑑於 POPs 在全球各地的普及程度，禁用只是開始——更何況僅少數國家生效禁用——但絕對不是讓這種汙染物從地球絕跡的最終解決辦法。這種化學持久性便是調製慢性毒性的第一味。

生物累積性

　　誠如地球想方設法擺脫大部分化學物，人體亦然，而人體累積化學物的程度則取決於該化學物被吸收和排除的速度。人體大多以被動方式吸收有機化學物：進入肺臟的化學物和氧氣一樣，經擴散進入細胞，並且也和氧氣一樣透過名為「循環系統」的血管公路運送至全身各處。無獨有偶，進入消化道的化學物同樣也是藉由食水汙染、故意攝入，或把髒手指放進嘴巴等途徑進入人體，連同消化的食物一起被腸細胞吸收，輸送全身。

　　化學物一進入人體，細胞立刻舉旗宣戰、竭力驅除。經肺進入人體的化學物組成多為氣態，故怎麼進來怎麼出去，通常都能輕易自肺臟排出體外。若進入人體的速度等於排出速度，那麼這類氣態化學物在體內的淨蓄積量為零，一般沒有生物累積的疑慮；只是「沒有」不一定代表完全無害。莫忘帕拉塞爾蘇斯名言：**劑量決定毒性**。這類化學物仍有可能使肺臟細胞受損，而且說不定是大面積損傷；若吸入量夠大，亦有可能在體內其他部位造成毒害。不過幸好這種情況大多屬於急性毒性，只要及時清除化學物接觸源，一般都能復原。

　　二〇一三年，一對老夫婦莫名陳屍北卡羅萊納山區的旅館房間。不到兩個月，同一間房又出事，這回是個十一歲男孩。後續調查發現，原來是一座油氣式泳池加熱器的裝設位置不當，導致加熱器產生的一氧化碳直接灌進這個不幸的房間。就這個例子來說，其實一氧化碳進入人體的速度跟排出速度不相上下，惟吸入濃度已經達到足以干擾紅血球輸送氧氣的程度，這才導致房客身亡。若能在接觸（吸入）初期給予不含一氧化碳的新鮮空氣，應可將有毒氣體排出體外；如果缺氧狀況不嚴重、還未傷及重要器官，中毒者多能康復。

　　在空氣汙染物方面，若持續接觸，且接觸程度足以對細胞造成累積性傷害，就會產生慢性毒性；老菸槍和久居空汙嚴重都市者就屬於這一類。儘管吸入化學汙染物的速度和排出速度相當，但高濃度的外在環境會導致體內濃度偏高，而持續接觸（譬如天天抽菸）也會維持體內的化學物高濃度狀態。吸入型汙染物通常都是體積大到無法被人體吸收，卻又沒辦法藉咳嗽經肺臟排出體外的小粒子。免疫系統會攻擊這些卡在肺部的粒子，利用發炎反應努力消滅它們，反而造成各式各樣的呼吸系統疾病。

　　細菌和黴菌喜歡外來化學物，它們會切碎這些物質，設法從中汲取能量和養分。但你我的細胞不同。細胞用兵器「酶」修整化學物，再把它們扔進快速輸送帶，加以排除。環境中最容易引發慢性毒性的可疑化學物大多經口攝入，這類化學物通常以擴散方式被動跨越消化道細胞，再藉由效率奇佳的直達車「肝門靜脈」進入肝臟加工處理並清除：易溶於水的物質暢行無阻，直接返回循環系統並經腎臟形成尿液，排出體外；然而偏脂溶性、不易溶於水的物質就麻煩多了。若直接送回循環系統，這類物質很容易分頭逃竄，躲進含脂肪的組織以阻礙清除。現代人身上處處是這類物質的避風港，大部分的有機化學物之所以具有生物累積傾向，通常也是這種躲進脂肪組織避風頭的能力所致。

　　肝臟能辨別這類脂溶性化學物，利用酶將其修剪整形，或以代謝轉化的方式排除——譬如掛上標記再隨膽汁排出，或是打回循環系統，勞煩腎臟撿走處理。至於問題特多、容易引發慢性毒性的化學物通常能抵抗肝臟的代謝轉化處置，經常逃過被請出人體的命運：它們堆積在脂肪組織內，然後緩慢但穩定地潛回循環系統，隨著時間慢慢轉移至其他組織器官。這便是調製慢性毒性的第二味。

目標特異性

　　帕拉塞爾蘇斯告訴我們「萬物皆毒」，但危害與否取決於「劑量」。劑量是綜合計算化學物在環境中的濃度和持久度、人體攝取速度、生物累積潛勢所得的結果，因此化學物的劑量是否足以危害人體，也受到這幾項因素左右。某化學物也許留在環境的時間很長，導致接觸量變大；它或許也會在生物體內累積至一定程度，形成高劑量。話說回來，假使攝入的劑量不具毒性，那麼該化學物亦不足以為害。化學物達到一定劑量即可以特定生物作用為目標，與之作用的能力被稱為「目標特異性」，也是致毒三兄弟的最後一名成員。

　　化學物致毒的模式有特定和非特定兩種。具特定致毒模式的化學物其作用目標明確，不會亂槍打鳥：譬如許多致癌化學物都以 DNA 為目標，致其突變。大多時候，人體會嘗試修補 DNA；若無法修補，受影響的細胞就會啟動自毀程序。但突變子偶爾會逃過修補的命運，帶有突變子的細胞也能逃過自毀劫難；假使突變徹底改變細胞的複製能力，結果之一就是癌症。

　　不具特定致毒模式的化學物在進入細胞以後，通常不會跟特定目標產生作用。它們大多只是待在細胞內，因其本身佔有的體積而破壞細胞結構。不少化學物都有一種極具特徵性的非特定致毒模式：麻醉效應，這種效應會導致注意力不集中或意識不清。具麻醉致毒性的化學物會先堆積在細胞膜上，待達到一定的量即可破壞細胞膜完整性，再依受影響細胞本身的功能而引發不同效應（譬如飲酒過量導致急性酒精中毒）。你我服用的處方藥一般都有特定作用模式，但如果有效劑量非常接近會誘發非特定致毒模式（如麻醉效應）的劑量，仿單通常會特別註明，警告我們服藥後切莫開車、操作重機械或做重要決定。

　　多數化學物引發的急性毒性都屬於非特定模式，故也是最主要的致毒因素。然而食物、水或空氣殘留化學物的量幾乎不太可能高到足以啟動非特定致毒模式，造成中毒，因此，日常生活即可能低劑量接觸，並且會影響特定生物目標的化學物，才是你我該擔心的對象。這也是目標特異性之所以如此重要的原因。

　　說到底，我們最該注意的或許就是「應用特定作用模式」的化學物吧。鎖定生物體某特定分子或代謝過程的化學物──如藥物、老鼠藥、殺蟲劑或殺菌劑都屬於這一類。英文字尾「-cide」為「殺滅」之意，因此遇到英文名帶有「-cide」的物質皆須特別注意，這種化學物大多透過某特定致毒模式殺滅作用對象。

藥品

　　藥劑化合物主要經由兩類途徑汙染食物和飲水：其一是為減少家畜禽疾病、促其強健而使用的動物用藥，另一類則是隨汙水排放進入水源的人用藥。

動物用藥

　　你我食用的肉品主要來自禽畜場大規模飼養。這些動物被關在畜舍裡，惟封閉的畜舍很容易散播疾病；因此當傳染病發生時，人類會使用抗生素、驅蟲劑等藥品控制疾病傳播，治療感染。儘管美國食品藥物管理局（FDA）和美國農業部（USDA）在肉品用藥方面的規定非常嚴格，不過我們偶爾還是會在肉類、蛋、乳製品中測到這類化學物。[11]

　　地球多年前曾上演過一齣動物用藥引發危害的駭人劇碼：一九九〇至二〇一〇年間，南亞地區有超過 95% 的禿鷹死亡，[12] 導致這種食腐鳥類瀕臨「極危」狀態。禿鷹死亡的原因並非喪失棲地、捕獵或其他導致物族裔群銳減的常見因素，而是一種名為「雙氯芬酸」的藥物。雙氯芬酸屬於非固醇類消炎止痛劑，不久前才引進南亞供牛隻使用；牛屍為禿鷹主食，於是禿鷹每飽餐一頓就會吃下一定劑量的雙氯芬酸。人和牛對雙氯芬酸的耐受性良好，但禿鷹缺乏能將其分解並排出體外的代謝酶；因為如此，雙氯芬酸囤積在禿鷹腎臟內，造成腎衰竭並導致禿鷹死亡。

因牛隻使用雙氯芬酸而受影響的可不只禿鷹 —— 大自然最常見的就是骨牌效應。由於禿鷹大量死亡，無法正常消耗腐肉，充裕的食物導致野狗數目增加；野狗增加，咬傷和狂犬病感染事件直線上升，最後竟使得將近四萬七千人因狂犬病死亡。[13]

人類非禿鷹，而雙氯芬酸在合法用於治療動物之前也做過多項測試，確認對人類安全無虞。然這起事件卻告訴我們：即使是再微不足道的生理差異 —— 缺少某種代謝酶 —— 也可能顯著增加動物體對藥物的敏感度。注意用藥安全、時時警惕應有助於確保較脆弱或易感受個體 —— 譬如禿鷹 —— 不致受害。

不少業者會使用荷爾蒙來增加動物的乳、肉產量，這類藥物大多是雄性素、雌激素、黃體素及生長激素的衍生物，最常使用的對象則是乳牛和綿羊。目前已知雄性素會造成多種危害，療效試驗或非法使用同化雄性素所引發的不良反應包括肝損傷、生殖障礙、心血管疾病風險增加等等。[14] 雌激素過量容易引起血栓，男性接觸雌激素也會促使胸部發育並提高乳癌風險，女性若雌激素過量則會導致子宮內膜癌風險上升；另外，某些病症也跟新生兒接觸過量雌激素有關（這部分留待下節討論）。至於黃體素可能引發的不良反應包括消化道不適、體重增加、體液不易排除（水腫）、睡眠失調、發燒、皮膚炎等等，這些也是服用黃體素藥物最常見的症狀。[15]

人類會為了增肌抗老而濫用生長激素。生長激素可能導致水腫、肌肉關節疼痛、低血糖和胰島素抗性等。[16] 生長激素也可能促進腫瘤細胞生長，惟相關研究還不夠多，不足以確認或駁斥這種可能性。[17] 不過，食用受生長激素汙染的肉品或水通常影響不大，因為這種荷爾蒙是蛋白質，消化道輕輕鬆鬆就能解決它。

　　對人類有害的動物用藥品所在多有，然其爭議點在於「人類經肉品或其他動物產品接觸到的劑量是否足以造成危害」。諸如農業部、食藥局等政府單位必須盡全力確保食品殘留的藥物不致引發風險，影響消費者健康。

人用藥

　　目前，美國食品藥物管理局核准使用的處方藥超過兩千種。[18] 這些藥物以人體特定分子為作用目標，只要非常低的劑量就能引發生理反應；然而藥物的「有效性」卻使其成為環境中最具危害性的化學物質。

　　人用藥主要經由生活汙水進入環境。美國人擔心，沒吃完的藥若隨便亂扔，可能會被翻垃圾桶的癮君子濫用，故而習慣丟進馬桶沖掉；你我服用的藥物也會經糞尿排出體外，同樣成為生活汙水。[19] 這些未處理汙水在抵達植物淨化這一關以前，少部分會滲入地表逕流（承受水體），帶著止痛藥、降血壓藥、避孕藥、情緒轉化藥物等種種加料進入別人家的水源。

　　藥物作用方式百百種，而目前研究最廣的環境殘留藥物大概就是避孕藥裡頭的雌激素。二〇一〇年，全美約有一千零六十萬名婦女服用避孕藥節育，[20] 吃得多，排出也多；藥丸裡的雌激素從馬桶流入汙水處理設施，其中少部分滲出並逃過處置，混入地表水。[21] 於是雌激素就這麼從環境不知不覺地進入人體，再與雌激素受體結合，調節多種與女性化有關的生物途徑和反應。這下問題來了：要是男性接觸到相當濃度的雌激素，可能引致胸部過度發育（男性女乳症）或其他與女性化有關的生理變化。

對於「非刻意接觸」藥物所引發的種種後果，我們大多已了解得十分透徹，因為這也屬於藥物安全評估的一環；所以，不論是刻意服用或食水汙染，接觸程度才是藥物成分是否危害人體的不確定因素。

殺滅用藥劑

人類最拿手的就是把世界變成多產富饒、適合人類居住的地方。拜科學之賜，咱們的住家能不受覓食物與棲身之所的鼠輩侵擾，也能擺脫院子裡惱人的吸血昆蟲，就連想來分食蔬果營養的微生物也難越雷池一步——人類開發了一拖拉庫能鎖定並殺滅害蟲的化學物。只不過，其中有些也可能傷害人類就是了。

殺蟲劑

有害昆蟲是人類的噩夢。牠們帶來疾病、疼痛，令人不適，牠們破壞作物也毀掉你我野餐的好心情，因此，人類開發出一系列能摧毀昆蟲──或至少控制牠們──的化學武器。絕大多數的殺蟲劑乃是以昆蟲神經系統為作用目標。昆蟲和人類的神經系統可細分為兩個子系統：體神經與自律神經系統。體神經系統控制走路、微笑、拋球這一類的自主動作，自律神經則控制心跳、橫膈肌規律運動（帶動呼吸）、消化道肌肉蠕動（令食物通過）等非自主動作。因為如此，具神經毒性的殺蟲劑可能干擾多項身體機能，其中不少攸關性命。這也是殺蟲劑之所以偏好以神經系統為作用目標的原因：迅速擾亂蟲體生理機能。

不幸的是，昆蟲和人類的神經系統並非完全不同，因此殺蟲劑仍有可能鎖定人類的神經系統或其他非目標器官，產生作用。神經毒性殺蟲劑中毒的症狀有嘔吐（擾亂消化道功能）、麻痺（干擾肌肉功能）、窒息（橫膈機能受阻）、心臟驟停（干擾心臟功能），當然也包括死亡。

「馬拉松」等有機磷殺蟲劑一度相當普及，後因對人類的急性毒性高而不再受青睞，但仍經常作為室內或庭園蟲餌使用。昆蟲必須進入這類產品內，食入一定劑量的殺蟲劑方能發揮效用；然因藥餌包裝孔洞極小，這種應用方式大幅降低人類接觸藥餌的可能性。不過，如果家中狗狗喜歡啃咬蟑螂屋，您或許該準備一些能有效驅離狗狗的用品。

目前，除蟲菊酯已大規模取代室內及庭園用有機磷產品。仔細瞧瞧家裡或商店貨架上的殺蟲劑，您會發現主成分大多是「××滅寧」（英文字尾 -thrin）：譬如賽滅寧、第滅寧、治滅寧，它們都屬於除蟲菊酯殺蟲劑。除蟲菊酯是

「除蟲菊精」的化學衍生物，而除蟲菊精源自菊科植物——就因為這層關係，常有人宣稱除蟲菊酯是「天然」產品。簡直胡扯。除蟲菊酯是工廠實驗室合成的化學物，並非大地之母的原創產品。

除蟲菊酯之所以成為控制害蟲的主力產品，理由是它們進入環境及人體後能迅速降解，幾乎沒有環境持久性與生物累積性的問題；不過，除蟲菊酯在昆蟲體內降解的速度相對緩慢，使得昆蟲與人類的作用劑量存在明顯差異，且昆蟲注定投降。現在幾乎所有殺蟲噴劑都使用除蟲菊酯，政府單位或業者使用的水煙式除蟲劑也偏好此劑。

不知您是否想過：寵物每個月使用一次的除蟲除蚤產品對健康有何影響？這類產品堪稱殺蟲劑全餐：除了瞄準神經系統，還包括一些不同於有機磷及除蟲菊酯的特定作用機制，典型配方大多以除蟲菊酯為底，再搭配類尼古丁殺蟲劑（如益達胺）以及專門為此用途設計的神經毒素（如芬普尼）。

近來，科學家發現昆蟲有內分泌系統，並使其成為殺蟲劑的作用目標。瞄準內分泌系統優於神經系統的好處在於，昆蟲與人類的內分泌系統差異甚大，只是神經系統大多調節反應迅速且攸關生死的生理機制（譬如心搏），內分泌系統調節的卻是生長、發育、繁殖及其他與長期生存有關的生理活動，所以在效果這方面就差強人意了。「百利普芬」、「美賜平」都屬於內分泌類，多半與神經毒殺蟲劑結合，供寵物外用，作為對抗寄生蟲入侵的第二道防線。若害蟲僥倖逃過第一關的神經毒素攻擊，內分泌毒素將干擾並破壞蟲體繁殖能力。一般認為，這類殺蟲劑對寵物及人類幾無害處。某些茲卡病毒疫區曾使用百利普芬控制病媒蚊，結果卻使得部分人士宣稱百利普芬 —— 反而不是茲卡病毒 —— 是該地區少數新生兒出現「小頭症」的原因；惟目前未有足夠科學證據支持此一論點。[22]

多數殺蟲劑對人類的急性毒性源自其擾亂神經系統的能力。因為如此，即便按說明書使用，各位仍需格外小心。不過，若是鄰居為了驅除庭院蚊蟲而定期噴灑殺蟲劑，殺蟲劑噴霧又隨風飄散至你家，使得你和家人每隔一段時間就得接觸低劑量殺蟲劑，這該怎麼辦？孩子成天跟家裡的毛小孩玩在一起，是否可能因此危害自身健康？蔬菜水果殘留的農藥殺蟲劑又該怎麼說？根據流行病學家針對務農者及噴藥工人所做的調查顯示，接觸農藥（殺蟲劑）和唇顎裂、心臟和眼球或四肢畸形、泌尿生殖道與神經系統異常等先天缺陷有關，[23] 也可能導致新生兒出生體重下降、提高死產機率。值得注意的是，這種關聯性大多發生在必須頻繁接觸大量殺蟲劑的族群；話說回來，雖然研究顯示接觸殺蟲劑和不良健康後果有關，卻仍不足以建立明確的因果關係。

滅鼠劑

俗稱「老鼠藥」，一般用來毒殺鼠輩。美國老鼠藥最普遍的致毒機制是阻斷維生素 K 在凝血過程中的關鍵角色，使老鼠吞下這種抗凝血劑之後即因為無法控制的出血而死亡。**劑量決定毒性**最好的例子就是「華法林中毒」：作老鼠藥使用時，其劑量可致命；若低劑量使用，華法林的抗凝血特性卻能治療血栓問題。

老鼠和人同屬哺乳類，基礎生理機制大致相同；既然老鼠藥能對鼠輩起作用，人類理當也會受影響。因為如此，老鼠藥大多作成藥餌形式，藉此降低人類大量接觸的可能性；至於喜歡啃咬捕鼠板的毛小孩能不能長長久久與家人作伴，那就不一定了。

殺真菌劑（抗黴菌劑）

鮮少人會注意殺真菌劑的問題，就連最謹慎小心的人也不見得會放在心上。若要讀者隨便說出一種真菌，最常聽到的答案就是「蘑菇」。我們吃蘑菇，也能容忍它們偶爾從院子裡冒出來；雖然蘑菇和其他真菌大多皆屬無害，仍有數百種真菌會感染人類，使人生病不舒服。真菌感染通常發生在身體比較潮濕的部位，譬如足部的香港腳、灰指甲和陰部的念珠菌感染。順帶一提，念珠菌跟啤酒發酵、麵糰發酵所用微生物一樣，都是名為「酵母菌」的真菌。

殺真菌劑多為口服或直接用於體表，控制感染，因此必然有一定程度的接觸量。目前最常見、泛稱「唑類」藥物的殺真菌劑──譬如克康那唑、克氯黴唑、美可那唑──皆以干擾真菌的固醇生合成路徑為目標，藉此破壞真菌細胞並致其死亡。唑類藥物專門抑制「麥角固醇」合成，動物用不到麥角固醇，故這種藥劑可完全針對真菌發揮效用。只是仍有人擔心這類藥物會鎖定並干擾動物合成重要的固醇類物質，造成毒性。[24]

除草劑

　　除草劑基本上是透過鎖定並破壞植物的特定代謝過程，達到殺滅作用，動物照理說不會受其毒性影響；若動物接觸除草劑並因此中毒，大多都是藥劑作用目標與動物體的某細胞構造相近，且接觸濃度過高，或是非特定致毒模式引發的效應所致。「嘉磷塞」（年年春）和「草脫淨」是比較受到關注、可能危害人體健康的常用除草劑。本書會在第五章與第十一章分別討論這兩種化學物。

危害判斷

　　帕拉塞爾蘇斯叮囑我們萬物皆毒，惟毒害程度有高有低。沒有一種風險是完全相同的，而低劑量就能造成毒害的化學物絕對比高劑量才能致害的物質更危險。俗稱「木醇」的甲醇和酒精（乙醇）皆屬醇類，擁有相似的分子結構，也都是穀類發酵的產物。只可惜釀造私酒的人經常萃取到甲醇而非乙醇，而喝下甲醇不僅無法享受預期的酣醉，還會嘔吐、劇烈胃痛，甚至失明、腎衰竭，運氣好的話就上天堂了。甲醇比乙醇更危險，理由是前者低劑量就可能引發毒性。

　　毒理學家為方便說明，一般將急性毒性按量表分類，

毒性則以「殺死一半試驗動物的劑量」即「半數致死劑量
LD50」定量。這類量表大多如表 3.1 所示。

表 3.1 樣本判定級數

半數致死劑量 LD50（毫克／公斤）	毒害程度
小於 5	非常危險
5 ～ 50	危險
50 ～ 500	稍微危險
大於 500	不危險／無害

資料來源：修改自傑拉德‧勒布朗《現代毒理學》第四版第十章「急性毒
性」第 225-36 頁。

　　毒害量表讓科學家與健康從業人員可依化學物的危害相
對程度，列出高低順序；不過，表中資訊尚不足以供外行人
判斷是否該擔心農藥成分，或水壺裡的雙酚 A。以這兩類案
例來說，一般人的接觸量遠低於急性毒性劑量，但接觸時間
不算短，譬如每次吃青菜或開瓶喝水的時候就會接觸一次，
因此民眾擔心的是二十年後會不會生病，或者未出世的孩子
是否因此更容易生病。

　　這裡強調的重點不再是危害本身，而是考量危害**風險**。
換句話說就是「若吃下有農藥殘留的蔬菜，或飲用被雙酚 A
汙染的瓶裝水，有沒有**可能**危害健康？」要評估風險，首先
得定義危害的最低門檻（閾值劑量），原則上就是「負面效
應開始顯現」的化學物劑量。這個值大多透過動物實驗模式

確立，也就是讓大鼠、小鼠等實驗動物經食水等途徑接觸一定劑量的化學物，然後長期觀察，評估該化學物對實驗動物生長、發育、繁殖或腫瘤、疾病等種種生理反應的影響。在理想狀況下，研究人員觀察到的不良反應會符合所謂的「劑量－反應曲線」（圖 3.1），意指在一定劑量區間內，動物的不良反應會隨著化學物劑量增加而逐漸加劇。在這條曲線上，引發最輕微反應的劑量──譬如有 5% 的動物出現不良反應──可推定為該化學物的最低有害劑量「基準劑量」（BMD）；未觀察到不良反應的最高劑量為「無明顯不良反應劑量」（NOAEL），最低致害劑量則為「可觀察到不良效應之最低劑量」（LOAEL）。基本上，我們可以預期

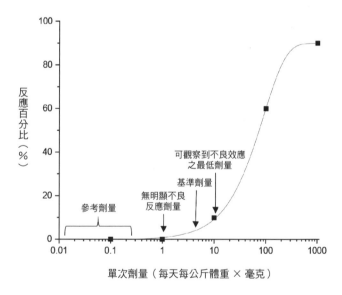

圖 3.1　量化危害程度之各定義值在劑量－反應曲線上的區間或位置

基準劑量值會落在「無明顯不良反應劑量」和「可觀察到不良效應之最低劑量」之間，而這兩者偶爾也會代替基準劑量作為判定依據。

　　風險評估人員在確立人類的「無明顯不良反應」接觸劑量時，為顧及種種不確定因素——包括從實驗動物推估人類反應、已知對人類健康的影響，以及可能左右人體毒性的多項變因（譬如接觸年齡、接觸途徑和接觸時間長短），大多會調整基準劑量。只可惜，這類變因和人體對化學物毒性敏感程度等相關資訊大多付之闕如。在評估危害程度時，這些不確定因素猶如緩衝區，可劃出足夠的安全界限以保護人類；而經過調整、不會對人類造成不可接受風險且未超過基準劑量的值就稱為「參考劑量」（RfD）或「最小風險濃度」（MRL）。本書會在第四章進一步討論不確定因素與不確定係數的應用方法。

接觸與暴露：
不光吃吃喝喝，就連呼吸都能決定你的命運

　　咱們的老朋友帕拉塞爾蘇斯徹頭徹尾就是個文藝復興人士：智力超群，從煉金到醫學無一不涉；[25] 他顯然也相當自負，因為「帕拉塞爾蘇斯」只是他給自己取的「藝名」。帕拉塞爾蘇斯本名叫菲利普斯・奧里歐勒斯・德奧弗拉斯特・博姆巴斯茨——確實不太好記。「塞爾蘇斯」（Celsus）是十六世紀名滿天下的智者，也是首部印刷版醫書《醫術》的

作者；而拉丁文「paraCelsus」（中文採音譯「帕拉塞爾蘇斯」）意為「比塞爾蘇斯更厲害」，你說這人是不是很跩？

　　帕拉塞爾蘇斯也是出了名的愛秀。受聘於巴塞爾大學醫學院時，有一天，他抱著好幾本時下的醫學教科書走進學校，堆在地上放火燒了，意思是「當時教授的醫學無疑是一堆垃圾」，他要教學生新的醫學觀點。

　　他當然被開除了。

　　帕拉塞爾蘇斯對自己的觀察心得十分著迷。他發現，某些藥劑施以低劑量時具有療效，高劑量卻會使患者生病或不舒服。對於活在二十一世紀的你我來說，這是常識，然而在當時卻是極深刻的洞見，也是以下這句名言的基礎：

萬物皆毒，惟劑量決定毒性

　　一五四一年，帕拉塞爾蘇斯神祕過世。謠傳他拿自己做實驗，結果不幸證實那個劑量確實要人命。[26]

　　稍早曾提及，水若過量也能成毒，而少量的水不僅有益健康，更能維持生命。我們每天接觸到的多數化學物雖不見得都有「低量攝取有益健康」的好處，但每日接觸量也不一定致毒——關鍵就在於學會辨別「接觸量達到多少才可能有致毒風險」。這不僅是環保署、食藥局等政府單位的施政目標，你我每一個人也都應該設法做到。**徹底隔絕**、不接觸化學物不僅沒有必要，更是華而不實的目標；相對的，我們應該設法**減少**接觸，確保接觸到的量沒有危害風險。只要能如實取得化學物危害及接觸等資訊，再對保障民眾健康的主管機關多一點信心，我們就能達成這個目標。最重要的是，各位必須善用「新皮質」而非仰賴邊緣系統評估化學物風險。「直覺」不一定可靠。

　　你我接觸的化學物來源百百種，接觸途徑更是多不勝數。有些接觸是刻意為之，通常是因為帶有某種好處；有些則是不經意的。這些化學物或許是日常用品遺留下來的，也可能來自食、水或空氣汙染，或甚至是產品成分。

　　有時我們明知化學物有害，卻仍不管不顧地硬要擁抱它 ── 食鹽或酒精攝取過量就屬於這一類，其他還有違禁藥品、香菸和高脂食物。我們心知這些東西對身體不好，但我們認為「好處」── 通常是愉悅感 ── 勝過危害風險，於是我們回過頭來說服自己「這種攝取程度應該風險不大」。說到底，這無非就是為自己的行為找理由，拿帕拉塞爾蘇斯名言「劑量決定毒性」合理化自己的選擇。

　　還有些較冷門的接觸管道也屬於這一類。大家都知道吸菸有害健康，卻少有人想過，燒柴也可能把許多跟抽菸差不多的化學物吸進肺裡。誰不喜歡圍著後院篝火烤肉烤棉花糖，享受溫暖？然而，這些來自柴火的舒心香氣不過就是象徵你我正暴露在一團小微粒中，一旦吸入這些微小顆粒，它們便卡進肺臟組織，迫使身體必須更費力地擷取空氣中的氧氣 ── 這就是吸菸者的日常，但他們因為天天抽菸、攝入劑量更高，所以效應也更明顯。各位應該都見過老菸槍在輕微運動後經常費力喘息吧？唯有如此才能應付身體額外的氧需求。身體健康的年輕人偶爾享受燒柴樂趣應該不是什麼大問題，但年紀較大或心肺功能不佳的人若是多吸幾口這種小微粒，肯定大大提高危害風險。小孩子也得注意。若以身高體重的相對比例計算，兒童吸入的微粒量要比成年人高出許多。

燒柴也會產生一些可能有害的化學物質，譬如苯、甲醛和丙烯醛，[27] 這些都是已知或疑似致癌物，而吸菸者攝入的劑量則會提高罹癌風險。不過讀者們大可放心圍著簍火或壁爐享受溫暖，偶爾升火開心放鬆一下，風險很低的。如果您認為接觸到任何一丁點有害物質都是不可接受的，那麼請注意，您使用的香氛蠟燭說不定也會散發前面提到的幾種致癌物，就連炸薯條和洋芋片也可能含有會致癌的「丙烯醯胺」唷！[28]

使用成藥時若超過處方劑量，也可能招來風險。悲哀的是，不少成藥的有效劑量十分接近有害劑量，極可能造成危害健康的重大事件。

磷酸鈉緩瀉劑──如「護舒達」或其他學名藥──在這方面記錄斐然，若超過建議劑量甚至可能致死。[29] 這種藥物的急性不良反應是脫水和電解質不平衡，症狀包括口乾口渴、頭重腳輕、站立不穩，嚴重一點則發展為腎衰竭，亦可能致死。健康成年人若遵照建議劑量服用成藥，風險很低；然若過量使用──特別是兒童和年長者──勢必提高毒害風險。

止痛劑「泰利諾」或其他學名藥及「維可汀」、「波賽考特」等複方藥品皆含有「乙醯胺酚」，這種成分的鎮痛解熱效果比老藥「阿斯匹靈」或「布洛芬」更好，也沒有這類非類固醇消炎藥可能引發的消化道不適或出血等副作用。強效型泰利諾標準劑量為 1,000 毫克，每日最多不能超過 3,000 毫克。這個劑量對健康成年人來說安全無虞，然而乙醯胺酚過量卻是造成美國民眾急性肝衰竭的頭號原因，其中不乏住院、等待換肝的病例，死亡案例亦不在少數。[30]

乙醯胺酚何以致毒？為了將這種物質排出體外，肝臟必須走偏鋒將其轉化成會傷肝的活性代謝物。[31] 一般情況下，這種代謝物會被同為肝臟製造，具解毒功能的「穀胱甘肽」包起來；要是乙醯胺酚劑量過高，或肝臟同時還得應付其他化學物，導致穀胱甘肽供不應求，那麼乙醯胺酚代謝物便將肆無忌憚，掀起一場大浩劫。

乙醯胺酚惹出的麻煩在於，這種化學物用於鎮痛解熱的建議劑量與致毒劑量差距不大，每天只要服用七千五百毫克（或以上）即可能導致肝衰竭，[32] 這個劑量只比每日建議劑量（三千毫克）的兩倍多出一點點。所以說，即使按照建議劑量服用，強效型泰利諾或其他含乙醯胺酚的成藥仍可能增加傷肝風險。

各位或許經常服用一些天然補品或保健食品，認為這些產品有益健康。多年來，舉凡綜合維他命、抗氧化劑、鐵、鈣及其他多種化合物皆被捧為護心聖品。然而，在針對這一類產品的臨床效果進行廣泛分析後，研究人員卻發現它們大多無益心臟健康，[33] 有些甚至還有壞處。就拿「加鈣維生素 D」來說吧，這種補充品會提高中風機率。沒有事實佐證即假定某物能帶來好處，有時可能會讓我們白忙一場，賠了夫人又折兵。

接觸源

唯有當接觸量高到足以致毒，化學物的危害風險才會升高。切記：劑量決定毒性。化學物進入身體後，可依循氧氣、水或養分等基本物質利用的途徑或方式達到潛在致毒劑量；有些化學物還能透過皮膚吸收，多了一種接觸途徑。

空氣

大家耳熟能詳的「霧霾」即是汙染物與空氣結合形成的雲霧。籠罩大城市的霧霾大多是化學燃燒的產物，主要來自車輛與發電廠排放的廢氣。在美國，儘管空氣汙染法案已大幅降低這類汙染，我們仍不該小看車內、屋內、學校、工作或遊樂場所等日常生活空間蓄積的種種空氣汙染物。

對許多人來說，新車散發的新車味猶如汽車香氛，令人陶醉。我們接觸這些氣味化學物的程度主要取決於車內空調強弱、待在車上的時間，以及當時的天候狀況（譬如晴天或雨天）。有一份二〇〇六年的研究指出，新車內可測得的化學物竟然超過一百種，[34] 而且濃度幾乎是舊車的十倍以上。咱們這些運轉手總以為吸入車內化學混合物沒什麼大不了，實驗數據也支持這個假設；只不過，對於嬰兒、老者、健康狀況不佳的部分特定民眾來說，這款化學香氛到底會不會影響他們的身體健康，那就難說了。

新房子跟新車差不多，也都散發著一股讓人聯想到嶄新、潔淨、舒適和幸福的誘人香氣。這種極具特色的氣味乃是由木板、壓層板、櫃臺塗料、各式熔膠溶劑和油漆等產品釋出的氣體匯聚而成。[35] 著重能源效率的現代住家大多門窗緊閉，使得這些氣體 —— 包括眾所周知的致癌物質苯、甲醛等化學物 —— 不易逸散出去。這種程度的接觸究竟有害無害，目前尚無定論，不過對於多數購屋者來說，這種新家味就等同於成功的氣味。

水

美國境內及其他不少地區的公共供水系統（自來水）大多加氯處理。此外，我們也從牙膏、漱口水、藥品額外吃下不少氯。氯能保護牙齒，預防蛀牙，而美國自二十世紀中期以降的大規模加氯措施，也帶給社會大眾些許「氯很安全」的安心假象。其實大多數西歐國家並不奉行自來水加氯這一套，理由就是安全考量。有人做過研究，探討加氯處理是否會影響兒童智力發展，結果顯示飲水加的氯愈多，智商就愈往下掉。[36] 氯會穿過胎盤屏障，影響發育中的胎兒：早在四分之一個世紀前我們就知道，如果將大鼠胚胎置於含氯環境中，可能影響仔鼠出生後的行為表現。[37] 有時這些不利影響實在過於隱晦，除非特別注意，否則很難觀察到。

食物

各位是否仔細研究過加工食品包裝上的成分表？您挑的

奶油蘑菇濃湯可能含有麩胺酸鈉（味精）和肌苷酸二鈉和鳥苷酸二鈉（增味劑），另外那罐花椰菜起司湯除了前述幾樣添加劑之外，還多了 β－胡蘿蔔素、氯化鋅和磷酸鈉。「食品資訊網」（http://nutritiondata.self.com/topics/food-additives）整理並列出目前用於食品添加的近千種化學物，其中有些能增添風味或增色，有些意在穩定、保存（防腐）或乳化。為了通過食藥局審核，准許用於食品添加，這些化學物都必須經過多項縝密評估，確定添加與攝入劑量皆無危害風險才行；只不過，心思細膩的消費者總是忍不住想知道，這些化學物單獨存在或混在一起到底會不會影響健康。

不知您是否研究過包漢堡的那張防滲油紙？我們衷心感謝全氟化合物包容所有油膩食物，市面上各種防汙、防油、防水產品都能找著這類化合物的蹤跡，譬如廣泛用於防水布料、鐵氟龍鍋具和食品包裝的全氟辛酸（PFOA）就屬於這一類。全氟辛酸擁有有害化學物的一切典型特質：滯留在環境中的時間很長，也很容易蓄積於生物體內。[38] 此外，利用大鼠所做的毒理研究和人類流行病學調查也都指出，接觸這種化學物會提高罹患腎癌、睪丸癌和甲狀腺疾病的風險。[39] 某份跨二〇〇三、〇四年，針對兩千九十四位民眾所做的「血清化學物調查」亦顯示（參見本章最後一節），幾乎所有美國人體內都有全氟辛酸這玩意兒；[40] 至於日常接觸量得達到何種程度才會造成明顯危害風險，各界仍爭論不休。無論如何，全氟辛酸的生產與應用已逐漸式微，被其他存在時間較短、生物累積性較低的全氟化合物取代，這類替代成分的危害風險自然也比全氟辛酸更低囉。

護膚用品

　　芳療帶起精油流行風潮，包裝列出的一長串療效和好處甚至比十九世紀的「蛇油」更可觀。精油是源自植物的芳香萃取物，但近期發現，某些精油可能導致男孩出現「男性女乳症」——廣告當然不會說。[41]

　　曾有報告述及，一名四歲小男孩被小兒科醫師診斷出胸部提早發育，但他的內分泌數值和其他指數皆屬正常，身體也很健康。男孩三個月後回診，胸部更大了。醫師詳細詢問男孩母親，想找出孩子出現男性女乳症的潛在原因，這時她才坦承她會給孩子抹一款「潤膚軟膏」。醫師請母親停止為孩子護膚按摩，男孩的乳房組織便漸漸消減了。

　　另一名健康的十歲男孩同樣因為胸部變大去看醫生。男孩與家長都表示並未服用藥物或任何草本補品；不過，男孩承認他每天都會用媽媽的髮膠，因為聞起來香香的。結果他一停用那款髮膠，胸部就縮回去了。還有個七歲男童也是在無明顯異常與肇因的情況下，胸部發育明顯；後來男童遵循醫師建議停用香氛產品，胸部即逐漸恢復正常。

　　這三篇發表在《新英格蘭醫學期刊》的病例都有一項共同點，那就是病例都使用精油產品，特別是薰衣草精和茶樹油。[42] 當男性體內的雌激素、雄性素比值過高時，即可能發生男性女乳症。薰衣草精及茶樹油都含有具雌激素活性的化合物，會抑制雄性素活性，其結果就是雌激素與雄性素的比例失衡，導致胸部組織開始發育。會干擾內分泌的化學物不只這兩樣，不少精油都含有這類物質；由於精油取自植物，大家總以為它是「天然」且「安全」的，但請各位真的要時時刻刻牢記帕拉塞爾蘇斯箴言劑量決定毒性。把薰衣草葉揉碎，再往孩子身上搓兩下並不會引起不良反應，但是給孩子使用薰衣草濃縮產品就另當別論了。

寶寶吃手手

環境化學物經常透過幼兒最愛的「吃手手」送進嘴裡。小娃兒傾向用雙手探索世界，他們抓土吃土，邊爬邊收集地上灰塵，摟貓抱狗，於是這雙小手就成為孩子們把環境汙染物送進嘴裡的媒介。

華盛頓州曾做過一項研究，探討孩子若接觸蘋果梨子園噴灑的農藥，是否會造成健康風險：[43] 研究人員將小孩子分成「雙親務農，住家附近有果園且噴農藥」組和「雙親不務農，住處離果園稍有距離」組。結果，務農組家中揚塵的農藥平均濃度比非務農組高出七倍，16% 的務農組兒童雙手採樣測出農藥殘留，非務農組完全沒有。尿檢方面，務農組兒童的農藥代謝物平均濃度是非務農組兒童的六倍。論文總結，雙親務農或住在噴灑農藥的果園附近的兒童，其暴露或接觸農藥的機率較高，而家中揚塵極可能就是接觸源。

全美約有六成五的學齡前兒童會去托兒所或安親班，[44] 因此，這類機構可能成為孩童大量接觸一般化學物的來源（譬如課桌椅防火塗料「多溴二苯醚」和其他有機磷化合物）。一項針對加州四十所托兒安親機構所做的採樣調查顯示，這些場所的揚塵都驗出多溴二苯醚和有機磷化合物，其中又以使用泡棉睡墊（據信為接觸源之一）的機構檢出濃度最高。該論文據此推測，學齡前兒童在托兒安親機構接觸的防火化學物及其濃度存在危害風險，可能影響兒童健康。[45]

劑量、用量與接觸量

「劑量」與「接觸」這兩個詞經常被錯誤地交替使用。**劑量**（dose）指的是身體每次攝入的量，毒理學原則上以「依攝入者體重來標準化一定量」表示化學物劑量，譬如一般報告會出現的小鼠單次劑量為每克體重十毫克這類描述；若再指定給藥頻率，則另以**用量**（dosage）表示，譬如每日服用本品三毫克。**接觸量**是指個體接觸某化學物的量，通常以化學物來源或媒介的重量或體積為計算標準，譬如消費者經菠菜接觸到的農藥量為每克（菠菜）一‧○奈克。在閱讀毒理試驗報告時，區別這幾個名詞尤其重要：大家必須分清楚化學物檢驗結果究竟是依接觸者體重計算（劑量），還是按接觸媒介計算（接觸量），因為這兩個值是不能互相替換的，這點非常重要。

接觸不等於有害

「生物監測」乃是確認有哪些化學物進入人體的黃金準則。監測方式是從固定人口中選取一小群人，再採集其體液（血液、尿液、唾液）或身體組織（脂肪或毛髮）檢體，然後分析檢體內是否含有可疑化學物或其衍生物（代謝物）。美國衛生及公共服務部（HHS）轄下的疾病管制中心（CDC）有一項大規模生物監測計畫，其目的就是為了估算一般美國民眾的環境化學物接觸量。這是一項滾動式計畫，一旦取得新數據就會定期更新資料。這些數據來自成千上萬份血液及尿液檢體對應數百種化學物的分析結果，若簡單總結，那就是「你我身上都有一大堆化學汙染物」。其中許多汙染源看起來沒什麼問題，譬如咱們體內幾乎都帶有源自家具、地毯和布料的防火物質，超過九成的人驗出雙酚 A 汙染（源自塑膠等製品），大多數人還沾染了一些來自不沾鍋的全氟化合物塗料。現代生活幾乎無可避免地會接觸到各式各樣的化學物。

但是，雖然你我身上都有不少化學汙染物，這並不代表我們必須過著時時為健康擔憂的生活。體內驗出化學物不必然表示我們將身受其害。有些化學物在毒理學分類屬於良性，頂多佔據部分體內空間，不會干擾正常生理功能；有些化學物雖有毒性，體內蓄積的量卻不致造成毒害。一滴鹽酸會灼傷皮膚，但你可以放心地在加了一滴鹽酸的池子裡游來游去；同樣的，存於體內的極少量化學物不必然會提高危害風險。劑量決定毒性。真正的挑戰在於破解「接觸到什麼程度才會致害」──這就是所謂的**風險**。

第四章
不確定性與變異性

　　如果世間只有黑與白，對與錯，大或小，生活肯定簡單許多；但我們的世界並非二元世界。我們經常踩進模糊的灰色地帶，就像愛麗絲的兔子洞一樣，種種不確定和變異衝擊並影響我們的理智與信心。不確定性與變異性猶如調皮搗蛋的異卵雙生子，讓我們在進行風險評估時不得不牢牢緊盯，方能做出理智決斷。但我們該如何從風險的角度解釋不確定性和變異性？又該如何對付這對雙胞胎？

　　不確定性就是不知道的事。[1] 風險評估通常都從不確定開始：這種化學物對我們有無害處？我們之所以提出這個問題，是因為不確定答案為何。於是我們條列事實或已確定的資料，設法解決這個重要的不確定難題；然而在蒐集事實的過程中，我們經常發現自己得不到某些必要資訊 —— 譬如數據還未收集或沒人做過這類實驗，於是不得不以其他替代化學物來解決問題。比方說，假設你對「雙酚 S」這種常用於塑膠瓶且會溶至水中、可能危害健康的化學物有些興趣，想評估風險卻找不到任何可用資訊。搜尋過程中，你意外找到雙酚 S 的姊妹化合物「雙酚 A」的大量資料，而這種物質也同樣用於製造塑膠瓶。這時你或許會拿雙酚 A 代替雙酚 S，用前者的數據做評估；這個方法或許能降低不確定性，卻無法排除它，因為區分雙酚 S 與雙酚 A 的化學性質也可能影響這兩種物質各自的溶出率或毒性。使用替代化學物進行評估常會高估潛在風險，因為替代化學物大多是比較早出現，亦確認存在相當風險的物質（以本例來說是雙酚 A），而可疑化學物則常是比較新，設計用來降低上一代同系物質危害風險的產物（雙酚 S）。若使用替代化學物進行評估，極有可能在物質危害或接觸程度方面假設錯誤。

科學家對付不確定性的方法是在風險評估時額外加上一段保護區間。在處理化學物暴露或接觸等相關事務時，美國各州與聯邦機關制定的建議措施都是以保護民眾免於受害為目的，並經過風險評估所得到的結果。這類建議通常會訂出食物、飲水等等的列管化學物濃度上限，確保該標準足以保障民眾健康；制定者會根據現有科學證據預設風險等級，級數多以十分之一到百分之一增減調整。基本上，由於可取得的資訊仍會帶有一定程度的不確定性，官方通常會假設可疑化學物可能比現有數據推定的結果還要危險。

以最純粹的意義來說，不確定性是推動科學進展的原動力；然而就化學物風險評估的實務面而言，不確定性代表的通常是「隨手一揮就移動幾個小數點」這種相當不科學的事。但如果其目的是保障人體健康，過度謹慎倒也不算壞事。

　　化學物危害風險評估的不確定性大致可分為兩個面向：接觸和影響。拿雙酚 S 的例子來說，我們並不知道有多少比例的雙酚 S 會從瓶身溶出，故無法確定瓶裝水的雙酚 S 濃度以及因為飲用瓶裝水而喝下的雙酚 S 劑量──這屬於接觸的不確定性。由於劑量決定化學物是否為毒，「接觸的不確定性」可能使風險評估出現顯著偏誤：瓶裝水所含的雙酚 S 可能低到每天得灌五百瓶才可能危害健康，但也可能高到一天一瓶就得估量一定程度的危害風險。接觸的不確定性對風險評估影響甚鉅，這也是非專業人士在評估風險時，經常忽略接觸程度的原因：光是發現水裡有老水管滲出的鉛、蔬菜有農藥殘留、沙發布曾經用防火化學物浸泡處理過就夠教他們驚慌了，哪還有心思細究接觸程度是否足以引人擔憂。因此，大家選擇無視與接觸有關的種種不確定，認定只要接觸過就足以造成傷害。這種直接帶入預防原則的外行風險評估無疑是邊緣系統的產物（請見第三章）。

　　若是對危害風險有疑慮，避免接觸似乎是個理性抉擇。然而，我們對「風險」的理解總是存在些許的不確定，此外還得思考使用化學物的好處是否大過潛在風險。因為如此，比較合理的危害風險評估應該是設法回答「可接受的接觸程度為何」這個問題。如果待評估對象是個毫無用處的化學物，選擇預防原則自是理所當然，但你我日常接觸的化學物大多直接或間接帶來好處：如果各位知道採取預防原則或禁用農藥、殺蟲劑會導致糧食成本增加，家裡的寵物和你我都會被吸血昆蟲騷擾，或甚至爆發蚊子媒介的傳染病，我們還會義無反顧地做此選擇嗎？不見得。那麼我們是否會願意按照標籤說明使用殺蟲劑，理解標籤上的資訊都是可信服的風險評估結果？大概會吧。

影響的不確定性則包括種種未知的生物毒物反應。目前，化學物毒性大多由大鼠或小鼠等實驗動物模式判定，藉此抓出其他動物出現不良反應的劑量或用量；故以人來說，影響的不確定性主要在於觀察到的實驗動物不良反應能多大程度反應該化學物對人體可能造成的影響。為有效偵測並評估毒性，實驗動物接觸的劑量或濃度通常都比較高，於是我們據以推測低濃度也具有相同毒性，只是發生機率較低；然而這種推測帶有一定程度的不確定性，而且還是在「該化學物在實驗動物與人體的致毒途徑相同」的假設下做出來的。從許多方面來看，這種推測方式雖有其效力，但鑑於大鼠小鼠等囓齒動物不完全是重建人類模式的良好實驗範本，會出現例外也是意料之事。

包括氯貝丁酯、環丙貝特、非諾貝特在內的多種降血酯藥物都屬於「過氧化體增殖劑」，目前已知這種化學物會引發大小鼠肝癌，[2] 故以往曾據此推測這些藥物也可能導致人類罹患肝癌。致病機轉研究顯示，過氧化體增殖劑會與囓齒類肝臟大量存在的蛋白質「過氧化體增殖劑活化受體 α」（PPAR-α）結合並使其活化，誘發癌症；[3] 但後來終於有人發現，人類肝臟僅有微量的 PPAR-α，這項發現不僅使得實驗動物數據遭到質疑，也促使研究人員進行追加研究與流行病學調查，終而得到「過氧化體增殖劑不會引發人類肝癌」

的結論。[4] 這個赤裸裸的例子讓我們看見，經動物模式取得的結果不一定全然可信，也提醒我們務必隨時注意動物試驗數據的不確定性，應謹慎參考或使用。

在風險評估過程中，不論是接觸或影響的不確定性一般都以**不確定係數**表示，各種已知風險的風險估計值則採「放大十倍」處理。[5] 舉例來說：經實驗可知，若水中某化學汙染物的濃度不超過每公升 10 毫克（基準劑量），則不會對大鼠構成明顯危害風險。由於從大鼠表現推斷人類反應具有一定程度的不確定性，因此風險評估人員可能會把此化學物對人類的安全濃度從每公升 10 毫克降至每公升 1 毫克；＊此外，鑑於實驗鼠接觸汙染物的時間僅一百二十天，跟人類「接觸一輩子」幾乎無法比較，故評估員極可能據此把安全值再降低十倍，變成每公升 0.1 毫克。因此，雖然實驗顯示該化學物每公升 10 毫克濃度仍屬安全，但鑑於評估過程產生的不確定性，遂將人類經飲水攝取該化學物的安全值定為每公升 0.1 毫克──這個值稱為「參考劑量」（RfD）或「最小風險濃度」（MRL）。不確定係數的應用缺乏科學基礎，頗為粗糙，但其操作目的是想得到高度保守的風險評估結果，給民眾一個明確的安全範圍。另外，風險評估人員在評估不確定性時亦相當倚重統計模式，不過，對於未受正規科學訓練的素人來說，不確定係數比較適合用於個人風險評估。

＊譯注：風險放大十倍，相當於安全值縮小十倍。

　　風險評估**變異性**則是參考數據的常態分布程度。[6] 舉例來說，我們知道吸菸會提高罹患肺癌的風險，卻仍有菸癮很重但未罹癌，或不怎麼抽菸卻得到肺癌的案例。這種不一致性即肇因於個體差異（變異性）：吸菸是否影響健康、引發癌症，人人各不相同。

　　在評估化學物接觸程度時，也會碰上不少變異性問題。「GenX」這種物質曾用於製造不沾鍋具、防水布料等等，應用範圍相當廣。二〇一六年，某工廠排放疏失導致研究人員在北卡恐怖角河下游地區的飲用水源測到 GenX。[7] 二〇一七年六月與七月測得的平均濃度為 182 ppt，超過國家衛生諮詢部公告標準 140 ppt；[8] 然而，憑以計算出前述平均值的單一樣本值差異極大，從 22 ppt 到 1100 ppt 不等，代表 GenX 的檢出濃度在取樣點或取樣時間方面存在明顯差異。若進一步檢視分析結果，顯示 GenX 在取樣第一週即出現檢出濃度巨幅下降的情形，其後則以微幅比例持續降低（圖 4.1）。由此可知，前述的樣本變異性主要肇因於取樣時間不同，並可透過落點分布圖呈現各時間點取樣所得的 GenX 濃度來說明：首次取樣的平均濃度值超過公告上限，但接下來每一次都在安全範圍內。這種「變異性遞減」的情形促使相關單位又進行一次更精準的風險評估，最後推斷居民真正處於 GenX 高危害風險的時間可能落在二〇一七年六月十九日以前；[9] 相對的，在二〇一七年六月十九日以後飲用恐怖角河下游水源的居民，大概不會因為接觸 GenX 而提高健康風險。為妥善評估接觸與影響兩項浮動指標，美國環保署

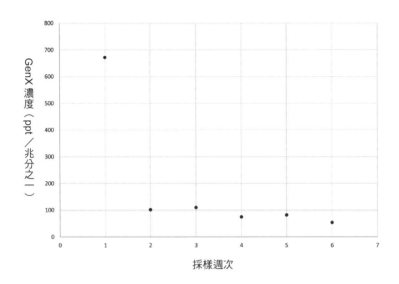

圖 4.1　2017 年 6 月 19~24 日，恐怖角河流域地表水的 GenX 平均濃度

EPA《國家飲用水衛生標準》將 GenX 上限定為 70 ppt，[10] 認定整個取樣區間幾乎都存在危害風險。GenX 汙染飲用水造成的實際健康風險並未改變，改變的是主管機關考量不確定性與變異性所得到的風險評估結果。進行評估時，執行者必須盡可能找出並縮小變異性，因此到底哪個局處單位訂定的安全標準最值得信賴，有時也跟這層考量有關。

有些人也常用不確定性與變異性為一些未經證實的直覺辯護。非營利組織「毒理學教育和研究委員會」曾於二〇一〇年對星巴克等多家咖啡業者興訟，[11] 宣稱按加州法律《六十五號法案》規定，這些公司必須清楚標示「飲用咖啡可能致癌」警語，公平維護民眾權益。該組織的主張依據為「咖啡含有丙烯醯胺」，舉凡烘焙（咖啡豆）、燃燒（香菸）和油炸（洋芋片）都會產生丙烯醯胺；國際癌症研究署（IARC）將丙烯醯胺列為「可能致癌物」，[12] 意指「有充分證據顯示對實驗動物致癌，但是對人類影響的相關資訊有限」。國際癌症研究署的說法是，「以實驗動物模式來說，我們確定丙烯醯胺會致癌，但僅少量流行病學研究支持丙烯醯胺會提高人類罹癌風險」。[13] 二○一五年，一項針對現有「丙烯醯胺與人類罹癌風險」流行病學報告所進行的綜合分析顯示，接觸丙烯醯胺與人類罹患口腔癌、喉癌、食道癌、胃癌、大腸直腸癌、胰臟癌、咽癌、肺癌、乳癌、子宮內膜癌、卵巢癌、前列腺癌、膀胱癌或淋巴癌皆無顯著關係；[14] 不過，論文作者群倒是發現丙烯醯胺與腎臟癌存在些許關聯。

　　《六十五號法案》支持者主張，咖啡產品應標示「含有已知致癌成分」，讓民眾可自行評估飲用咖啡的個人風險。可是這種簡單標示僅傳達咖啡「某單一成分」可能有害，而非咖啡本身有害。敢問有多少人會花時間細究咖啡到底會不會致癌？一般大眾並不清楚他們得喝下多少丙烯醯胺才會明確增加罹癌風險，也不確定每一杯咖啡含有多少丙烯醯胺；他們不會意識到，為了評估潛在風險而得到的結果本身即存在差異或變異性，更重要的是，鮮少有人告知社會大眾：根據流行病學研究，咖啡與丙烯醯胺相反——咖啡不會致癌，[15] 而且喝咖啡還有可能降低多種癌症的罹癌風險，這或許跟咖啡含有豐富且具保護性的抗氧化物有關。[16]

　　若無法辨明不確定性與變異性，風險評估注定失敗。所以下回當各位讀到「吃或喝什麼有害健康」的報導時，請找找該報導是否提到觀察過程的不確定因素、有沒有相關討論，或者也可以想想哪些不確定因素可能導致觀察結果存疑，查實報導是否妥善處理這些疑點。在細思研究結論以及和結論有關的種種不確定因素之後，你再想想是否需要因為讀了這篇報導而調整自己的生活方式。丙烯醯胺或許會害大鼠罹癌，但每天早上的那杯咖啡值得你細細品嚐，而非擔心受怕。

第五章
評估風險

　　評估風險是強大的生存工具,也是動物與生俱來的能力。它讓我們有能力辨識威脅,評估威脅的危險程度並予以適當反應,保障動物體能活得夠長夠久,直到孕育出能延續這套求生特質的子代為止。

　　你我每天都會遭遇許多必須評估的日常風險,也得決定是否要為此採取行動補救,或斟酌承擔風險帶來的好處是否值得我們冒險。這種基於風險所做的決定大多出自直覺:是說有誰會先審慎評估交通事故肇事死亡率,然後才決定要不要坐上載著幾十公升高度可燃液體的地面導彈,以時速一百三十公里的速度在高速公路上一邊飛馳、一邊閃避其他類似裝置?沒有好嗎。你我都知道,咱們參與這場日常儀式已有多年經驗,每每倖存與人笑談英勇行跡;而且各位也都自認你我的命運有一部分可託付給「駕車高手」這份天賦。於是結論如下:鑑於開車方便又省時,我們甘冒出車禍的危險開車上班上學。但前述所有關於風險、效益的考量全都是潛意識的產物，我們並未有意識地斟酌每一項影響因素。

　　誠如第三章討論過的，若危機迫在眉睫，必須迅速做決定，那麼依直覺（情緒腦）判斷風險或許並無不妥。譬如你走在超市停車場，一輛車突然衝過來，你應該不會即刻深究車子會不會撞到你，或評估被撞的風險是否值得你繼續尋找忘了停在哪兒的車，而是想都不想直接跳開讓路。然而在評估比較不緊急的風險時，還是多用大腦比較好。

　　要用大腦評估風險，必須識得其害，再依致害嚴重程度排列順序或權衡輕重。比方說，一般人取蜂巢採蜜的壞處是蜂螫，然而對蜂毒過敏的人卻有可能過敏性休克，危及性命；因此，有過敏體質的人取蜂巢採蜜的可能致害程度要比普通人大上許多。

　　計畫前往沙漠健行的人理當思考缺水、缺糧又迷路的潛在風險。飢餓和脫水都不好，不過就嚴重性來說，缺水應該排在缺糧前面，因為脫水會比飢餓更快發生，故健行者會多帶一些水，而非食物。

　　考量危險或有害因素時，也必須納入「會不會發生」，即**可能性**這一環。蜂螫引發的過敏性休克確實相當危險，然而實際評估的人說不定覺得這種可能性很低，因為他們會先用煙燻蜂巢，取蜜時也會穿戴防護裝備。所以儘管蜂螫的危險性極高，發生機率卻不高。整體評估風險時必須把這兩項要件都考慮進去。

　　有一年，颶風來襲，逐漸逼近我任教、做研究的北卡羅萊納州立大學。我班上的一名學生（這堂課碰巧是風險評估）面臨一項跟風險有關的抉擇：她應該留在學校宿舍，還是去爸媽家避難？為此她很焦慮，所以我建議她把自認留在宿舍會遇到的危險寫下來，再依危險的嚴重程度與發生機率逐一評分。

做好風險評估的第一關是明確定義問題，故我請學生先定出她想為哪個問題找答案。她的提問是：在宿舍躲颶風可能遭遇的危險和不方便是否大於留在宿舍的好處？請注意：這份評估已直接排除回家的風險和好處，顯然她下意識想留在學校。另外從她構思的提問來看，她評估的不單只是「風險」，而是「好壞」。接下來，她詳細列出和回答問題有關的資訊，這些資訊可分為三大類：留在學校宿舍的壞處或危險，實際發生危險的可能性，留下來躲颶風的好處（參見表 5.1）。

前面提過，每一種危險的嚴重程度不盡相同。比方說，車禍死亡的**危險**程度絕對比受傷高，因此死亡的危險權重肯定大於受傷；然而車禍死亡的**可能性**卻比受傷低很多，於是受傷的可能性權重反而大於死亡。我請學生用數字表示權重，評估她認定危險、可能性與好處的先後順序（表5.2）。將這套方法用於風險評估時，也能一目瞭然地看出壞處和可能性／好處的權重數字何以呈相反排列。

壞處：

1 －最嚴重，2 －中上，3 －不算嚴重，4 －幾無影響

可能性及好處：

1 －極低，2 －偏低，3 －中等，4 －最高

表 5.1　颶風來襲時，學生評估留在宿舍不撤離的好壞及可能性

壞處或危險	可能結果	好處
沒東西吃（食堂不開）	餓肚子	學校會把學生安全視為第一優先
沒水（水管爆了或亂噴）	沒水喝，沒水洗澡等等	校方有緊急聯絡人員，可協助處理各種不便
與外界斷聯（可能沒幾個人留在學校。道路淹水、路樹傾倒可能阻礙馬路或人行道）	孤立無援	磚造樓房很牢固，已撐過多次颶風。雖然與外界斷聯，但至少夠安全
沒電	停電（沒網路，沒冷氣，沒燈等等）	學校有備用發電機

　　這名學生確實列出一兩項明確的壞處或危險（一分和兩分），但她認為發生這幾項危險的可能性卻很低（一分）。我請她把壞處發生的可能性和壞處本身的分數相除，即可得到每一項壞處的「風險值」，然後建議她：如果風險值大於一，那麼她就必須採取補救措施（譬如去父母家避難）。經過計算，沒有一項壞處的風險值大於一，而且她還看出留在學校的幾項明顯好處（四分）。於是該生做出結論：「留在學校宿舍等待暴風雨過去」最符合她的利益。

　　這份表格也可用於評估我們平時會接觸到的化學物，不過必須稍做修改。首先是化學物風險評估更講究數據，而且

表 5.2　學生針對留在宿舍躲颱風的好壞及可能性排出先後順序

壞處或危險	可能結果	好處
沒東西吃（食堂不開）2	餓肚子 1	學校會把學生安全視為第一優先 4
沒水（水管爆了或亂噴）1	沒水喝，沒水洗澡等等 1	校方有緊急聯絡人員，可協助處理各種不便 4
與外界斷聯（可能沒幾個人留在學校。道路淹水、路樹傾倒可能阻礙馬路或人行道）4	孤立無援 1	磚造樓房很牢固，已撐過多次颱風。雖然與外界斷聯，但至少夠安全 4
沒電 2	停電（沒網路，沒冷氣，沒燈等等）1	學校有備用發電機 4

是經科學分析的數據，但上述例子使用的指標給分大多出自直覺，非實際數據。其次，在化學物風險評估中，所謂「發生的可能性」是指接觸後果，因此必須考量接觸方式或途徑，以此取代表 5.2 的可能性評分。最後，接觸化學物少有「好處」。譬如，塑化劑雖能賦予塑膠可撓性，但是知道喝進肚子裡的水摻有塑化劑，應該只會讓你擔心身體健康，不會再費心去想「使用這些可塑形的瓶瓶罐罐值不值得你付出健康代價」這種問題。

　　化學物風險評估是一道程序，目的為「估量個體接觸化學物之後，個體可能遭化學物傷害的機率」，故評估者必需理解化學物的致毒程度（危害評估）與個體接觸程度（接觸評估），其最終目的是確保個體不會接觸到可能致害的量。

就拿除草劑「草脫淨」來說吧。研究顯示，草脫淨會干擾母鼠大腦釋放繁殖所須的某種荷爾蒙：[1] 這代表草脫淨對人類可能具有繁殖毒性。但光是這一句話是否足以成為禁用草脫淨的依據？為了誘導中毒反應，科學家餵給大鼠一定劑量、相當於人類吃一茶匙的草脫淨，結果大鼠的反應是釋出壓力荷爾蒙「皮質類固酮」。[2] 顯然，大量接觸草脫淨會造成大鼠緊迫，於是科學家再餵給大鼠極高劑量的草脫淨，這才使得大鼠生殖系統受其影響；突然間，人類因為接觸蔬菜殘留草脫淨的危害風險霎時變得無足輕重，不值一提。評估風險時，致毒劑量確實重要，但也要考慮實際接觸量才行。

風險評估可用於事前（前瞻）或事後（回顧）評估致害可能性。**前瞻風險評估**一般用於估量可達足夠安全範圍的最大接觸程度。譬如，農藥的前瞻風險評估可用於建立保護農民、社會大眾及其他非對象物種的安全濃度，也能用於制定蔬果的農藥殘留容許上限。

美國農業部（USDA）會定期發布各種蔬菜、水果及其他農產品的農藥殘留調查報告。二〇一八年，非營利機構「環境工作組織」（EWG）繼公布年度調查結果之後，[3] 另外發表一份「十二大農藥殘留農作物」名單：[4] 其中，草莓高居榜首，光是一份檢體就能驗出多達二十種農藥。農藥雖能殺滅目標生物，顯然也會對人體造成一定程度的危害；可是這就代表吃草莓有風險，可能危害健康？從殘留容許量

——即農藥在該濃度以下不會造成危害——的設計概念來看，因為吃草莓而導致農藥中毒的可能性是非常低的。

前述風險評估還存在一項重要警訊：雖然這二十種農藥的殘留濃度都在安全範圍內，但若全部一起吃下肚，會不會產生無法容許的加成風險？稍後我們會再特別討論「同時接觸多種化學物的危險與風險」這個頗具挑戰性的問題。

回顧風險評估則用於評估某危害是否肇因於以往接觸過的化學物。為了判定某特定危害是否可能由某特定化學物引起，我們必須掌握可疑化學物會造成哪些危害、致毒接觸濃度，以及接觸史等三項資訊。若某接觸族群表現出已知為可疑化學物可能造成的不適反應，且發生機率高於預期，研究人員就可以利用回顧風險評估進行流行病學研究，能提供不少有用資訊。

一九七四年，美國維吉妮亞州霍普韋爾的一名工廠工人漸進性地出現疲倦、顫抖、焦慮及多種不適症狀。這種不舒服的情況持續了整整一年，期間他也發現同事們亦陸續出現類似症狀，於是這名工人決定尋求醫療協助。醫師沒見過這種情形。他束手無策，也擔心病人健康日益惡化，於是便將這名工人的血液檢體寄到亞特蘭大的疾管局申請分析，希望得到診斷結果。報告顯示檢體未發現可能致病的細菌、黴菌或病毒，倒是驗出一種名為「十氯酮」（開蓬）的殺蟲劑。[5]

霍普韋爾似乎出現某種流行病，這也促使相關單位展開回顧風險評估。研究人員與一百三十三名現任及曾經任職當地十氯酮製造商「生命科學公司」的員工進行訪談，抽血檢驗，發現半數以上都出現跟首位就醫工人相似的症狀；其中，直接涉及這款殺蟲劑製程的工人症狀最明顯，有症狀者的血中十氯酮平均濃度比無症狀者高出四倍。毒理學研究顯示，血清十氯酮濃度與工廠工人相近的實驗鼠亦出現神經受損情形。[6] 科學家據此做出結論：工廠工人的神經症狀——現稱「開蓬震顫」——乃接觸十氯酮所致。

我們也可以用「風險商數」（RQ）簡單評估化學物風險，也就是「躲颶風」那個例子所用的方法。風險商數計算方式是求取實際接觸量與仍屬安全的最大接觸量（如參考劑量、最小風險濃度）的比值。[7] 調查人員在霍普韋爾所做的評估顯示，受害民眾體內的十氯酮濃度高於經動物試驗制定的最小風險濃度，因此本案的風險商數大於一，判定「風險不可接受」。

西印度群島瓜地洛普也曾使用這套方法評估食物殘留過量十氯酮對幼兒的危害風險。[8] 研究人員發現，當地幼兒每天吃下的十氯酮劑量為每公斤 0.078 微克，而疾管局訂定的安全上限是每公斤 0.50 微克；兩數相除得值為 0.16——風險商數小於 1，代表「危害風險低」。也就是說，風險商數 0.16 代表瓜地洛普幼兒隨食物吃下的十氯酮量並不會明顯危害身體健康。

若能估算接觸量及其不良效應，風險商數無疑是評估日常生活化學物接觸風險的簡單方法，十分方便好用。不用說，風險商數的可靠程度取決於基礎數據。因為如此，在蒐

集可用於評估個人接觸風險的相關數據時，請務必考量以下
三點（參見補充資訊）：

一、請勿採用普遍認定或明顯帶有偏見的網站資料。這
　　類網站包括公司行號、產業公會或遊說團體官網。
　　政府及大學網站通常較為公正中立。

二、網站必須提供足以追蹤其原始科學來源的資訊。值
　　得信賴的網站大多會提供其數據來源的原始文獻連
　　結，又或者，讀者可利用網站提供的作者名、研究
　　主題、報告標題等查核資料來源。

三、理論上，經查詢取得的資料應具有「可重複性」
　　（再現性），意即經其他研究單位認證或確認過的
　　資訊。

// 補充資訊 //

　　網路上有不少提供化學物資訊的資料庫。以下所
列都是經過嚴格評估、可信賴，且無需再透過原始科
學數據確認可信度的網站。

1. 美國環境保護署綜合風險資訊系統（IRIS）https://
www.epa.gov/iris。該系統可查詢化學物危害等相

關資訊，另包括多種化學物的 NOAEL、LOAEL、
UFs 及 RfD 等等。

2. 美國毒性物質和疾病註冊局（ATSDR）https://
www.atsdr.cdc.gov/。該網站提供多種化學物的
MRL 資訊。ATSDR 將 MRL 定義為「一般人每天
可吃、喝或吸入且不會出現可檢驗之健康危害的化
學物估計量」。原則上，MRL 意義相當於環保署
訂定的 RfD。

3. 美國農業部農藥資料計畫（PDP）https://www.ams.
usda.gov/datasets/pdp。該計畫提供多項農產品的農
藥檢測數據，就連嬰兒食品使用的蔬果亦含括在
內，資料庫龐大，且每年都會發表最新數據。除了
可透過首頁「PDP 資料庫搜尋」搜尋特定產品驗
出的特定殺蟲劑濃度，也可以從首頁「資料庫與年
度總結報告」瀏覽多種數據報表。該計畫納入 EPA
訂定的農藥容許值（TL），即商品驗出的農藥濃
度若在 TL 值以下，則不存在明顯風險。網站上也
查得到農產品抽查樣本驗出的單一農藥濃度。讀者
可以將目標產品的農藥含量除以農藥資料計畫提供
的 TL 值，即可得到該產品合理的農藥風險商數。

4. 美國國家農藥資訊中心（NPIC）http://npic.orst.edu/。
以前 NPIC 會提供農藥的急慢性毒性、致癌性、環

境影響程度及參考劑量等資訊，現已不再更新，網站上的數據資料大多過時。

5. 美國哺乳婦女用藥查詢系統（LactMed）https://www.ncbi.nlm.nih.gov/books/NBK501922/。這是美國國家衛生研究院提供的服務，可作為哺乳婦女查詢可能影響嬰幼兒的藥品及其他化學物的諮詢指南。

6. 加拿大衛生研究院（CIHR）藥物銀行 https://www.drugbank.ca。該網站提供的藥物資訊十分詳盡，非藥物化學物則稍嫌有限。藥物銀行提供的資料包括化學物的物理、化學性質，藥理、毒理及其他相關資訊，而且大多都會列出資料來源。

在搜尋可疑化學物時，可加上有害／危害、接觸／暴露、參考劑量／RfD、最小風險濃度／MRL 或風險等關鍵字，或許能得到更豐碩的查詢結果。此外，讀者也可以輸入可疑化學物名稱再加上"風險評估"（雙引號""可提高搜尋準確率），幸運的話，你會發現好些人早你一步做過功課了，就算與你個人的接觸程度不符，有總比沒有好。切記：開放給一般大眾查詢的網站（譬如 WebMD、堅強活下去基金會 Livestrong、環境工作組織 EWG 等等）提供的危害及風險資訊大多屬於非直接證據，這些單位在評估風險時，通常只看危害而不考慮接觸程度，或只在意有無接觸而不考量危害程度，因此讀者若從這類網站得到任何有用資訊，務必再利用前述幾個網站的資訊佐證。再次提醒各位：風險評估結果準確與否、可不可信，完全取決於參考數據或資料的品質好壞。

化學混合物風險評估

我們經常以幾近脫離現實的方式評估化學物潛在風險。意思是，我們通常只評估化學物本身的風險，並未想過化學物毒性可能受到同時接觸的其他化學物影響，進而產生變化。毒物學家深知化學物會互相影響，導致毒性會比獨立預估結果更強或更弱一些。你我每天接觸五花八門的化學物，有時同時接觸到其中一兩種即可能結合成另一種具潛在特定毒性的混合物，這教我們該如何參透大量環境化學物造成的複雜局面？

市售處方藥都會標示警語，這些警語正是化學物交互作用會增強毒性的最佳例證。就拿「華法林」和「辛伐他汀」這兩種常見，但同時服用可能會有危險的藥物來說吧。前面提過，華法林宛如「雙面怪醫」，低劑量時可降低血栓生成，對於有血栓問題的病人是一大福音；高劑量則可作殺鼠劑使用，令鼠輩出血死亡；辛伐他汀則是一種相當普遍的史他汀類藥物，可降低血脂。人體一般以「國際標準比值」（INR）作為凝血功能指數，正常值在 1.1 以下；必要時，醫師會開立華法林以避免血栓形成，病人的 INR 指數也會提高到 2.0 到 3.0 之間。

　　曾有一名八十二歲的老太太因肺部易栓塞而長期服用華法林。多年來，她的 INR 指數都維持在健康範圍內，後來，醫師為了控制她的血脂而開立辛伐他汀給她服用，結果她的 INR 指數一舉衝破 8.0；老太太立刻送醫急救，施以對症治療，無奈為時已晚。老太太的四肢逐漸失去知覺，斷層掃描顯示腦部出血，她沒多久就過世了。[9]

　　華法林的代謝與排除需要一種生物酶，而辛伐他汀碰巧是這種酶的強效抑制劑；若同時服用華法林與辛伐他汀，能抗血栓救人的華法林瞬間變成能殺人的老鼠藥。[10] 其他如丹蔘、惡魔爪、當歸、大蒜、人蔘等草藥也會在服用高劑量華法林時產生類似效果，[11] 這種「某化學物加強另一化學物毒性」的化學交互作用即稱為「協同作用」。

　　歐美人士常用的「聖約翰草」對焦慮、憂鬱症、過動症和停經症候群等多種病症具有療效，還能促進傷口癒合。一名三十九歲女性因瞻妄和定向認知失調而就醫，醫師懷疑她使用非法藥物。[12] 患者表示她有偏頭痛和輕微憂鬱的問題，因此每天都會服用聖約翰草；但最近她懷疑這種草藥害她拉肚子，所以買了止瀉劑來吃。她服用的止瀉劑「洛哌丁胺」屬於弱效鴉片類藥物，透過減緩排泄物通過腸道的方式來緩和下痢。經過治療——讓殘存的止瀉劑排出體外、輔以對症治療，病患不久即恢復健康。醫師認為，該患者的症狀應該是聖約翰草和洛哌丁胺交互作用所致：儘管聖約翰草的作用機制未明，但這種草藥萃取物似乎會影響大腦化學反應，加強鴉片類藥物對大腦的影響；另一種可能是，聖約翰草會抑制負責不活化和排除洛哌丁胺的酵素，使患者體內的洛哌丁胺濃度變高。撇開作用機制不談，同時服用聖約翰草和其他藥物可能引發不良反應，消費者應審慎以對。

藥物不良反應通常肇因於一種藥物抑制另一種藥物的清除機制，導致受影響的藥物從治療濃度上升至有毒濃度（致毒劑量）。有些農藥配方就是按這個原理設計的：放大藥物交互作用，提高對目標害蟲的毒性。除了殺蟲成分，農藥配方還會加入可抑制殺蟲藥解毒或清除機制的「協力劑」，藉此提高害蟲體內的殺蟲藥濃度。「戊烯基丁醇」是市售農藥常見的協力劑，能有效增強除蟲菊酯、胺基甲酸酯等藥劑的毒力。美國環保署針對家庭化學物殘留所做的調查顯示，超過一半以上的家庭都能驗出胺基甲酸酯殘留。[13] 幸好人體的解毒酶對這類物質的不活化作用大多不甚敏感，故即使在室內噴灑殺蟲劑，使用者承受的胺基甲酸酯累積劑量也不會影響解毒酶的正常功能。[14]

人類也可能直接接觸胺基甲酸酯，因為它也是除蟲配方之一；[15] 不過就算直接用於皮膚，接觸量仍低到不會影響人體的解毒及清除系統。由此說來，雖然胺基甲酸酯會增強其他化學物的毒性，明顯有害；但胺基甲酸酯對人類造成危害的風險卻非常非常小。

　　我們的飲料食物也可能抑制解毒酶，導致藥物濃度上升，譬如葡萄柚。目前已有充分證據指出葡萄柚會提高好幾種藥物的濃度：[16] 葡萄柚所含的化學物會抑制一種重要蛋白質的活性，而該蛋白質的功能則和移除細胞內化學物有關；腸壁細胞內的這種蛋白質若遭到抑制，即可能導致消化道藥物濃度攀升。這種交互作用最初是在評估飲酒會不會影響降血壓藥「菲洛狄平」時，偶然發現的：[17] 當時研究人員想用葡萄柚汁稀釋酒精、掩蓋酒味，結果令人驚訝的是，單喝葡萄柚汁就會增加藥物活性成分的吸收率。自此，醫界學界陸續發現葡萄柚汁也會提高其他多種藥物的吸收率，包括治療高血壓、偏頭痛等數種病症的鈣離子通道阻斷劑「維拉帕米」，降血脂的「洛伐他汀」，抗組織胺「特芬那定」，治療胃食道逆流的「希塞菩」，助眠劑「三唑侖」，麻醉劑「咪達唑侖」，免疫抑制劑「環孢菌素」和對抗反轉錄病毒（愛滋病）的「沙奎那韋」。[18]＊另外，苦橙汁、青檸汁及石榴汁也可能透過與葡萄柚汁相同的機制，提高動物體內的藥物濃度。[19]

　　新近研究顯示，葡萄柚汁會影響腸道吸收某些藥物，降低血中藥物濃度。[20] 這種效應似乎肇因於葡萄柚的「柚皮

＊譯注：台灣常見的學名藥有心舒平（維拉帕米），美乏脂、理脂膜（洛伐他汀），酣樂欣（三唑侖），美得定（咪達唑侖），新體睦（環孢菌素）。

苷」：柚皮苷會抑制一種負責輸送藥物穿過腸壁，進入細胞的蛋白質，導致吸收劑量低於預期能產生療效的劑量。吸收率可能受柚皮苷影響的藥物包括化療藥物「依托泊苷」、抗高血壓藥物「他林洛爾」和抗黴菌藥「伊曲康唑」。*

　　化學混合物也可能透過「劑量加成作用」引發意外危害。所謂「加成作用」是指：就各別劑量而言，動物體攝入的化學物量不會造成傷害，但幾種化學物加在一起就從單兵作戰變成毀滅大軍。這種情況大多發生在涉事化學物全都以某特定代謝機制為目標，這個機制一旦受損崩潰，藥物即成毒藥。想像一下：飲水所含的化學物 A 透過某特定機制代謝，若此機制受到傷害，化學物 A 即可能產生毒性；另，化學物 A 的安全用量（不破壞該機制）為每天每公斤 1 毫克。現在假設你每天喝下的化學物 A 劑量為每公斤 0.4 毫克，由於該劑量在安全用量之內，故不會產生毒性。另外，有一種名為 B 的化學物也會透過與 A 相同的機制致毒，安全用量同為每天每公斤 1 毫克；你每晚喝啤酒的時候也順便喝下劑量為每公斤 0.7 毫克的化學物 B，但你不會中毒，因為你每天攝入的化學物 B 量也在安全範圍內。但如果你在同一天內把兩種化學物依前述劑量喝下肚 —— 等於這一天攝取的 A、B 混合劑量為每公斤 1.1 毫克，這就超過每天每公斤 1 毫克的安全上限了，代表喝水又喝酒將帶來潛在危害風險。但生活中的實際情況可能比上述場景更複雜，因為不同的化學物不僅會以同一條代謝途徑為目標，而且效價強度[†]各不相同；故研究人員在計算化學混合物毒力時，必須把每一種化學物的效價強弱納入考量。幸好我們的個人化風險評估不需要考慮這麼複雜的層次。

　　若你有意同時服用或使用藥品、營養品再加上食物，劑量加成效應就很重要了。比方說，你長期服用抗凝血劑普栓達，那是家庭醫師開給你預防血栓用的。後來你因為胸痛就醫，要做心臟血管手術，護理師告知術中及術後點滴會使用另一種抗凝血劑「比伐努定」。你上網查了一下，得知這兩種藥物都會抑制形成血栓不可或缺的「凝血酶」——即兩種藥物作用目標相同，於是你擔心兩者併用可能導致止血困難或失控出血。你把你做的功課拿去跟醫師討論，確保他們會妥善考量藥物併用的可能效應。

　　另外還有一種名為「效應加成」的加成反應，這種反應必須和劑量加成分開評估。所謂「效應加成」是指兩種或兩種以上的化學物會引發同一種效應，但機制各不相同。比方說，有個青春期少男聽朋友說「鋸棕櫚」和「紅花苜蓿」都能預防青春痘，鑑於他的皮膚偶爾會出問題，所以他兩種都買，天天使用，確保雙管齊下能發揮最大效果；結果令他傻眼的是，他的胸部竟然變大了。「男性女乳症」屬於青春期男性會自然發生的病症，原因是性成熟期間的生理變化會提

＊譯注：台灣常見的學名藥如：滅必治（依托泊苷），適撲諾（伊曲康唑）。

†譯注：用以量度藥物活性，通常以達到一定效果所需的劑量來表示。

高體內的性荷爾蒙濃度，導致雌性與雄性激素暫時不平衡。另外，體重過重的老年男性也常因為體內雄性素下降，但脂肪細胞仍持續製造雌激素而出現男性女乳症。

回到前面那位青春少男。他服用的紅花苜蓿含有「異黃酮」，作用近似天然雌激素「雌二醇」，能提高雌激素活性；而鋸棕櫚則會抑制強效雄性素「二氫睪固酮」合成，降低正常青春期男性體內的雄性荷爾蒙活性。這兩種草藥的效應相同（即造成男性女乳），但由於作用途徑不同，因此無法透過劑量加成模式來預測後果；因此，為了推算後果嚴重程度，必須將草藥各自的**效應**而非劑量相加。譬如，若服用某劑量的紅花苜蓿預計會使乳房組織增加 4%，鋸棕櫚會增加 6%，那麼兩者結合粗估會增加 10% 的乳房組織。雖然計算效應加成不單是數字相加這麼簡單，不過這個細節同樣超出個人風險評估範圍，無需細究。

劑量加成與效應加成的重要差別在於：若為前者，則每一種化學物的劑量在單獨攝取時不會引發不良反應，合併使用則會有危險，理由是合併後的總劑量可能超過安全界線，產生毒性。譬如化學物 A 的安全（不致毒）劑量為每公斤 2 毫克，化學物 B 為每公斤 4 毫克，因為作用途徑相同，兩者相加就達到致毒劑量（每公斤 6 毫克）。效應加成則不同：如果兩種化學物作用機制不同，各別接觸量也都不會引發不良反應，那麼即使合併使用也沒問題，因為 A 沒反應、B 沒反應，放在一起還是不會起反應。因為如此，科學家大多比較重視共用相同機制的混合化學物，即劑量加成反應

——我們在做個人風險評估時也是一樣的：若某化學物達到某接觸量即引發不良反應，那麼這項資訊已足以使我們心生警惕，直接降低該化學物的接觸量或接觸頻率，根本不會再費神思考該化學物和其他化學物併用會不會造成效應加成反應。

最後一種化學物交互作用是「拮抗作用」。就毒理學來說，「能對抗另一種化學物產生的不良反應」就稱為拮抗，醫師有時也會使用拮抗劑來治療中毒病患。譬如，執法人員和緊急救護人員隨身攜帶的「納洛酮」可逆轉鴉片類藥物過量反應，其作用方式是和鴉片競爭會引發毒性的作用目標；也就是說，納洛酮能壓過鴉片類藥物，佔據目標蛋白質，但不會引起跟鴉片有關的毒性反應。基本上，納洛酮能保護目標蛋白質不受鴉片騷擾。

「阿托品」也透過類似方式逆轉有機磷殺蟲劑引發的不良反應。有機磷殺蟲劑會使神經傳導物質「乙醯膽鹼」持續堆積，導致神經傳導失控，進而影響肌肉及其他生理機能。阿托品會跟乙醯膽鹼競爭受體並與之結合，阻斷乙醯膽鹼活化的反應。許多藥物都能用拮抗劑來緩解不良反應。

儘管環保署承認化學物混合可能增加危害風險，但是在作者寫書當下，政府依然只在評估殺蟲劑風險時才考慮這層可能性。[21] 農民、農藥噴灑工人及其他會接觸高濃度農藥的人都可能同時接觸好幾種農藥，也是最容易發生殺蟲劑中毒的族群，肯定需要農藥混合的危害風險評估；只可惜，環境化學混合物毒害人體的相關數據漏洞頗多、差距顯著，大幅增加評估結果的變異性與不確定性，使我們很難判定化學混合物是不是接觸者中毒或生病的真正原因。

　　化學混合物可能危害健康，但是非專業人士又該如何因應這種難以斷定的複雜狀況？「簡化問題」無疑是處理複雜問題的最佳對策。針對化學物的四種可能交互作用，各位不妨如此設想：

　　就定義來說，**拮抗**能降低毒性，即降低毒害風險。但本書描述的風險評估方法著重於辨識接觸化學物可能造成的健康風險，因此無需納入考量。

　　若化學混合物之中有任何一種成分在相同劑量、單獨存在時即會引發一定程度的不良反應，這時候就必須考慮**效應加成**作用了。不過，合併使用化學物本就會以加成方式提高危害風險，假使組成混合物的某一種化學物濃度已達致害程度，那麼實在沒必要再去考量化學物合併效應，徒增風險評估的複雜度，應該設法降低接觸量才是。

　　協同作用相當於化學物風險評估中最醒目的「萬一」二字。通常我們會知道每一種化學物的毒性為何，以及在某已知或預期接觸量以下不會有致害風險；但接下來我們會問：萬一這種化學物跟我接觸到的其他化學物發生協同效應，產生毒性怎麼辦？化學物之間的協同作用可透過實驗找出來，可是這類資訊唯有在實驗設計的接觸程度可類比民眾的實際接觸程度時，才會跟個人風險評估扯上關係；不過這類實驗大概還沒有人做過吧。

　　若可疑化學物當真存在協同作用，作用程度也必定跟接觸量有關：接觸量愈大，協同作用愈明顯。一般來說，化學物唯有在達到足以引發不良反應的濃度或劑量時，才會產生協同作用；因此就如同是否該考慮效應加成作用一樣，如果其中一種化學物成分的濃度已足以造成傷害，那麼各位也毋需費心斟酌的併用化學物或化學物混合之後的毒性了。

　　接觸量一旦下降，協同作用也會隨之消減。研究顯示，化學物之間鮮少發生協同作用；即使真的發生，絕大多數都跟劑量過高有關。[22] 低劑量即測得協同作用的案例不僅相當罕見，毒力增加的程度也鮮少超過四倍。[23] 簡言之，與其用「萬一」去思索幾種可疑化學物會不會產生協同作用，不如把問題換成「該怎麼做？」如果待評估的可疑化學物確實可能發生協同作用，且效應值得擔憂，那麼就用「不確定係數」來處理吧。以一般人可取用的數據資料來看，將不確定係數定在「四」應該就夠了；若定為「十」，毫無疑問可大幅提高風險評估的安全範圍。

　　劑量加成是最有可能產生累積毒性的化學物交互作用。預估這種毒性的試驗模式相對複雜，基本上也不容易在網路上搜尋到需要的資料（譬如每一種化學物的劑量－反應曲線）。[24] 幸好眼前還是有一套簡單方法，讓我們在同時接觸好幾種化學物時，評估有沒有劑量加成的可能性：也就是先個別評估每一種可疑化學物的危害風險，計算風險商數，最後再把它們全部加總起來。[25] 這其實是一種**風險加成**的做法。

　　想像一下：你家飲用水驗出水源上游化工廠排放的 A、B、C 三種多氟化合物（PFCs），濃度分別為兆分之一‧二

（1.2 ppt）、兆分之〇‧〇五（0.05 ppt）和兆分之〇‧八八（0.88 ppt），而環保署針對這三種化學物訂定的最小風險濃度都是兆分之二‧〇（2.0 ppt）。換言之，根據規定，三種化學物各自在飲水中的濃度只要不超過兆分之二‧〇就沒問題，但你擔心的是三種加起來會不會有風險。這時就得做「累積風險評估」了。

由於 A、B、C 皆屬多氟化合物，環保署為這三種化學物訂定的最小風險濃度亦完全相同，因此可合理假設 A、B、C 透過相同的致毒機制造成危害，效價也不相上下；考量以上因素，使用「劑量加成」評估累積毒性並無不妥。將三種多氟化合物驗出的結果相加，可得總接觸濃度為兆分之二‧一三，風險商數達一‧〇六五（二‧一三除以二‧〇），代表水中多氟化合物的含量風險不可接受（表 5.3）。若再考量並加上協同作用的不確定係數「四」，風險商數鐵定更高。不過，由於環保署採用「最小風險濃度」為有害指標，顯示官方所做的風險評估應已充分考量並納入不確定參考值。

另外還有一種方式可評估化學混合物風險：將關聯化學物的風險商數直接相加，取得累積風險商數。這個方法比較適合個人風險評估，理由是就算不知道每一種化學物的效價也能算出來（表 5.3）。

以上述方式計算，三種化學物的累積風險商數值仍舊大於一，顯示同時接觸這幾種化學物確實存在不可接受的健康風險。

表 5.3　如何推算累積風險商數

化學物	接觸濃度 （ppt ／兆分之一）	殘留容許量 （ppt ／兆分之一）	風險商數
A	1.2	2	0.60
B	0.05	2	0.025
C	0.88	2	0.44
累積風險商數			1.065

　　累積風險商數確實帶有些許假設意味。首先，此法與劑量加成一樣，都是先假定構成混合物的各化學物皆透過同一種機制引起危害（即鎖定相同的生理機制）並因此造成不良後果。假設有兩種化學物混在一起，其中一種會促使肺臟分泌黏液、另一種會導致血壓上升；它們各有其危害風險，但風險彼此獨立不相關，因此在評估整體風險時不能直接相加。就這個例子來說，我們必須使用兩者各自的風險商數來判斷風險。

　　另一項假設是不論風險商數算出來有多小，各化學物的致害風險都是真實存在的。一般來說，我們會把「風險商數小於一」判為「輕微」，白話文就是「沒啥好擔心的」。可是在使用累積風險商數法進行評估時，即使再小的數值都會被解讀為「存在實際風險」。如果把這些很小卻象徵實際風險的數字加總起來，最後說不定會得到一個象徵「顯著」風險的估計值（即風險商數大於一）。我們會在後面幾章探討使用累積風險商數評估化學混合物的利弊得失。

化學致癌物

現代人大多聞「癌」色變。癌症是美國人第二大死因，僅次於心臟病，但心臟病卻不如癌症那般在你我心中激起恐懼、擔憂、焦慮及發愁等複雜情緒，而蓋在這鍋情緒大雜燴最上頭的就是你我都曉得：平時接觸的化學物正是引發多種癌症的重要原因。[26] 因為如此，一旦與接觸致癌物扯上邊，我們總傾向採取預防原則：[27] 也就是說，對於可能致癌的化學物質，最普遍的反應是除之而後快。即使這條「絕對不碰、徹底避免」的通則擺在眼前，我們對日常生活中的某些致癌物卻依然睜一隻眼，閉一隻眼，選擇性地接受。

比如大家都知道「陽光」會致癌。[28] 不論曬太陽也好，使用室內日曬機也罷，經常接觸紫外線會提高基底細胞癌、鱗狀上皮細胞癌、黑色素瘤的罹癌風險（日曬機放出的紫外線比太陽還高）。[29] 誰不喜歡沐浴陽光下，但這個動作竟出現在致癌因子的統計數字上：美國每年約有五百四十萬人被診斷出基底細胞癌和鱗狀上皮細胞癌，還有約七千人死於黑色素瘤。[30] 所以請各位多多使用防曬產品，拜託拜託。

喜歡小酌一杯的人總說「適量飲酒可對抗心血管疾病」。話雖如此，但流行病學調查也指出飲酒會提高肝癌、乳癌、直腸癌、結腸癌、食道癌及咽癌的發生機率。[31] 酒喝得愈多，罹癌風險愈高。全球近六成的癌症死亡病例都跟飲酒脫不了干係。

你喜歡坐飛機嗎？飛機已成為現代社會最普遍的交通工

具之一。撇開新冠疫情或其他世界級大災難不談，每年約有四十億人搭飛機飛來飛去。[32] 搭機造成的危險有些很明顯，譬如墜機；有些不太明顯，譬如宇宙射線。宇宙射線是源自外太空的輻射線，以伽瑪射線和 X 射線為主。地球大氣能有效過濾宇宙射線，因此在地表生活的我們幾乎不會受到傷害；然若飛至三萬英尺高空巡航，能過濾掉的宇宙射線量明顯少了許多，導致機艙內的乘客相當程度地暴露在這種致癌物之中。基本上，因職務所需而必須頻繁飛行的空服員堪比礦坑裡的金絲雀，比一般人更容易罹患乳癌、子宮及子宮頸癌、甲狀腺癌、非黑色素瘤皮膚癌與黑色素瘤。[33] 相較之下，一般乘客滯空時間較短，目前尚未確認宇宙射線是否也會對他們造成明顯危害。

獸肉或魚肉對許多人來說是相當重要的蛋白質來源，另外還能提供維生素 B_6、B_{12}、菸鹼酸、鋅和硒等多種營養素。但是肉也可能取你性命。世界衛生組織（WHO）將紅肉歸類為二 A 級致癌物，研究顯示，吃紅肉和大腸直腸癌存在一定程度的關聯性。[34] 加工肉品更可怕。加工肉屬於世界衛生組織定義的一級致癌物，目前已有充分證據足以斷定培根、義式臘腸及多種加工肉品會**造成**大腸直腸癌。如果你三不五時就喜歡在後院烤肉，那麼乳癌、胰臟癌、前列腺癌找上你的機率也將隨之升高。[35]

人人都曉得前述這一籮筐罹癌風險，然而在面對每天的日常抉擇時，一般人總是把預防原則放一邊去。怎麼會這樣？也許是大家覺得這些都屬於「正常」行為，或者用劑量決定毒性解讀這些行為;於是,我們改用「節制」讓自己避免因為這類活動而得到癌症:譬如少吃肉或份量減半,盡量不吃加工肉品,出門戴帽子、擦防曬,適量飲酒——這些都是將罹癌風險降到最低的合理策略。

但我們還是得面對「化學悖論」這個問題:如果我們擔心合成(非天然)化學物的致癌風險,那麼節制有何用,預防才是王道呀——凡是會致癌的化學物,最好連碰都別碰。關於致癌物風險評估背後的科學脈絡,一切得從二十世紀上半葉說起。

赫爾曼・馬勒是美國遺傳學家,他最著名的事蹟就是發現 X 射線能改變遺傳物質,換句話說就是誘導突變。這項發現可謂來得早不如來得巧——時間正好就在美國參加第二次世界大戰前,而美國後來也在戰時研發並用上原子彈。馬勒是曼哈頓計畫的顧問,[36] 他堅信放射線沒有所謂的「安全」劑量,擔心核武會對人類造成威脅。馬勒因前述發現而獲頒諾貝爾生理醫學獎,並且在獲獎感言中詳述「輻射必定造成基因突變,沒有例外」的看法。馬勒的堅定信念終而催生輻射致癌風險的「線性無閾值」(LNT)概念,後來亦延用於評估化學物致癌風險。[37]

線性無閾值與傳統用於建立參考劑量(RfD)的閾值模式完全不同。參考劑量基本上就等於閾值劑量(最低限度),也就是「低於該劑量應不致發生不良反應」。但線性無閾值即所謂「沒有閾值劑量」:凡接觸必有危險,且生物體受影響的程度與劑量成正比。以輻射致癌模式來說,癌症是基因突變的結果：一分子的化學致癌物即可在某細胞內造成突變，而這個突變的細胞會不斷增殖，形成惡性腫瘤。癌症發展實際上沒那麼簡單。雖然單點或多點突變或可為癌變鋪路，但接下來，細胞的表觀遺傳基因組或其他細胞增殖控制要件也得遭到破壞，才可能發生癌變。[3] 不過，目前實驗室與流行病學研究大多不支持用線性無閾值評估輻射致癌風險。

　　動物實驗顯示，儘管高劑量輻射會致癌，但低劑量輻射反而有助於對抗癌症。[39] 低劑量輻射能活化數道保護機制，包括修復輻射造成的基因損傷；此外，低劑量輻射還能活化免疫系統的幾種組成分子，令其搜出並摧毀逃過修復處置的受損細胞。唯有當這些保護機制承受不住高劑量輻射轟炸，細胞才會比較容易受到輻射致癌作用影響。目前學界對這種「低劑量逆轉現象」已有詳盡描述，定名為「激效反應」。[40]

　　曾經有人針對廣島原爆高輻射劑量倖存者的白血病病例做過流行病學研究，確認患者的劑量－反應效應十分明顯；然而在原爆時曾接觸低劑量輻射的人，他們罹患白血病的比例竟低於未接觸輻射者。[41] 不僅如此，與未接觸輻射的族群相比，承受過低劑量輻射的人平均壽命也比較長。[42]

　　醫學界普遍接受閾值劑量概念，容許在不會引發不良反應的劑量範圍內使用 X 光或其他放射診斷方法。舉凡在牙醫診所拍口腔 X 光片，或使用斷層掃描診斷傷處，基本上都不會增加罹癌風險，故也不需要太過擔憂。在臨床應用方面，低劑量輻射也帶來不少好處，譬如治療感染和創口，減少發炎等等。[43] 科學證據確認輻射致癌符合閾值劑量模式，不支持線性無閾值概念。

雖然以無閾值概念評估輻射致癌不受科學界青睞，環保署仍將這套模式用於評估化學物致癌風險。[44] 若某化學物致癌機制明確，也適用於風險評估，環保署或許會採用閾值劑量，但大多時候仍以無閾值模式為預設評估基準。

按無閾值模式定義，高劑量化學致癌物會引發許多癌症，中等劑量引發的癌症病例數不多不少，低劑量則引發少數癌症，無致癌物存在則不會引發癌症──這個觀點促使美國在《聯邦食品、藥品和化妝品法案》增列《第蘭尼條款》，明文禁止將已知具致癌性的物質用作食物添加劑。[45] 這項條款表面上立意明確，實際執行起來卻困難重重：若要援引該條款，食品必須驗出致癌物，但檢出與否取決於分析方法的靈敏度。就說有顆番茄噴了兩種農藥吧：其中一種屬於弱致癌物，即使濃度極低也能驗出來，另一種卻是很難檢出的強致癌物。按《第蘭尼條款》規定，由於番茄驗出弱致癌農藥，因此該款農藥不得使用，但另一款致癌性強的農藥卻因為驗不出來而准許繼續使用。

「黃樟素」是北美檫樹檫木屬植物分泌的一種化學物。小時候，我和朋友經常會去林子裡找這種樹苗，刨出樹根來嚼，嚐起來有沙士的味道。事實上，早在黃樟素因為《第蘭尼條款》而被禁用以前，沙士都會添加黃樟素，增添風味。其實黑胡椒、肉桂、荳蔻和八角也都含黃樟素，美國食藥局之所以未援引相同條款禁用這些香料，理由是香料所含的黃樟素屬於「天然成分」，非人工添加。換言之，根據《第蘭尼條款》，沙士不能添加黃樟素，因為它會致癌，但是嚼黃樟樹根卻沒關係，因為它是天然的。這種不合邏輯的法規條文為風險評估蒙上一層不確定的陰影。

所以，如果食藥局、環保署等執法機關採取「劑量為零才安全」的模式評估風險，他們該如何決定化學致癌物的「安全劑量」？幾乎不可能。既然不可能，那就抓個百萬分之一吧。

這個頗為隨興的判定方式是這麼定義的：如果某劑量的化學致癌物能在一百萬人中造成一件癌症病例，這個劑量就是致癌物的閾值劑量。[46] 若可疑化學物的致癌病例少於百萬分之一則無須擔憂，若高於百萬分之一則判定不可接受。這個「**百萬分之一風險劑量**」的概念充其量只是種假設。如果按字面意義以實驗動物確立這種模式，少說得用上數百萬隻大鼠小鼠，餵牠們吃致癌物；但毒理學家實際上只會對一定數量的實驗動物投予高劑量化學物，判定化學物是否致癌，然後再用線性無閾值模式推斷出一個低到荒謬，可能讓一百萬隻實驗動物中有一隻罹癌，即癌症發生率為 0.0001% 的超低劑量值。與其說是測量值，這「百萬分之一風險劑量」更像是用外推法得到的推定值，然而這麼微小的值所帶有的不確定性和變異性極可能讓測量在絕大多數的科學環境下變得毫無用武之地。試想「每三個人就有一人會得到癌症」，[47] 這句話代表我們這輩子罹癌的風險是 33.3333%。如果我們這一生接觸某化學致癌物的風險是百萬分之一，頂多也只是把罹癌風險提高到 33.3334% 而已。套句莎士比亞的話來說，這充其量就是「無事生非，庸人自擾」罷了。

以「線性無閾值」評估化學物致癌風險仍有爭議。雖然環保署目前仍維持這種做法，但對於已知其作用機制，且能合理推斷閾值劑量的化學致癌物，環保署也認可並願意採行閾值劑量等其他模式。[48] 那麼，對於非科學家出身，又擔心吃到草莓上的農藥、飲水加氯、防曬乳含苯而因此罹癌的一般大眾來說，這一切該如何應對？

第一步是限制接觸，盡量避開所有可能致癌的物質。譬如買有機草莓，喝瓶裝或過濾水，選用不含苯的防曬產品。這麼做也許矯枉過正，卻是你我都做得到，也能讓自己安心的因應之道。研究顯示，接觸低劑量致癌物對健康造成重大影響的主因竟然不是致癌物本身的作用，而是壓力──也就是覺知自己接觸致癌物而產生的心理作用。[49]

在針對致癌物進行個人風險評估之前，首先要從值得信賴的網站或資料庫取得可疑化學物的「百萬分之一風險劑量」，並以此作為參考劑量，計算風險商數。化學致癌物的百萬分之一風險劑量常以「特定風險劑量」（RSD）稱之，不過特定風險劑量偶爾也會以「十萬分之一」或「萬分之一」的致癌風險來估算。各位在計算風險商數時也應考慮使用這類替代劑量，從更實際的角度評估風險。切記：特定風險劑量乃是以終生（七十五年）接觸量計算出來的數字，因此若要計算致癌物的短期接觸風險，採用較高的特定風險劑量（如萬分之一）應是比較合理的選擇。

正式公布的化學致癌物風險資料一般都會註明評估非癌症效應的「參考劑量」或「最小風險濃度」，以及評估癌症效應的「特定風險劑量」。前者的劑量值一定比後者高，不過，這並非代表化學物的致癌威脅必定高於對內臟的傷害（譬如肝毒性、腎毒性），充其量只是以不同模式計算得到的不同結果罷了。前段述及的輻射致癌研究也曾提到：依線性無閾值原則算出在一百萬人中導致一件癌症病例的化學致癌物劑量，實際上根本不會引發癌症，甚至反過來能對抗癌症。採用線性無閾值模式評估致癌風險究竟恰不恰當，咱們就留給專家去傷腦筋吧；至少就這些令普羅大眾異常恐懼的化學物而言，線性無閾值好歹能提供超乎想像的安全範圍吧。

第六章
易感族群

　　「化學物風險」是危險和接觸的綜合結果。然而危險和接觸會隨著年齡、性別、行為及個體基因組成不同而有所不同。美國環保署（EPA）等政府單位所做的「群體風險評估」竭力涵蓋前述各項差異，力求在接觸與影響兩方面都能保護群體中最敏感、易受傷害的「易感族群」。由於易感族群的資訊大多不夠充足，相關單位轉而利用不確定係數等條件來確保這個次群能獲得保障；然而在進行個人風險評估時，個體年齡、性別和種族皆屬已知條件，使得整個評估過程更具針對性、目標更明確。請各位務必辨明：「群體風險評估」要保護的對象是每一個人，而「個人風險評估」則保護個人，因此個人風險評估結果不一定能套用至其他個體、族群或次群，因為每個人都有其獨特的敏感程度與接觸史，不見得能一體適用，代表其他個人或群體。

胎兒

大家都知道，懷孕時期必須格外小心、謹慎接觸化學物，因為要承擔不良後果潛在風險的人不一定是孕婦，而是腹中胎兒。若懷孕期間的某些行為導致胎兒不正常發育，做媽媽的勢必愧疚終生。研究指出，多數人接觸到的化學物及其劑量若表現在孕婦（接觸者）及胎兒（不良反應）身上，確實存在明顯的因果關係。舉例來說，我們都知道孕婦吸菸會提高早產、嬰兒出生體重過輕、嬰兒猝死以及唇裂、顎裂的風險。[1] 母親在懷孕期間若經常過量飲酒，生下的孩子未來即可能出現學習障礙、過動、語言發育遲緩、聽覺或視覺障礙以及各型態的器官損傷，這些狀況統稱為「胎兒酒精症候群」。[2]

美國人濫用鴉片類藥物幾乎已達到流行病的程度，但它也是合法的止痛藥。不論用途合不合法，懷孕期間使用這類藥物會提高嬰兒出現「新生兒戒斷症」的風險：[3] 除了嘔吐、下痢、抽搐等常見的藥物戒斷症狀，還可能造成腦部脊髓缺陷或其他嚴重病症。

「咖啡是否危害健康」的風險研究則是點出發育中胎兒具有特殊易感性的最佳例證。雖然喝咖啡能降低糖尿病、部分癌症、肝病、帕金森氏症等多種病症的罹病風險，[4] 然而孕婦若於懷孕期間中度或重度飲用咖啡，則可能提高流產風險。[5] 我們都明白劑量決定毒性，但如果是「懷孕期間喝咖啡」這種情況，採取預防原則、徹底避免接觸仍是比較保險的做法。

　　若孕婦有可能，且一定程度地接觸某種化學物（譬如藥物、食品添加劑等），研究人員會透過動物實驗評估接觸該化學物對胎兒造成直接毒性的潛在風險，重點在於孕婦接觸化學物是否會導致胎兒死亡、畸形，或其他新生兒病理生理問題。如果某化學物的胎兒致毒劑量低於孕婦致毒劑量，那麼這種化學物應該不會製成商品販售；假使它當真上市了，也一定會標示警語，避免孕婦使用。任何化學物一旦被視為安全且上市販售，針對所有族群進行回歸研究也有助於確保正常使用方式不會對胎兒造成危險。

　　發育中的胎兒對不同的化學物可能具有不同的敏感度。懷孕第一週的胎兒（這個階段稱「胚胎」）對母體接觸到的化學物毒性較不敏感，[6] 然若接觸濃度過高，化學物依然可能使胚胎中毒，造成胚胎死亡。[7] 導致這種效應的致毒劑量通常也會危害母體。

　　懷孕第二至第八週是胎兒器官發育期，也是胚胎最容易受影響、最有可能出現發育異常的時期，造成先天缺陷。[8] 這個階段一般稱為「化學暴露關鍵期」，理由是這時期的胚胎有太多可作為毒性攻擊的目標，導致流產或胎兒發育障礙。

　　從第八週到分娩這段期間，胎兒對抗化學毒害的能力愈來愈強，[9] 唯一的例外是腦。大腦對這時期接觸到的化學物毒性特別敏感，故酒精不僅會影響發育關鍵期的胎兒，也會在懷孕後期干擾大腦發育，造成不良影響。[10]

「多氯聯苯」（PCBs）性質穩定、耐熱又不導電，在一九七〇年代以前應用層面甚廣，堪稱工業傳奇。但這種化合物不易分解，會長期存在環境中並累積於生物體內，造成危害，因而遭到禁用。多氯聯苯可穿過胎盤，在不影響母體的情況下毒害胎兒。[11] 它們漸漸變得無所不在，不僅存在時間長，還會大量蓄積於某些魚種體內，譬如密西根湖魚群；[12] 當時於懷孕期間經常食用密西根湖魚的婦女，生下的孩子不少都有「出生體重過輕」的問題，[13] 即使到了四歲依舊比其他同齡兒童小一號。他們在七個月大時所做的認知測驗得分低於正常值，七歲的言語測驗和記憶力測驗得分也偏低。顯然，多氯聯苯對胎兒的危害主要發生在化學暴露關鍵期之後，嚴重阻礙體格及大腦發育。

嬰幼兒

懷孕期間，容易越過胎盤的化學物在母體血中的濃度差不多等於同化學物在胎兒體內的濃度，[14] 母親的肝臟也會移除通過胎兒血行的化學物。然而在出生那一刻，母體切斷對新生兒的血液供應，新生兒肝臟從此必須負起移除血中化學物的責任；只是嬰兒此時的肝功能尚不完整，無法有效率地解毒並將多數化學物排出體外，大概要到六個月大以後才可能發揮完整功能，清除廢物。因為如此，在寶寶超過六月齡以前，若是出生前即已進入體內，或經母乳攝取的化學物通常會在他們體內停留比較長的時間。[15]

　　母乳是新生兒重要的營養來源，母親提供的抗體亦經此而來，不僅能保護新生兒對抗多種疾病，還能降低童年肥胖機率。母乳能降低早產併發症風險，對早產兒來說至為重要；儘管如此，母乳也有可能成為輸送媒介，將母體的化學物傳給新生兒。

　　母乳有 3% 是脂質，[16] 因此如 DDT、多氯聯苯、戴奧辛等不易分解、能長期存於環境的脂溶性有機化學遺毒也會經母乳從母體傳給新生兒；好在有《斯德哥爾摩公約》等國際法律規範，母乳愈來愈少出現這些化學物了。[17]

　　除了前面提到的化學遺毒，母乳也常含有母親於哺乳期間正在使用的化學物，譬如塑化劑鄰苯二甲酸酯（PAEs）和雙酚 A，還有殺蟲劑陶斯松和百滅寧，這些都是母乳常見的化學汙染物。[18] PAEs 能賦予塑膠可塑性，因此地板、壁板、地毯、包材、管材等各種乙烯塑膠產品或甚至某些化妝品、護膚產品都能見著它的蹤跡。動物研究顯示，有些 PAEs 會干擾雄性生殖系統發育及其功能，[19] 而人類的流行病學研究則顯示接觸 PAEs 可能影響精子品質與數量。[20] 前述研究指出，母親接觸 PAEs 和新生男寶寶肛門、生殖器間距縮短也呈現某種關聯性，這點頗值得玩味。[21] 女寶寶的肛門、生殖器間距普遍小於男寶寶，因此接觸 PAEs 所引發的這項明顯變化顯示胎兒「男性特質」受損。有些族群經母乳攝取到的 PAEs 甚至還超過主管機關訂定的每日容許上限。[22]

　　雙酚 A（BPA）主要用於製造聚碳酸酯和環氧樹脂。某些食物或飲品的包裝、光碟片、罐頭內塗層或收銀機常用的感熱紙也都含有這種化學物。毒理學家對雙酚 A 所做的檢驗審查可謂鋪天蓋地、絕無僅有，它對不同年齡層齧齒動物造成的影響也被鉅細靡遺記錄下來：新生小鼠接觸雙酚 A 會出現環境適應不良的行為，牠們焦躁、對周遭環境的記憶力下降，[23] 不少相關症狀還會延續至成年期。一般認為雙酚 A 會影響腦部發育，因而導致前述症狀；然而這類試驗也跟其他許多毒理研究得到的悖論一樣，基本上都是使用遠大於人類嬰兒可能接觸的劑量所做出來的。儘管這些實驗顯示雙酚 A 有潛在危險，我們卻無法透過這些實驗得知雙酚 A 對人類嬰兒的潛在風險：由於母乳所含的雙酚 A 濃度很低，嬰幼兒體內也有大量可代謝雙酚 A 的生物酶，因此嬰幼兒經飲食接觸雙酚 A 的實際風險被判定為可以忽略。[24] 話說回來，為了把嬰幼兒接觸雙酚 A 的風險降到最低，有關當局最終仍禁止奶嘴、吸管杯、嬰兒奶瓶等嬰兒用品使用雙酚 A。

「陶斯松」主要用於控制作物蟲害，這種殺蟲劑成分也是另一個令人憂心的化學汙染源。一般人可能經由食物表面殘留、汙染水或噴灑的懸浮微粒接觸到這種化學物，若接觸濃度夠高也可能影響胎兒腦部發育。[25] 因為如此，美國環保署於二○二一年頒令禁用陶斯松。[26]

人類接觸殺蟲劑「百滅寧」的途徑就更多了。百滅寧一般用於控制家庭和農作物蟲害，成衣製造商也會用百滅寧浸泡戶外用衣料，增加防蚊功效；不僅寵物的防蚤除壁蝨產品有此成分，人類的除蝨除癬藥膏亦然。懷孕母鼠若接觸高劑量百滅寧，腹中小鼠的大腦發育將明顯受到影響；[27] 幸好人類胎兒或新生兒至今還未發現類似的不良效應。[28]

　　沖泡奶粉要用水，惟水體化學物或許要比母乳所含的化學物更令人擔憂。威斯康辛郊區有過這麼一個案例：[29] 一名三週大的女嬰送醫急診，女嬰父母表示，女嬰在就醫前一天就有些煩躁不對勁，後來她呼吸困難、膚色變紫，兩人連忙帶她就醫求診。女嬰到院時體溫僅三十二度，即使立刻供應純氧，她的血氧濃度依然偏低，血檢顯示女嬰的變性血紅素值高達 91.2%。在正常情況下，血紅素能將血中的氧氣運送至體內各細胞；如果血紅素與硝酸鹽結合，形成「變性血紅素」，它就沒辦法釋出攜帶的氧。這也就是說，女嬰體內超過九成的血紅素失去將氧氣傳送至細胞的功能，若不及時治療，恐有喪命之虞。幸好醫師及時診斷出她的變性血紅素血症，女嬰對治療的反應也很好，順利救回一命。

　　但女嬰體內怎麼會有硝酸鹽？她和爸媽及祖父母住在家族經營的牧場，家人會用瓶裝水泡牛乳蛋白餵她喝，一直以來都沒什麼問題；後來瓶裝水用完了，女嬰爸媽就拿場區的井水沖泡，沒幾天孩子就生病了。分析結果顯示，牧場井水的硝酸鹽濃度直逼容許上限的兩倍，調查報告亦指出這口井已遭牧場地下水流、化糞池汙水和農場肥料所汙染。

　　雖然嬰兒對某些化學物特別敏感——硝酸鹽為其中之一，但他們獨特的生理機制也能保護自身對抗這類化學物危害。前面提過，脂溶性化學物可溶於乳脂，經母乳轉移至嬰兒體內；一進入消化道，膽囊便釋出膽汁（膽酸），分解脂質。這段消化過程讓嬰兒能吸收乳脂，就連跟脂質有關的化學物也一併接收；膽汁製造、分泌的量愈多，脂溶性化學物的吸收效果就愈好。[30] 新生兒製造的膽酸不多，但會隨著生長發育而逐漸增加。因為如此，新生兒或多或少能抵抗脂溶性化學物危害。此外，胰臟分泌的酵素也有助於分解消化道裡的食物。食物一經分解即可能釋放某些化學物，被身體吸收；這些胰泌素也跟膽酸一樣，剛出生時分泌量不大，但是會在出生一年內逐漸增加。最後，新生兒還有「消化道表面積」這道內建保護機制：剛出生時，嬰兒的腸道吸收面積不大，但會在成年前逐漸增加；因此嬰兒的消化道沒有太多面積吸收化學物，進入體內的量自然也不會太高。[31]

　　嬰幼兒特別喜歡透過感官探索世界。先說成年人。你我遇見新事物時一般會怎麼做？我們大多會選擇觀察，但小朋友不同，他們多半直接動手抓、放進嘴裡，似乎只在乎「味道好不好」。對於正在長牙的幼童，咬東西或能得到些許慰藉；還有些小小朋友喜歡吃一些跟營養無關的東西，稱為「異嗜癖」，這種行為可能持續至兒童期。有鑑於此，嬰幼兒、兒童會接觸到許許多多成年人不會碰到的化學物，且大多經口攝入；還不會走路的小娃兒經常手腳併用在地上爬，因此地面堆積的化學物就透過他們手手進入嘴巴。

　　曾有人針對部分北卡幼童調查「經口攝入三氯沙」的情形。[32]「三氯沙」是一種抗菌劑，廣泛用於肥皂、濕巾及多種家用產品。該研究以三到六歲幼童為對象：研究人員先收集幼童家中地面灰塵、仔細擦拭幼童雙手並採樣，同時取得尿液樣本分析檢驗三氯沙；此外，研究人員也讓這些幼童戴上腕帶，七天後再取下檢驗三氯沙。結果 99% 的幼童家中灰塵都驗出三氯沙，多數幼童的雙手和腕帶也有（分別是 85% 和 99%）；尿液檢體有 76% 為陽性，顯示環境中的三氯沙也會進入幼童體內。除了家中灰塵，幼童接觸到的三氯沙有可能，或甚至極可能來自洗手乳、香皂等其他家用產品，但地面灰塵肯定是這種化學物的潛在接觸源之一。

　　小孩子和成年人處理攝入化學物的生理過程亦稍有不同，導致他們更有可能受到化學物毒性影響。一對年輕夫妻才慶祝完兒子的兩歲生日，他卻在同一天就出現行為退縮、氣色不佳和發燒等症狀。[33] 翌日，孩子病況惡化，這對夫妻連忙帶他就醫。急診醫師初步診斷與後續化驗確診皆為細菌性腦膜炎，於是男孩吊點滴、打抗生素（氯黴素），隔天燒就退了，反應清醒也能咿呀說話。看來抗生素奏效了。

　　但當天稍晚，小男孩吐了膽汁，醫師也注意到他輕微腹脹──兩者皆指向肝損傷。男孩病況再度惡化。治療開始後的第六十八小時，他的腹部嚴重脹大，呼吸困難，膚色灰白；第七十一小時，心肺停止警報響起。

　　氯黴素是一種廣效抗生素，常用於治療結膜炎、腦膜炎、霍亂和傷寒；但有些時候，使用氯黴素的嬰幼兒，或嬰兒母親在哺乳期間曾使用氯黴素者會出現「灰嬰症候群」。幸好小男孩主治醫師的同事看出症狀，指明是氯黴素中毒，立刻停止用藥。小男孩繼續在醫院待了三個禮拜，然後順利康復也出院了。[34]

氯黴素會在肝臟先與葡萄糖醛酸結合再排出體外。負責促成兩者結合的酵素是一種化學代謝酶，在嬰幼兒體內的表現活性較低，之後會隨著年齡增長而逐漸提高。[35] 由於代謝酶活性偏低，氯黴素會蓄積在孩童體內，其中又以靜脈注射連續用藥者最為嚴重；要不了多久，肝臟的氯黴素就會累積至中毒劑量了。

再說乙醯氨酚（泰利諾或撲熱息痛）。自從這種非處方鎮痛解熱劑開始流行以來，每年因服藥過量致死的成年病例亦明顯上升；當藥商著手調配適合兒童使用的乙醯氨酚配方時，醫界認為嬰幼兒也會出現用藥過量致死病例增加的情形，結果卻沒有半件死亡報告。[36] 為什麼乙醯氨酚毒性在兒童身上起不了作用？

乙醯氨酚也在肝臟代謝，同樣也是跟葡萄糖醛酸或硫酸鹽結合再排出體外。[37] 這兩種分子能將乙醯氨酚不活化，使之容易排除，但少部分乙醯氨酚會被「細胞色素 P450」這種酵素轉成有毒代謝物。這事聽來危險，實際卻不然，因為肝臟一做出有毒代謝物就會立刻被「穀胱甘肽」盯上：穀胱甘肽的功能跟葡萄糖醛酸、硫酸鹽差不多，都能將化學物不活化，加以排除。成年人過量服用乙醯氨酚會導致肝臟製造過多、超過穀胱甘肽負荷的有毒代謝物，使得肝臟被這些有毒代謝物所傷。但幼兒不同：硫酸鹽結合路徑提高他們對乙醯氨酚的代謝能力，所以不會留下太多乙醯氨酚被轉成有毒代謝物；此外，幼兒製造 P450 的能力亦不夠完備，故無法做出足量的有毒代謝物。綜合前述幾項因素，其結果就是孩童對乙醯氨酚毒性的耐受性比成年人更高。

　　自己沒有科學背景，又擔心孩子接觸到有害化學物，甚至還得評估他們在不同人生階段的接觸風險，為人父母實在困難。以下這些資訊應可幫助您為家中孩童設計適合他們的風險評估方式。若您不知道待評估化學物會對孩子造成何種危害，比較合理的替代方法是採用「不確定係數梯度」計算風險：如果對象是胎兒，不確定係數以「十」計算，三歲以下的幼童定為「五」，再大一點的兒童取「二」。或者您也可以不考慮年齡，直接採用最保守的係數「十」計算風險商數；這樣得到的結果雖有可能過於保守，但安全總比後悔好。

跨代隱憂

　　大家國高中都上過生物課，對遺傳學大致有個基本了解：母親的卵子貢獻一套基因，打包在染色體上，而父親的精子亦如出一轍，兩人孩子的基因組合就是這麼來的。但現在我們知道事情沒這麼簡單：你我是基因加上**表觀遺傳**──控制基因開啟或關閉──的產物。最重要的是，即使細胞分裂，這種調整基因功能的設定亦維持不變；也就是說，表觀遺傳會隨著細胞系代代相傳，卵子或精子的表觀遺傳設定也會透過基因藍圖傳給子代。在一般情況下，表觀遺傳調控設定能確保該表現的基因正常表現，不該表現的基因安靜不動。

　　拉馬克在十九世紀提出的學說即已納入「卵子受精、胎兒發育時，母體所處的環境會影響胎兒的型態結構與生理」此概念，只不過，晚了五十年出現的達爾文推翻拉馬克學說，沒多久又被孟德爾補刀排除。但是從二十一世紀學界對遺傳的理解來看，拉馬克、達爾文、孟德爾的論點或可兼容並蓄。

　　荷爾蒙是調控表觀遺傳最重要的物質，可協助確保基因雌性（女）和基因雄性（男）正常生長發育，不受不同性別的親代基因影響。動物模式顯示，親代若接觸到作用方式近似荷爾蒙的化學物，即可能干擾子代的表觀遺傳調控。舉例來說，第二章提過，醫師開給孕婦服用的「己烯雌酚」作用與雌激素相似，動物研究則證實，己烯雌酚造成的某些效應會破壞代代相傳的表觀遺傳調控設定：懷孕母鼠若施予己烯雌酚，將導致接連兩代的雌性子代惡性生殖道腫瘤機率大增。[38] 這項觀察與人類「懷孕期間若服用己烯雌酚，產下的女嬰未來較容易罹患生殖道癌症」此一現象頗為吻合。[39] 自己接觸過的化學物可能影響女兒身體健康，光是這一點就夠嚇人了。但化學遺毒可不想就此打住。孕婦若曾經服用己烯雌酚，她的孫女經期紊亂和懷孕早產的風險也會比一般人高。[40]

　　當年服用己烯雌酚的婦女是每天接觸高劑量。但如果是同時接觸多種生活常見化學物呢？這類物質以及我們吸收的微小劑量是否可能改變下一代的表觀遺傳設定？研究人員利用大鼠解答了部分問題：他們讓大鼠接觸農藥、塑化劑、石化產品等多種化學物，然後評估其後三代——即子代、孫代、曾孫代成年後的健康狀況，[41]結果令人擔憂。

就拿「甲氧DDT」來說吧。這種殺蟲劑過去曾用於防範人與家畜的叮咬型蚊蟲與作物害蟲。歐盟與美國先後於二〇〇二、二〇〇三年禁用甲氧DDT，理由是它具有生物累積性，危害健康。科學家讓懷孕大鼠接觸甲氧DDT，評估其後三代出現「成年發病型疾病」的情形，終而確認這種化學物會影響好幾代的表觀遺傳設定：[42]第一子代與第二子代的腎臟病、卵巢疾病和肥胖發生率都上升了；此外，與未接觸過甲氧DDT的大鼠後代相比，這兩代大鼠的表觀遺傳設定都出現分子層級的變化。

從表面上來看，這項結果代表甲氧DDT是一種「發育毒素」，有跨代影響的能力。這或許會讓各位以為：你之所以瘦不下來或不容易受孕，都是因為外婆懷你媽的時候在家裡噴甲氧DDT殺小強所造成的。可是，動物試驗用的懷孕大鼠每天都得接觸每公斤200毫克的劑量，一連七天，差不多相當於外婆每天喝兩匙甲氧DDT的量；除非外婆誤把甲氧DDT當成咳嗽糖漿，否則這根本就是偏離實際的試驗劑量。事實上，研究人員得給到每天每公斤500毫克劑量，才會導致大鼠食慾廢絕，兔子直接掛點。[43]給予動物各式各樣，且彼此不相關的化學物的確會改變子代表觀遺傳設定，但試驗結果顯示，某些共同效應——譬如用藥導致動物緊迫——才是影響表觀遺傳的真正原因。研究發現，若給予小鼠壓力荷爾蒙「腎上腺皮質素」會改變表觀遺傳設定，這項結果同樣支持前述推論。[44] 此外，非化學壓力源也會引發表觀遺傳跨代效應。[45]

承受巨大壓力的動物會出現一大堆「創傷後壓力症候群」（PTSD）症狀，但目前已知這種衝擊也會反應在子代身上。[46] 醫學報告指出：若孩童的父母若經歷過猶太大屠殺、戰爭或甚至是九一一紐約世貿大樓倒塌等心理創傷，研究人員通常會在孩童身上觀察到跨代效應：[47] 他們的壓力荷爾蒙（皮質素）分泌同樣受到抑制，故在成年後也會表現創傷後壓力症候群的症狀。[48] 懷孕期間，壓力荷爾蒙濃度過高雖然容易引發流產，[49] 但極度創傷或許也會誘發母體求存機制，改變表觀遺傳設定並抑制胎兒的壓力荷爾蒙；只是這種因母體承受創傷而導致胎兒壓力荷爾蒙分泌持續偏低的現象，可能會在胎兒長大後造成不易察覺的負面影響。目前已知，體內皮質素濃度持續偏低會造成嚴重倦怠、腸胃問題、對壓力過度敏感及免疫功能下降。說不定，許多研究「接觸高劑量化學物是否造成跨代影響」最後歸納總結的影響並非肇因於化學毒性，而是壓力。

在「非化學壓力源跨代效應研究」領域中，研究得最透徹的大概就是「填飽肚子」的影響了。[50] 有份研究十九世紀瑞典北部作物收成的詳盡記錄顯示，親代糧食充裕程度可能和子代健康狀況或疾病存在某種關聯。舉例來說，假如祖父輩在青少年時期吃得很好，那麼孫子成年後罹患糖尿病的風險會比較高；如果祖母在成長期間經歷過飢荒，同樣也會提高孫女罹患糖尿病的風險。這項觀察支持「飲食跨代效應」

的推論，而這種效應帶來的演化生存優勢，程度難以想像。

　　而化學物跨代效應的研究目前以嬰幼兒時期為主，希望將來能擴及日常，研究我們每天接觸的化學物濃度是否也會造成類似效應。不過就目前來看，跨代毒性似乎屬於「高劑量現象」，你我經食水空氣接觸到的低劑量化學物應該不會產生跨代效應，故毋須太過擔憂；話說回來，我們主動接觸的一般藥品、非法藥物或毒品、膳食補充品等可能就不在此限了，因為這類化學物的攝取劑量經常高到足以引發生物反應。

族裔危害差異

　　不同族裔的生物感受性不完全相同，因此也會左右化學物危害風險。「遺傳」是族裔風險差異最主要的決定因子：化學物的吸收、分布、代謝（變成毒性更強或較弱的物質）、經肝腎排泄等過程皆由蛋白質調控，而控制蛋白質行為的正是基因。蛋白質也常是毒性化學物鎖定的目標，載錄蛋白質密碼的同樣也是基因。

　　每段基因的結構並非一成不變或不可改變。相反的，基因結構會以緩慢但相對穩定的頻率出現變化，也就是「突變」。突變持續發生即成演化，而各族裔之間的微妙差異就是演化造成的：如果控制某個蛋白質的基因改變了，而這個蛋白質碰巧跟某化學物的代謝或毒性有關，那麼個體對於該化學物的感受性必定也會隨之改變。這些改變過的基因可能經由反覆通婚而在某族裔、某地區,或某個宗教族群內擴散開來,最後使得這個族群對該化學物的感受性比其他族群更低或更高。我們日常接觸的化學物是否存在族裔敏感性差異,雖然學界對這方面知之甚少,但差異肯定存在,理由是這些基因與蛋白質也跟藥物及尼古丁、酒精等常見化學物的吸收代謝有關,而學界對這方面的族裔差異研究倒是做得相當徹底。

尼古丁

在美國,非裔人士清除香菸成癮物質「尼古丁」的速度明顯比歐裔白人慢。[51] 尼古丁會在肝臟與葡萄糖醛酸結合 —— 即名為「葡萄醛醛酸化」的酵素催化反應 —— 加速排出體外。歐裔白人普遍是「尼古丁-葡萄糖醛酸結合快手」,非裔人士則是快、慢都有,而他們將尼古丁轉成代謝物「可丁寧」的速度也比較慢。一般來說,若吸菸支數相同,非裔人士體內殘留的尼古丁量多半高於歐裔白人。由於「葡萄醛醛酸化」能排除化學物種類繁多,所以不只尼古丁,有些非裔人士會因為這種酵素催化反應的速度較慢而導致體內日常化學物滯留量變高,如塑膠成分、農藥、藥物、化妝品、護膚產品等,提高致毒的可能性。

乙醯胺酚

前面討論化學物對嬰幼兒毒害時曾提過,乙醯胺酚主要與葡萄糖醛酸或硫酸鹽結合,藉此排出體外,但有一小部分會活化變成有毒代謝物，必須和另一種小分子「穀胱甘肽」結合才能清除。有份一九八六年發表的報告以蘇格蘭白人和迦納、肯亞黑人為研究對象，比較雙方的乙醯胺酚排除能力。[52] 這兩個族裔在「硫酸鹽結合路徑」方面差異不大，但蘇格蘭白人利用「穀胱甘肽結合路徑」清除乙醯胺酚的能力竟是非裔黑人的兩倍；此外，非裔黑人在清除乙醯胺酚時，也比蘇格蘭白人更倚重「葡萄糖醛酸結合路徑」。上述觀察顯示，蘇格蘭白人將乙醯胺酚轉成有毒代謝物、結合穀胱甘肽並加以排除的比重高於非裔黑人。這項差異也意味著歐裔白人更容易因為乙醯胺酚過量而中毒，因為他們體內會產生較多的乙醯胺酚有毒代謝物。事實上，經由葡萄糖醛酸結合路徑清除乙醯胺酚量愈多，發生乙醯胺酚過量意外致死的機率就愈低，兩者有其關聯性。[53] 非裔黑人清除乙醯胺酚的葡萄醣醛酸化活性優於歐裔白人，清除尼古丁時卻恰恰相反，這項差異可能跟乙醯胺酚的多路徑代謝途徑有關。另外，由於歐裔白人的「乙醯胺酚－穀胱甘肽」結合力較佳，說不定不會有太多乙醯胺酚剩下來，走上葡萄糖醛酸結合路徑。

族裔接觸差異

　　少數族裔接觸到環境化學汙染物的風險通常比較高。因為如此，他們因為接觸化學物而影響健康的風險也比常人高。舉例來說，非裔與西裔女性懷孕早產，或新生兒體重偏低的情形跟她們接觸愈來愈多發電廠排放的懸浮微粒有關。[54]

　　你我體內的化學物滯留程度也存在族裔差異。[55] 一般來說，美國非裔與西裔女性體內的農藥、對羥基苯甲酸酯、鄰苯二甲酸單乙酯（MEP）和汞、砷等等物質的濃度皆高於其他族裔。

　　這些婦女體內留有較高濃度農藥的事實，或許能反映其潛在接觸源：落腳城市的非裔與西裔居民可能大多住在老舊的多棟式複合公寓，必須頻繁使用化學藥劑控制蟲害；若居鄉村，則多半住在田地或農場附近，或本身就是農場工人。在農場或田裡工作原本就會直接接觸農藥，也會沾染農藥帶回家。

　　「對羥基苯甲酸酯」是化妝品及保養品的常用防腐劑，這種物質毒性低，惟劑量過高時的作用近似雌激素。另一種也常用於香水、化妝品的成分「鄰苯二甲酸二乙酯」（DEP）進入動物體後會變成前面提到的鄰苯二甲酸單乙酯；研究顯示，成年公鼠若長期接觸鄰苯二甲酸二乙酯會損害睪丸發育。[56] 這兩種化學物在非裔與西裔女性體內的濃度異常偏高，或許也反映了她們和白人女性的化妝品使用習慣有所差異。[57]

　　環境中的汞、砷汙染主要來自燃燒化石燃料。非裔與西裔女性體內的汞、砷濃度偏高，或許跟她們大多住在車流量大，或鄰近火力發電廠，或需要燃燒化石燃料的工業區有關。根據加州衛生部門針對白人與非白人兒童所做的一項研究顯示，後者住在交通流量較大區域的人口數是前者的三倍。[58] 從全國來看，美國黑人接觸發電廠排放物的比例較

高，故也是所有人種、族裔中接觸這類化學物致死風險最高
的一群。[59]

　　若要將族裔差異融入個人風險評估，實行起來並不容
易，因為評估者必須曉得各種化學物的代謝過程，才有可能
預測各族裔的敏感度。「葡萄醣醛酸化」——即與葡萄醣醛
酸結合——是肝臟清除化學物最重要的途徑，[60] 在考量風險
的族裔變異性時，不同族裔的葡萄醣醛酸化差異即可視為納
入不確定係數的合理依據。目前各主管機關在評估各族群接
觸化學物的敏感差異時，大多將不確定係數定為三或五。[61]
雖然這兩個數值亦可合理用於個人風險評估，但個人風險評
估其實不需要考慮族裔接觸差異：因為不論是哪個族裔或族
群，單一個體的接觸行為幾乎都含括在群體內，屬於整體評
估的一部分。

第七章

累積風險評估：
農產品化學物

　　蔬果農藥殘留不僅是有保健意識的消費者最擔心的問題之一，也是促成有機栽植蓬勃發展的主要原因。美國農業部（USDA）為了確保糧食供應安全無虞，每年都會公布食品農藥殘留抽查結果，本章引用的數據即來自二〇一六年度的蔬果採樣報告。[1]農業部分析的農產品總樣本數超過一萬件，檢驗的農藥項目約四百五十種。粗淺來說，農藥殘留檢出率達到 78%，這點令人擔憂；但好消息是僅有 0.5% 的樣本超過美國環保署（EPA）訂定的殘留容許量。換言之，根據農藥殘留檢驗結果，99.5% 的農產品可視為安全的。

　　絕大多數的農藥必須高到一定的接觸濃度才對人體有害。如果只是蘋果或草莓上有農藥殘留，這並不代表你會把毒藥以水果為媒介，藏進孩子的午餐盒裡。劑量決定毒性。農業部的報告能幫助我們辨識風險所在、掌握風險規模。

在美國農業部二〇一六年度的檢驗報告中，總計有八種蔬果——每種至少一份樣本——驗出的農藥殘留量超過環保署標準。這八種農產品分別是地瓜、菠菜、草莓、葡萄、四季豆／青豆、小黃瓜、櫻桃和番茄。

地瓜

地瓜是此次農藥殘留調查中最惡名昭彰的品項。在五百三十二份抽驗樣本中，有四份（低於 1%）驗出「聯苯菊酯」，這四份之中又有兩份超過環保署規定的殘留容許量。聯苯菊酯屬於除蟲菊酯殺蟲劑，主要用來控制會破壞農作物的甲蟲和象鼻蟲。此外，有一份樣本（低於 0.1%）驗出另一種除蟲菊酯殺蟲劑「第滅寧」和殺真菌劑「賽座滅」，兩者都超過環保署容許上限。驗出「戊烯基丁醇」的地瓜樣本計有五十三份（佔總檢驗數的 10%），其中一件殘留量超標。戊烯基丁醇並非殺蟲劑，而是殺蟲產品「協力劑」（參見第五章），主要用來提高除蟲菊酯殺蟲劑的殺蟲效價。

以本次調查來說，最倒楣的莫過於吃到有一種或多種農藥殘留超標的消費者；但從結果來看，在這五百三十二份樣本中，符合這種狀況的比例不到 1%。因此我們可以合理推論，貨架上的地瓜超過九成九未超過環保署規定的農藥殘留容許上限，也就是吃到農藥汙染程度達「不可接受」的地瓜的風險實在非常非常低。儘管如此，流水沖洗三十秒再烹煮食用仍是比較謹慎且可降低風險的做法。

菠菜

　　菠菜對健康有諸多好處。它富含維生素 K 與維生素 A 前驅物 β 胡蘿蔔素，也是抗氧化物（可抗癌）和鉀的重要來源。農業部曾分析七百零七份菠菜樣本，結果顯示其中十六份驗出除蟲菊酯殺蟲劑（聯苯菊酯、賽洛寧或第滅寧），且濃度皆超過環保署容許上限。

　　雖然除蟲菊酯在人體內能迅速分解，但這種殺蟲劑使用得相當普遍，接觸源既多且廣。除了農作物，一般家庭和庭園殺蟲劑（如「雷達」）、寵物除蚤產品、滅蚊噴霧劑（如「黑旗」）或甚至市售驅蚊衣料（如「防蟲衣」）都含有除蟲菊酯。由於所有除蟲菊酯產品的致毒機制皆相同，若於體內結合即可能引發劑量加成效應。[2] 我們在第五章提過，即使各化學物本身的劑量未達致毒濃度，仍可能因為加成效應而產生毒性。為求謹慎，請讀者務必注意除蟲菊酯的所有可能接觸源；若發現接觸層面太廣，請設法降低使用或接觸機率。

　　菠菜被病菌汙染的危害遠比殺蟲劑殘留更嚴重。過去曾有菠菜遭大腸桿菌、李斯特菌汙染而回收的案例，[3] 這類汙染可能致病，甚至致死。葉菜類可能因為表面積大，容易蓄積病菌，故成為所有蔬果作物中最容易沾染有害病菌的農產品。有機栽植的菠菜亦無法倖免，主要病菌來源為有機肥或堆肥，[4] 取自牧場逕流的灌溉用水也可能成為潛在汙染源。[5] 此外，賣場包裝冷藏的菠菜若未妥善密封，同樣也會成為細菌繁殖的溫床。請容我再次提醒：若要避免拉肚子或其他更糟糕的後果，最好的辦法就是以大量流水反覆沖洗蔬菜。

葡萄和草莓

在檢出最多超量農藥種類的排行名單上，葡萄和草莓活脫脫是一對連體嬰。這兩種水果都驗出過量的「亞滅培」與「邁克尼」，其中半數的草莓樣本和七成的葡萄樣本都超過環保署容許限值。環境工作組織（EWG）按農業部調查結果將草莓列為農藥汙染排名第一的農產品，在五百三十份採樣中驗出多達二十二種農藥殘留；幸好其中 99.5% 的殘留值都在安全範圍內，剩下 0.5% 也未超過環保署容許限值的兩倍，還不到必須動用不確定係數計算安全上限的程度。[6] 切記：汙染濃度低於環保署容許限值即可視為「安全」。若納入不確定係數計算，則計算值超過容許上限不一定代表殘留量達到有害程度。

亞滅培屬於類尼古丁殺蟲劑，常用於控制草莓、葡萄及其他多種蔬果的刺吸式害蟲。類尼古丁和除蟲菊酯一樣，都是具有殺蟲效果的植物天然衍生物，惟其特別之處在於它能被植物吸收、均勻分布於植物體內，故其作用時機不必然限於害蟲停在植物上並接觸農藥的當下，或其後短時間內，刺吸式害蟲也可能透過吸吮帶毒汁液而攝入致命劑量。正因為如此，流水沖洗無法有效清除這類農藥。所幸根據農業部檢驗結果顯示，吃一小片草莓奶油蛋糕或一串葡萄所攝入的亞滅培最高劑量，仍遠遠不及抽一口菸吸入的尼古丁量，理由是除了水果噴灑的殺蟲劑濃度不高，也是因為人體「尼古丁受器」——即類尼古丁殺蟲劑的作用目標——對這類化學物相對較不敏感的緣故。[7]

邁克尼和治療人類足癬的「克氯黴唑」同為殺真菌劑，除了廣泛用於控制葡萄園黴害，在大麻產業也日益普及，[8]此外還有少量食品、纖維製品和觀賞植物會使用這種化學物。邁克尼對哺乳動物的毒性較低，惟囓齒動物試驗顯示，持續且高劑量接觸仍會對生殖及其他系統造成影響。[9]

櫻桃

櫻桃之所以登上美國農業部農藥風險名單，理由是在三十份採檢樣本中，有一份驗出第滅寧殘留量過高。地瓜、菠菜採樣驗出的第滅寧同樣超標，而西洋梨、小黃瓜、番茄雖有檢出，惟濃度仍在容許範圍內。第滅寧屬於除蟲菊酯殺蟲劑，使用極為普遍，其中以農作物和庭園為最大宗；[10]人類若接觸濃度過高（如作物噴藥）即可能出現下痢、顫抖、發燒、頭痛、呼吸衰竭等多種症狀。第滅寧的急性中毒症狀明顯，但長期低劑量接觸（低於急性毒性劑量）通常認為不會危害健康。雖然只有一件樣本超標似乎不值得大驚小怪，不過，鑑於總採檢數僅三十件，這一件的佔比相當於 3%——即市面上可能有 3% 的櫻桃含過量第滅寧，而且驗出殘留量竟達環保署容許量的三倍有餘。儘管這件樣本也可能是檢測異常，但你我仍應謹慎因應：把櫻桃放進嘴巴前，請先徹底洗乾淨吧。

四季豆／扁豆與小黃瓜

你知道扁豆與小黃瓜有什麼共同點嗎？除了植株可食用部分皆為綠色、外型修長，而且可能都含有過量的「克凡派」。農藥大多屬於神經毒，但「克凡派」作用方式獨樹一格：一經攝入即大量消耗生物能量燃料「ATP」（三磷酸腺苷）。人體 ATP 不足的中毒症狀從日益虛弱以至精神萎靡、倦困嗜睡，然後是器官衰竭、肢體麻痺，終而死亡。

二〇一六年春天，巴基斯坦旁遮普地區有三十多人因食入含克凡派的甜點而喪命。[11] 事件起因為某店家因重新裝修而將貨品暫放隔壁烘焙坊，其中包括數盒克凡派殺蟲劑；不知為何，一包克凡派竟混入麵糰，製成當地頗受歡迎的甜點「萊杜」，而這批萊杜碰巧被某家人買下，慶祝新家庭成員誕生。其後兩週內，計有三十三名（包括五名兒童）參加慶生會的賓客中毒身亡，另有十三人送醫治療。後來烘焙坊合夥人之一坦承，他跟哥哥（烘焙坊的另一合夥人）起了爭執，遂將克凡派倒入製作萊杜的麵糰中洩憤。

儘管五百六十七件扁豆樣本中僅一件驗出克凡派，這一件的檢出量卻高達環保署上限的六倍；而七百五十四份小黃瓜樣本中有十一件含量過高，濃度最高者達環保署殘留容許量五倍有餘。雖然旁遮普中毒案顯示克凡派的確會危害人體，但即便食入汙染程度最嚴重的小黃瓜，其克凡派劑量仍不足以引起毒害；[12] 但為求安全起見 ── 各位肯定都會背了：將小黃瓜切片或夾起扁豆送入口中之前，請務必徹底清洗乾淨。

番茄

一口咬下多汁番茄的畫面不啻為炎炎夏日最佳代表。番茄用途千變萬化，稱霸廚房：它能榨汁、製醬、做成沙拉或三明治，為乏味單調的前菜增添色彩。各位別害怕 ── 即使沾染殺蟲劑，番茄造成的影響亦相對和緩。雖然農業部檢驗的七百一十七份樣本有六十件驗出多種化學物殘留，但超出環保署殘留容許上限的農藥僅殺真菌劑「蓋普丹」一款，件數為三件（低於 1%），驗出的過量代謝物為四氫吩胺，惟濃度都為超過容許限值的兩倍。「蓋普丹」廣泛用於多種作物的黴害控制，不論蓋普丹本身或其代謝物四氫吩胺對人類的毒性都不高，若以吃番茄吞下的劑量來看，應不致構成重大風險。[13]

農藥混合物

目前每一種蔬果農藥都有資訊可供你我判斷、評估其危害風險。誠如前幾段所述，蔬果殘留的單一農藥濃度幾乎都不會造成危害，但一般大眾擔心的是不同農作物噴灑的農藥若彼此混合，會不會產生預期以外的風險。就拿葡萄來說吧：你三不五時就給孩子吃葡萄當零嘴，卻也擔心農藥殘留會不會影響孩子的健康。本章各項農藥數據皆來自美國農業部年報附錄，該文件列出驗出率達 5% 的農藥品項共二十二種。此次葡萄的總檢驗樣本數為七百零八件，表 7.1 列出這幾種農藥的累積風險評估結果，供各位參考。

　　這二十二種農藥的個別風險商數皆小於一，意即不構成明確風險，但它們的累積風險商數（個別風險商數總和）為一‧二五（大於一‧○），值得關注。話說回來，在進行累積風險評估時若要加總風險商數，先決條件是所有相關化學物的作用機制必須相同。[14] 具累積性的農藥可分為三類，分別是殺蜘蛛劑（可殺滅蜘蛛、蟎類等八腳節肢動物）、殺真菌劑和殺蟲劑，由此可知至少有三種不同作用模式；根據危害分類所得的累積風險商數值分別為殺蜘蛛劑○‧○一四，殺真菌劑○‧四二九，殺蟲劑○‧八○四，顯示葡萄殘留的這三類農藥並不會明顯危害健康。不僅如此，各類別底下的農藥不見得都以同一種方式致毒，既然具劑量加成效應的農藥數目不多，農藥混合產生的累積風險商數也會再降低一些。

　　帕拉塞爾蘇斯說劑量決定毒性，因此蔬果有農藥殘留並不必然代表不安全、吃了就會影響健康。不過在此仍要請直覺優先的消費者謹守兩大原則：徹底洗淨農產品，盡可能購買有機作物。

表 7.1 葡萄農藥殘留之風險評估

農藥品項	平均測得濃度 （ppm／百萬分之一）	EPA 容許值 （ppm／百萬分之一）	風險商數
依殺蟎 （Etoxazole）	0.007	0.050	0.014
白克列 （Boscalid）	0.112	5.0	0.022
賽普洛 （Cyprodinil）	0.190	3.0	0.063
待克利 （Difenoconazole）	0.012	4.0	0.003
粉害滅 * （Fenhexamid）	0.134	4.0	0.033
護汰寧 （Fludioxonil）	0.071	2.0	0.035
依普同 （Iprodione）	0.167	60	0.0028
邁克尼 （Myclobutanil）	0.053	1.0	0.053
百克敏 （Pyraclostrobin）	0.040	2.0	0.020
派美尼 （Pyrimethanil）	0.387	5.0	0.077
快諾芬 （Quinoxyfen）	0.013	2.0	0.020
得克利 （Tebuconazole）	0.043	5.0	0.0086
四克利 （Tetraconazole）	0.019	0.20	0.095
三氟敏 （Trifloxystrobin）	0.017	2.0	0.0085
賽福座 （Triflumizole）	0.004	2.5	0.0016

農藥品項	平均測得濃度 （ppm／百萬分之一）	EPA 容許值 （ppm／百萬分之一）	風險商數
亞滅培 （Acetamiprid）	0.161	0.35	0.46
布芬淨 （Buprofezin）	0.022	2.5	0.0088
剋安勃 （Chlorantraniliprole）	0.027	2.5	0.011
芬普寧 （Fenpropathrin）	0.790	5.0	0.016
益達胺 （Imidacloprid）	0.263	1.0	0.263
滅芬諾 （Methoxyfenozide）	0.038	1.0	0.038
賜派滅 （Spirotetramat）	0.010	1.3	0.0077

資料來源：美國農業部 2016 年農藥數據年報，附錄 H

＊臺灣未核准使用

第八章
藥品風險評估

　　現在各位知識有了、工具有了，有能力針對你在意的化學物進行個人風險評估，但你或許還不確定該如何應用。接下來這六章各由一則故事組成，描述一般人該如何利用本書提供的方法評估日常生活的化學物接觸風險。讀者可將以下情境作為範本，套入自身條件評估使用。

～～～

　　第三章討論過，在日常接觸到的諸多化學物中，「藥物」是風險最大、最有可能造成危害的一種，理由是藥物原本的用意就是針對體內特定生物目標發揮作用，而我們服用的劑量也是為了引發效應而設計出來的。要想拿捏藥物危害風險，必須找出能引發期望效果，同時又不會產生非期望效應的劑量用量。第五章「風險商數」──致毒劑量與產生期望效應的劑量比──描述的就是藥物安全範圍，風險商數大於一・〇代表風險無法接受。藥品仿單提供的資訊就是要確保每一位使用者都能在充足的安全範圍內使用每一種藥物，但有時因為疏忽、資訊誤導、溝通不良或個體對特定藥物的獨特敏感性，藥物依舊可能造成毒害。以下幾個例子正好說明這類情形。

偏頭痛、麥角胺與中風

這一切要從小女嬰誕生那天說起，或多或少可以這麼說吧。安德魯和蘇珊是一對驕傲的父母，這天，他們的小寶貝蘿莉出生正好滿一星期。週五下午，蘇珊的母親和阿姨登門拜訪，順便提供這對新手爸媽一切必要協助；蘇珊母女一切安好，安德魯和妻子也非常感謝長輩相助。她們兩位都是老手，在此之前已有七次照顧新生兒的經驗了。

週六那天異常濕冷，小家庭也以此為藉口窩在家裡，陪著寶寶一起放鬆發懶。外婆和姨婆輪流抱著小女娃，一人一句說著她的眼睛有多像媽媽、笑容有多像莎莉姨婆、鼓鼓的小肚子有多像查理叔公。有了長輩幫忙，蘇珊那天大多時候都在躺椅或床上打盹；但只要蘿莉一嗚咽哭喊，暗示她肚子餓了，蘇珊會立刻起身餵奶。安德魯負責處理家務瑣事，再不就是坐在岳母阿姨身邊，聽她倆分享經驗與建議。

「喝完奶，務必讓她上身打直，輕輕拍背，直到她打嗝為止。」

「了解。」

「如果她焦躁哭鬧，你就抱著她繞圈輕晃，這會讓她覺得好像回到媽媽肚子裡，她慢慢就會安靜下來了。」

「好。」

「別讓她曬太陽。她的皮膚很細嫩，很容易曬傷。」

「好的，反正我目前還沒打算帶她去海邊玩耍。」

「別讓貓接近她。貓會舔她唇邊的乳汁。」

「咦！貓咪也懂舌吻？」

小家庭的伙食主要由安德魯負責，但今晚他們決定叫披薩。吃完晚餐，蘇珊提及一位朋友曾說，如果孩子到了預產期那天還沒有出來見人的跡象，就多吃幾片義式臘腸披薩，然後開車在顛簸的路上繞幾圈。

「懷你的時候，我媽建議我吃鳳梨。」蘇珊的母親接腔。「我一連吃了三天鳳梨，然後就去醫院報到了。所以以前我總叫你『鳳梨寶寶』。」

「難怪她內心強悍、性格帶刺。」安德魯開玩笑，但蘇珊可笑不出來。

「還有，」外婆補上一句，「年紀愈大愈甜。」

「謝了，媽。」蘇珊感謝母親出手相助。

「做愛。」姨婆垂下視線，低聲耳語。

「你剛說什麼？」外婆大聲問。

「我說『做愛』。每次到了預產期那天，我們就做愛。羊水不到六個小時就破了。」

安德魯想像阿姨懷胎十月的做愛場景，暗自竊笑。眾人尷尬不語。

那晚，小夫妻在床上躺平，蘇珊表示一想到媽媽和阿姨會待到下禮拜，她就覺得開心。安德魯雖然同意，但他也擔心一個禮拜是否太長，畢竟人多口雜，小家庭也多了兩個出主意的成年人；不過他沒說出口。他之所以不說，是因為此刻他已隱隱感覺到身體左側開始躁動。他滿腦子都是駭人念頭：說不定還會有第三名訪客──它總是定期造訪，安德魯對它也非常熟悉。這傢伙總是害他不得不遠離家人，彷彿被關進中世紀鬼屋好幾個小時。

安德魯靜靜給了蘇珊一個晚安吻，關掉床頭燈。他躺回枕頭，閉上眼睛，房裡一片漆黑。他等待。不出幾分鐘，左視野遠處微光閃爍，彷彿有人端著一根蠟燭從他視野邊緣走過，然後停步──只不過他自始至終閉著雙眼。安德魯大抽一口氣，嘗試放鬆僵硬的身體，緩下急奔的心跳。

燭光愈來愈強，閃爍愈來愈激烈。燭光緩緩向右移動，同時拉長，從上到下貫穿安德魯的整個視野。眼前已不再是燭光，而是光束；這道光束並非靜止不動，根本是瘋狂舞動。光束持續右移，終於來到視野正中央，再度停住。儘管他雙眼緊閉，劇烈閃爍的強光仍刺痛眼睛。在熬過彷彿永恆這麼長的時間以後，光束逐漸消褪，緩緩地穩定地向左移，然後光芒愈來愈弱、愈變愈小，再一次化為燭光，最後不見了。

安德魯精疲力竭。他感覺雙眼沉沉往下壓，腦子麻麻的，皮膚又濕又冷。左眼後方開始狂跳。他拉開床頭櫃抽屜，摸索一陣，找到小藥瓶，然後小心倒出兩顆藥錠，放在舌下，靜靜等待。

安德魯從十八歲起便深受偏頭痛之苦。十年後的現在，他更加害怕頭痛。隨著年紀增長，頭痛對他的箝制變本加厲，不僅疼痛更為劇烈，甚至常常說來就來、久久不散；偏頭痛最常在週一找上他，這天也是他一整個禮拜最討厭的日子。但這回發作的時間提早了。或許是新生命帶來的壓力，也許是岳母長住一週引發的焦慮，又或者只是偏頭痛這魔鬼閒來無事惡作劇罷了。

非處方藥已無法紓緩他的頭痛，因此安德魯早就不吃普拿疼、阿斯匹靈、Stanback、Goodies 等等一類的止痛藥。最近他新找了一位醫師，希望對方能解決他的問題。

這位新醫師其實是名老醫師，早就過了退休年紀；人說年高德劭智慧高，因此安德魯並不介意醫師的年紀。聽完安德魯描述他如何對抗偏頭痛魔鬼，醫師先簡單做了幾項神經學檢查，然後他一邊在小洗手槽洗手，一邊對安德魯說：「你被頭痛折磨太久了。咱們來試一個可靠有用的老方子：麥角胺。」

「醫界大多認為偏頭痛是腦血管反覆收縮造成的。」老醫師解釋。「這些搏動的血管正是疼痛來源。不過偏頭痛的成因到今天還是個謎，容不容易偏頭痛似乎跟遺傳有關；有些特定因子也會觸發偏頭痛，譬如巧克力、睡眠不足、天氣變化、壓力等等。麥角胺能讓作怪的血管收縮，消除會引發疼痛的血管搏動，進而紓緩偏頭痛。」

安德魯對醫師描述的情境再清楚不過了。小時候，他看過痛得翻來覆去的母親直接把他父親的皮帶綁在頭上，用力纏緊，說這樣多少能減輕疼痛。也許纏緊的皮帶能使血管收縮吧。安德魯自己也試過，但這招對他沒用。他也知道哪些狀況會引發偏頭痛，因此他不吃巧克力和所有會引發頭痛的食物，但天氣和生活壓力就超出他的控制範圍了。

醫師囑咐安德魯：「當你確定偏頭痛即將發作，立刻放兩顆麥角胺在舌頭底下。藥錠會很快溶解，被舌下血管吸收。」

「我該多久吃一次？」安德魯問道。

「有需要的話就吃吧。」老醫師回答。

此刻他躺在床上，等待麥角胺釋出魔法；自蘿莉出生以來，他承受了不少壓力，睡的也不夠，這些都是觸發偏頭痛的強力因子。原本蓄勢待發的頭痛逐漸平息，安德魯沉沉睡去。

他被蘿莉的哭聲吵醒。蘇珊剛抱她回床上餵奶。「終於醒了喔。」蘇珊虧他，但臉色明顯不佳。「夜裡多個幫手總是好的。」

他的眼窩又開始抽痛。「抱歉。」安德魯說，馬上又往舌下塞了兩顆藥錠。

安德魯心知自己大難臨頭。如果不小心應對，蘇珊極可能直接大爆發；相較之下，頭痛還比較好處理。他立刻下床炒培根、烤煎餅，為妻子與客人準備早餐。用過早餐、洗淨餐盤，安德魯主動提議載岳母和阿姨去舊城區晃晃，讓蘇珊好好泡個澡，給蘿莉餵奶。大夥兒似乎很滿意安德魯的安排，但他自己的頭痛卻愈來愈嚴重。他又吃了兩顆藥。

安德魯說好晚餐要做布朗維克燉菜和手撕豬肉給大家吃，因此有好多準備工作要做。首先他得把豬臀肉架在炭火上烤幾個小時，然後再移到爐子上用啤酒繼續煨煮至完成（礙於時間有限，這是偷吃步的做法）。此外，他還得利用烤肉空檔做布朗維克燉菜，把馬鈴薯、皇帝豆、玉米、番茄、洋蔥、大蒜和香辛料全放進加了烤肉醬的雞湯裡細火慢燉，然後再拿出他在當地市場買的好吃涼拌高麗菜，待會兒配著吃。

當豬肉煮到可手撕的程度，安德魯左眼窩的疼痛也變得十分劇烈，彷彿有人拿刀戳他眼睛似的。麥角胺終究還是讓他失望了。既然醫師說有需要就吃，安德魯便再往舌下塞兩顆，一邊等待藥錠溶解起作用，一邊處理豬肉。

蘇珊走進廚房，從安德魯後方迅速給他一記擁抱。「我來幫忙？」話才問出口，她便看見一顆顆汗珠從安德魯的頸背流下。他皮膚濕冷，沒有血色。「你怎麼了？」

「我好像快要吐了。」安德魯脫口而出，轉身衝向廁所。

但他設法忍住嘔吐衝動，掬冷水潑臉。雖然頭痛消褪了些，心跳卻愈來愈快，手臂也痛了起來，更奇怪的是他覺得腳趾麻麻的。「以前發作不會這樣啊。」他低聲自問。蘇珊站在門口等他，於是他說：「晚餐差不多都好了。燉菜就放著繼續煮，煮到你們要吃了再關火。我去床上躺一下。」蘇珊點點頭，表示知道了。

他才剛爬上床，頭痛即如重擊連續襲來。他想忍但還是忍不住，於是又往嘴裡放了兩顆藥錠，沒多久就睡著了。

不知過了多久，蘇珊進房，扭開床頭燈。安德魯猛地醒來，燈光令他頭痛欲裂；他拉過毯子蓋住頭、遮住眼睛，希望能止住頭疼。

「蘿莉整晚都在鬧。媽和阿姨吃完就去看電視了，留我一個人收拾。我以為她們是來幫我的，結果根本幫倒忙。」蘇珊像踢足球一樣把脫下來的衣服踢向角落，然後套上睡衣，爬進被窩。

「抱歉沒能幫你忙。」安德魯說，又掏來兩顆藥錠。

蘇珊惱了。「有時候，我覺得你根本就是拿偏頭痛當藉口，逃避家務。」這番嚴厲措辭使安德魯心跳變得更快，腦袋抽痛程度劇增。他設法下床，走進浴室想用冷水潑臉，藉此逃離蘇珊憤怒的颱風尾。

但他才進浴室便短暫失去意識，癱倒在地。再醒來時，他正好聽見蘇珊在叫救護車，後腦痛得彷彿手榴彈爆炸。安德魯睜開眼睛，卻驚恐地發現眼前一片黑。他看不見了！

急診醫師迅速做出診斷：右枕葉腦梗塞（俗稱「中風」）。安德魯除了失明（枕葉控制視覺），身體左半邊亦明顯無力，臉龐下半部偶爾會沒有感覺；除此之外，他幾乎一天二十四小時，天天頭痛欲裂，最後只能依賴止痛劑氫可酮度日。

安德魯身強體壯，起初醫師不明白像他這樣的年輕人怎麼會中風。安德魯認為原因出在那場劇烈的偏頭痛，但神經科醫師持懷疑態度，表示偏頭痛鮮少造成中風；安德魯又提起他服用麥角胺的事，醫師也說這種藥物依建議劑量服用非常安全，不會有危險。

過了三個月，頭痛的後遺症逐漸和緩，安德魯決定停掉氫可酮。復健讓他的身體左半邊漸漸恢復力量，雖然兩眼的左側視野仍有缺損，至少視覺逐日恢復。安德魯終於可以重拾正常生活了。

安德魯一心想明白他何以遭遇這一連串折磨，決定著手研究偏頭痛與中風、麥角胺與中風的關係。他找到一種罕見且鮮為人知、名為「偏頭痛性腦梗塞」的病症，意即這兩種問題會同時發生。安德魯不清楚到底是偏頭痛引發中風，還是中風造成偏頭痛，又或者這兩種毛病剛好同時出現。偏頭痛性腦梗塞一般都有預兆，通常表現在視覺方面，因此安德魯先前經歷的強弱光變無疑就是發作前的徵兆；只不過，偏頭痛性腦梗塞大多緊跟著徵兆發生，而安德魯中風——或說徹底爆發的時間幾乎已是徵兆出現的二十四小時以後了。因此安德魯的問題究竟是不是偏頭痛性腦梗塞，仍有待商榷。

至於麥角胺這邊的資料就更令人不安了。安德魯發現，這種藥物用於偏頭痛的建議劑量與用量是每次舌下兩毫克，然後每隔三十分鐘服用一至兩毫克，直到症狀和緩——不過有但書：用藥說明特別提醒，麥角胺每日不得服用超過六毫克，或一週不能超過十毫克。安德魯扳指頭計算他那天到底吃了幾次藥：就他記憶所及，他在二十四小時內總共服藥五次，每次兩顆，每顆一毫克，換算下來等於吃了十毫克，儘管沒超過一週上限，但他卻在一天內吃完了。「可惡的醫師。他應該說清楚的。」安德魯心想。他顯然是服藥過量，不過仍隨手算了一下風險商數：他把服下的劑量除以建議劑量上限——即十毫克除以六毫克，結果為一・七。他吃下的麥角胺劑量確實有危害健康的風險。

接下來要解決的是「麥角胺過量會不會引發中風」。Google 引導他找到《中毒與藥物過量》這本書。[1]他在〈麥角類衍生物〉一章讀到，這類藥物能促使血管收縮，減少血流，導致組織缺氧受損。他還讀到，麥角胺單次劑量超過十毫克即可能造成中毒，曾有一名十四個月大的嬰兒因單次服用十二毫克而喪命。

麥角胺中毒有哪些症狀？書上列出好幾項，包括噁心、蒼白無血色、手臂或腿部疼痛和肢端發麻，這些他全都有，但中風不在此列。安德魯再用「麥角胺」和「中風」進Google 學術搜尋，結果找到《兒童神經學》期刊的一篇病例報告：一名七歲兒童因麥角胺過量導致中風。[2]該論文有一篇援引自《國際頭痛期刊》的參考資料，描述一名五十歲婦女因嚴重且長時間發作偏頭痛而服用麥角胺（情況與安德魯相似），結果發生中風，不幸死亡。[3]醫師不知道這名女性實際服下多少麥角胺，但報告結論認為應該是超過建議劑量，並因而導致中風。

現在安德魯知道有一名七歲男童和一名五十歲女性因服用麥角胺而中風。他算出兩者的平均歲數為二十八歲半——碰巧是他自己中風的年紀。安德魯據此做出自認符合邏輯的推論：他的中風並非肇因於偏頭痛性腦梗塞，而是麥角胺過量。然而令他們全家感到寬慰的是：他的命運和那位五十歲婦女不同，他活下來了。

抗生素（健大黴素）與新生兒聽力受損

這十七年說有多辛苦就有多辛苦。養大一個失聰的孩子不論在經濟、體力、情緒上都是極大的負擔，好在威廉的母親愛麗絲不問辛勞地付出，讓威廉擁有在有聲世界生存的一切必要資源。現在威廉即將以榮譽畢業生的身分完成高中學業、取得全額獎學金，將於秋天進入杜克大學就讀。

威廉十五個月大時在麻州綜合醫院做了「腦幹聽覺誘發電位」檢查──利用各種聲音測試幼兒的腦波反應──並診斷為重度失聰。愛麗絲和賈瑞德在確認威廉失聰之後，立刻為他報名精確英語手語班（SEE）。「精確英語手語」為美式手語的一支，採用直接翻譯文句的方式比出手語，讓失聰者得以手語、口說同時進行（一般美式手語為求快速，不採直譯）。他們也讓威廉戴上助聽器，放大所有他可能聽到的細微殘響。愛麗絲和賈瑞德希望這些方法能讓兒子擁有足夠的後盾，在這個有聲世界順利成長茁壯。

十七歲的威廉不論在有聲或無聲世界都是一流溝通好手。然而在課堂或其他全程使用擴音器的地方，他還是需要翻譯幫忙。雖然人工耳蝸在威廉小時候便已發明問世了，惟當時這種技術仍處於初步發展階段，音質不夠好，而且他若植入人工耳蝸就會完全喪失殘存的聽力；愛麗絲和賈瑞德決定暫緩，等威廉長大、能表達自己的意見了再一起討論。現在這名年輕人即將進入大學就讀，他決定接受這項手術。人工耳蝸成功植入，威廉很快就能邊聽邊學，將口說流暢度提升至前所未有的程度。

兒子離家上大學後不久，愛麗絲和賈瑞德憶及過往，不免觸碰到那個閃不開也避不掉的問題：「威廉為什麼一出生就聽不見？」賈瑞德非常了解愛麗絲，深知她不是那種訴諸因果玄學，而是會尋求合理解釋的人。但這個問題多少也讓賈瑞德感覺不太自在，因為他和他父親也有一些天生的聽力問題。「我的家族在聽力方面似乎有些問題，」賈瑞德說，「所以威廉聽不見也許是遺傳造成的。」

「我才不信。」愛麗絲反嗆回去。「我們兩邊都沒有完全聽不見的人。」

「我記得威廉出生的時候，情況滿混亂的，說不定是生產過程發生了什麼事才導致他聽不見的。」賈瑞德提出質疑。

懷胎十月不容易。愛麗絲懷威廉時深受妊娠糖尿病之苦，劇升的血糖就如同給幼苗狂施肥，威廉在她肚子裡的份量與日俱增。預產期那天剛過不久，愛麗絲就進了產房，她使盡力氣，折磨了整整二十四小時卻還是生不出來，這時醫師通知這對即將為人父母的夫妻：胎兒明顯受到產道壓迫，必須立刻剖腹。威廉體型太大，無法自然產出。

緊急手術後，護理師將小威廉抱給爸媽瞧瞧，接著便迅速送他進入另一間房。當時愛麗絲仍處於半身麻醉的狀態，她望向賈瑞德：「他好漂亮，是不是？」她眼眶泛淚。

「漂亮。」賈瑞德口是心非。威廉重達 6.5 公斤，腦袋被產道壓得好扁、眉頭整個鼓起來；看在做父親的眼裡，他還比較像尼安德塔寶寶。

醫師回到產房，對小夫妻說：「羊水裡有胎便，寶寶發燒了。他可能有感染，所以我們要給他抗生素。」想到孩子一出生就病了，夫妻倆很不安；不只精疲力竭，心裡也很無助。愛麗絲被送進恢復室睡了幾小時，賈瑞德也回家眯幾個鐘頭。在此同時，醫院給小威廉吊點滴，徐徐注入健大黴素。

隔天早上十點，賈瑞德醒了，沖完澡即直奔醫院。他直接走向嬰兒房的透明窗，掃了一眼卻沒瞧見他的尼安德塔寶寶。定神再看，他看見名牌了：「威廉·聖克萊爾」。原本怪里怪氣的額頭已然復位，現在他兒子可真真正正是個漂亮寶寶了，壯碩又漂亮。

「燒退了。他吃得很香，看起來很滿足。」值班護理師告訴他。「現在正好是餵奶時間，你要不要試試看？」

賈瑞德給威廉餵了一整瓶奶。然後他叫醒愛麗絲，告訴她這段初為人父的驚奇冒險。

❧

「分娩時間過長，難產，胎便，發燒，抗生素。我認為這些都有可能導致他失去聽力。」賈瑞德總結。

「我敢說一定是發燒或抗生素造成的。或者兩者都是。」愛麗絲回答。「我來查資料。」

賈瑞德糾正她：「我們一起查。」

兩人各自拿出筆電上網搜尋。愛麗絲查一般 Google，賈瑞德用 Google 學術搜尋。賈瑞德輸入關鍵詞「新生兒＋發燒＋失聰」*就有下文了：[4]「我查到一份報告，評估一百二十四名失聰新生兒和他們五花八門的日常生活經驗之間的關係。研究人員發現失聰與抗生素治療存在顯著關聯。所以抗生素得一分。」

愛麗絲也找到一串資料。「『美國語言聽力協會』官網上說，導致新生兒喪失聽力的風險因素很多，」她告訴丈夫，「譬如先天遺傳、感染和藥物——其中包括抗生素。」[5]夫妻倆這才明白，可憐的威廉一出生就三項全碰上了。愛麗絲也從該網站學到「耳毒性」這個詞，其實就是「對耳朵有毒」的意思。這項發現使她立刻將搜尋關鍵詞修正為「耳毒性＋抗生素」，馬上找到「聽力保健」官網上的文章。[6]該網站有個抗生素專區，特別指出一類名為「氨基醣苷類」的抗生素具耳毒性，甚至指名道姓列出「健大黴素」；文章還提到，新生兒使用這種抗生素導致聽力喪失的風險特別高。

接下來幾個鐘頭，愛麗絲和賈瑞德彷彿跌落黑暗深淵，

＊譯注：搜尋時使用加號「＋」代表搜尋交集，引擎會把同時含有關鍵字的文章都列出來。

籠罩在痛苦、狂怒、想找人算帳等情緒中。看來，當年那位醫師不僅在愛麗絲的肚子劃了一刀，斷送她未來選擇自然分娩的機會，也給兒子種下禍根，讓他度過充滿憂愁的童年：既聽不見旁人說話，自己也說不清楚，無法體會雨聲鳥囀、清風拂過白楊樹葉的窸窣微響。對威廉來說，音樂只是一串震動集合，雖然這些震動能和可預期的節拍、節奏互相協調，令人愉悅，卻與優美扯不上半點干係。為什麼旁人的一次粗心之舉就給聖克萊爾家帶來如此巨大的傷害？

賈瑞德設法從他自己挖的絕望之井中爬出來。他對妻子說：「聽我說。我們不能就這樣認定威廉聽不見一定是醫師害的。我們並不知道他給的健大黴素劑量有沒有危險。再者，威廉還有感染和來自我家這邊的遺傳這兩項風險。」

「好。」愛麗絲回答。「我想我們需要更多資料。先去討威廉出生時的醫療記錄吧。」

兩人寫信向醫院索取兒子出生時的全套醫療記錄，這一步相對沒那麼痛苦。醫院迅速回覆，不到兩週就把電子檔案寄給他們了。夫妻倆迅速瀏覽整份記錄，下意識查找跟剖腹產有關的字眼：入院，陣痛，待產，子宮頸口開，疼痛，上限，硬膜麻醉，產程，壓迫，心率，時間過長，姿勢，剖腹──就是這裡！從「剖腹」二字出現開始，兩人格外細心閱讀接下來的記錄。

剖腹產程從晚上九點四十七分開始。記錄提到羊水有胎便，肛溫 38.2℃度，體重 6.5 公斤，接著是一段記錄母嬰狀況的詳盡描述。然後重點來了：「疑似敗血，每二十四小時給予健大黴素 46 毫克」。但賈瑞德覺得奇怪，記錄沒寫用了幾天，於是他自己上網查：新生兒一般都是連續給藥三天，三天到期若沒有持續敗血的跡象，即可停藥；若發燒未退，則需擬定延長用藥計畫。鑑於當年威廉住三天就出院了，所以醫師的治療並未超過用藥規範。賈瑞德據此推測兒子當時並未感染，導致威廉失聰的風險因素也少了一個。

找到當年的用藥劑量之後，愛麗絲與賈瑞德繼續搜尋，確認這個劑量是否安全。他們發現，各家醫院的建議劑量並不一致：以健大黴素來說，最普遍的新生兒建議用量介於每天每公斤 2.5 至 5.0 毫克之間。[7] 以威廉 6.5 公斤的體重計算，每天 46 毫克相當於每公斤體重 7.09 毫克！醫師為什麼開這麼高的劑量？難道是因為他兒子體型巨大，還是跟醫師當時懷疑的感染類型有關？這算不算是刻意給的初始劑量（有些醫療單位常這麼用），不包括在單日用量之內？威廉的記錄對這些隻字未提，使得愛麗絲和賈瑞德開始思考醫療疏失的可能性。兩人認為，若以每公斤體重 4.0 毫克的劑量計算，一天給予 26 毫克健大黴素仍落在合理用藥範圍內。但醫師有沒有可能錯把 26 寫成 46？還是他醫囑下 26 毫克，卻被誤解為 46 毫克？夫妻倆反覆推敲可能的解釋，彷彿在玩猜字謎，然而最重要的那個問題仍教人難以參透：每公斤 7.09 毫克的劑量是否足以導致新生兒喪失聽力？

兩人繼續往下查。搜尋結果顯示，新生兒使用健大黴素期間必須定時監測血中藥物濃度，確保最高濃度（峰值）未達中毒程度，以及最低濃度（谷值）仍具療效。愛麗絲和賈瑞德搜查醫院提供的記錄，沒找到健大黴素的血檢結果。兩人萬分洩氣。因為他們上網找到的耳毒性相關報告大多提及血中藥物濃度，而非給藥劑量。到頭來，他們還是沒辦法確定開給威廉的健大黴素劑量是否足以造成失聰。不過，鑑於這個劑量高於一般建議劑量，他們仍假設這個劑量可能提高危害風險。

最後還有一項風險因素：遺傳。賈瑞德的父親就是因為聽力缺損而無法從軍，求職亦處處受限。賈瑞德出生時聽力也有問題，導致他在文法學校期間只能年復一年坐在教室最前排。

威廉十五個月大時被診斷為「感覺神經性聽力喪失」。我們的內耳有一群極微小的「毛細胞」，能將耳朵收集到的聲音以神經衝動的方式傳給聽神經，送進大腦。「感覺神經性聽力喪失」肇因於毛細胞缺損，基本上就是傳輸中斷，造成失聰。

賈瑞德和他父親也屬於感覺神經性聽力喪失，只不過他倆不算太嚴重。愛麗絲和賈瑞德思忖，如果原因是遺傳，那麼威廉的情況何以如此嚴重？兩人繼續查找科學文獻，發現健太黴素會破壞內耳的毛細胞，造成神經性聽力受損──[8]最後一塊拼圖就這麼找到了：遺傳和健大黴素經由同一套機制造成感覺神經性聽力喪失，故推測兩者結合可能產生加成效應。以威廉的例子來說，他的重度聽力喪失部分肇因於健大黴素毒性，部分來自家族遺傳。

做出以上結論後，愛麗絲與賈瑞德心中五味雜陳，百感交集：對於遺傳對兒子聽力造成的影響，他倆無能為力；而威廉出生時，負責照顧他的醫師可能給了過高劑量的健太黴素。但夫妻倆也明白，當時之所以用藥是因為醫師懷疑威廉有敗血症；如果嬰兒有了敗血症又不給予治療，結果可能喪命，因此給藥治療有其必要。只是醫師當時究竟為何給他這麼高的劑量，這塊拼圖大概永遠找不到了。

回顧十七年來的點點滴滴，愛麗絲和賈瑞德承認照顧失聰兒確實給他倆的事業和婚姻造成不少壓力，卻也強化兩人的信念，讓他們的關係更堅韌緊密。再者，他們攜手養大了一個雖然聽不見，卻足以令任何一對父母深感驕傲的年輕人。愛麗絲與賈瑞德的生命因此豐富充實，他們——還有威廉——也準備好繼續迎向未來的種種挑戰了。

第九章
草藥保健品風險評估

　　這實在沒道理。潔菈一直很注重健康：她規律運動，不喝酒，非必要不碰西藥。她推崇非加工食品，總是以草藥保健品或其他天然藥方對付偶發的小病痛。潔菈吃素已有五年，四十歲的她看起來說是三十歲也不為過。她覺得自己身體很好——直到六個月前。

　　一開始是關節和肌肉痛。某天晨跑時潔菈突然覺得痛，不得不抄捷徑走路回家，但是不到中午就好了。隔天早上起床時，下背又痛得她哀哀叫，沒多久就蔓延到兩隻大腿。「也許年過四十就是這樣吧。」她心想，這回痛了一整天。但她硬撐著沒吃阿斯匹靈、乙醯胺酚或其他止痛藥，照常上班。

　　潔菈在當地社區大學擔任行政助理。那天她起身拿架上的一份檔案夾，她年輕（二十出頭）又充滿活力的同事兼好友海莉注意到她齜牙咧嘴的表情。「你好像很痛欸？怎麼啦？」海莉的語氣流露一絲擔憂。

「大概是跑步跑過頭了。」潔菈回答。

「嘿，你不年輕囉，多少得降低運動量。」海莉提醒她。潔菈點點頭、坐回去，痛得一句話也說不出來。

潔菈的確減少了日常運動量，不得不放棄慢跑。她的肌肉關節痛就跟打地鼠一樣：前一刻是上臂痛，沒多久不痛了，卻換成大腿漸漸痛起來；等到大腿疼痛消褪，又變成小腿在痛。背痛則幾乎沒停過，賴著不走了。

但潔菈還是盡量不吃止痛藥。她知道吃藥有效，也知道藥物能紓緩疼痛，但她堅定認為大藥廠沒一家值得信賴，因此便去健康食品店買了一款含有四種植物萃取物、「九成五使用者保證有效」的天然止痛劑。但潔菈顯然是吃了沒反應的另外 5%，全身上下依舊痛個不停。後來，當她得知阿斯匹靈主成分「水楊酸」是垂柳樹皮萃取物，用於止痛已有數百甚至數千年歷史，潔菈終於能夠鬆一口氣，安心吞下「天然止痛劑」阿斯匹靈。不過她仍只是零星服用，大多是為了晚上能夠睡個好覺。

接著頭痛也來報到。潔菈跟運動員一樣，對於肌肉、關節疼痛相當能忍，也能正常行動，但頭痛完全是另一回事：頭痛影響專注力，而且好像身體動一下就會害頭痛放大好幾倍；潔菈早上經常痛到下不了床，幸好學校病假不難請。可是在上班的日子裡，她發現以往的例行事務愈做愈吃力，對同事也愈來愈沒耐性，脾氣一天比一天暴躁。

「你得去看醫生！」海莉斥道，「你看起來糟透了！」

「我才沒有，」潔菈反駁，「我只是不太舒服而已。」

「但你已經不舒服好幾個禮拜了。好好吃藥治一治吧。」

那天晚上，潔菈左思右想到底該不該去看醫生。她上網查資料，幫助自己做決定：WebMD 的「症狀檢查器」列出一百二十四種跟肌肉痛、關節痛、頭痛、坐立不安和易怒有關的病症，[1] 但此刻的潔菈已經沒有足夠的專注力釐清這一百二十四種可能原因──她直接吞兩片阿斯匹靈就去睡了。

隔天星期六。潔菈一早就被響個不停的門鈴聲吵醒。她瞄瞄手錶，九點四十五，睡到這麼晚實在不像她。她看了看門口監視器：海莉在公寓大門外來回踱步。潔菈按鈴開門，海莉幾個大步衝上樓；她跳過招呼問早安，劈頭就是「剛才幾個鐘頭我一直在發訊息給你！我很擔心你！」

「抱歉啊。我來煮咖啡。」

「乾脆給我一杯血腥瑪麗算了。」海莉半開玩笑說。

一會兒過後，兩人坐在廚房餐桌啜飲咖啡，潔菈告訴朋友她的症狀持續未退，以及她上網查了一些資料。海莉從潔菈的平板叫出那份清單，發現這些可能因素可再分成疾病、受傷和中毒三類。她直問：「你最近沒受傷吧？我們應該可以直接略過這部分不看。」清單列出的病症大多可排除，因為這些疾病症狀不怎麼符合潔菈的狀況，但仍有幾項不無可能，譬如萊姆病和多發性硬化症。海莉說：「潔菈，你得去看醫生，確認一下你是不是真的生病了。」

潔菈一副沒聽見朋友說話的模樣，眼睛直盯螢幕：清單列出的藥物或化學物中毒看來有幾分可信度，像是阿斯匹靈即赫然在列。這段時間潔菈吃了不少阿斯匹靈，目的也從防止症狀發作漸漸變成服藥抑制症狀；但她從未超過建議劑量。

清單上也有「咖啡因中毒」這一項。潔菈喝咖啡，一般是出門上班前一杯，到了辦公室一杯，午餐後再一杯。一天三杯看起來不是什麼大問題。除了咖啡，潔菈平日也不會攝取軟性飲料、巧克力、茶等其他含咖啡因的產品；再者，咖啡因中毒最明顯的症狀是心悸和心律不整，這兩項她都沒有。最重要的是咖啡因中毒相關症狀並未列出潔菈最初也是最主要的症狀——肌肉關節痛。潔菈鬆了口氣。幸好她為數不多的生活小確幸之一並非造成她健康問題的主因。

再來就是濫用毒品和麻醉劑，這就更不可能了。潔菈不吃藥，不論合法非法一概不碰。

海莉發現「一氧化碳中毒」有不少症狀與潔菈的情況相符，卻也提到頭暈、噁心、嘔吐、胸痛等潔菈沒有的問題。至於「氰化物和鉛中毒」——她倆對氰化物甚感著迷——細讀之後，兩人確認氰化物中毒不會出現肌肉關節痛，潔菈的症狀與表單所列多有出入。

但「鉛中毒」就不同了。事實上，潔菈的每一種症狀**幾乎**都列在上頭了：頭痛、腹絞痛、沒食慾、體重減輕。海莉用手指敲了敲平板螢幕，意味深長地看著好友。「胡說，」潔菈搖頭，「我怎麼可能鉛中毒？」

她倆再度上網搜尋，結果顯示鉛中毒並非不可能；「妙佑醫學中心」*亦證實潔菈從「症狀檢查器」得到的答案。[2]

妙佑的網站還提到鉛中毒的可能來源：老房子的油漆塗料、水管、含有剝落鉛漆或被含鉛汽油汙染的土壤或塵埃。雖然美國國內大部分的產品都禁止用鉛，但國外製造的含鉛玩具、化妝品、草藥配方或甚至糖果仍透過多種管道進入美國。潔菈反覆閱讀這些接觸鉛的潛在途徑，細思她的日常生活有沒有哪個習慣或面向可能導致鉛中毒。她想到了。

　　幾個月前，潔菈的生活只能以焦慮和傷心來形容：交往四年的伴侶突然結束關係，潔菈痛苦地逼自己接受，但此時她的母親竟然在對抗胰臟癌十八個月後，輸了這場戰役。潔菈消沉不已。當時，她辦公室的會計師帕特爾給了她七顆膠囊，說是能「治療破碎的心靈，振作精神，保護虛弱的身體對抗病惡」。帕特爾還說，這膠囊混了好幾種印度阿育吠陀草藥，具有醫療效果。

　　潔菈收下這份禮物，但仍懷疑膠囊到底裝了些什麼東西。她趁午休時間上網查了查「阿育吠陀草藥」，得知這是擁有數千年歷史、能強健心靈與免疫系統的印度草藥。[3] 耳熟能詳的甘草、薑黃、小茴香都屬於阿育吠陀草藥，但也有好些她聽都沒聽過的植物，譬如睡茄、乳香樹或婆羅米（雷公根）。這些古老療方令潔菈著迷不已，但她真的完全沒聽過：阿育吠陀醫學的基本概念是「疾病肇因於身、心、靈不平衡」，治療方法包括特殊飲食調理、瑜珈、按摩、冥想

_____

＊譯注：妙佑醫學中心在美國人心中地位非凡，常年在各大權威報導中位列世界排名第一。

──當然還有草藥。這一切看來完全無害，對於不信任西方醫學的潔菈來說頗具吸引力。

於是她每天一顆膠囊，連吃五天，然後評估自己的生理與情緒狀態。她覺得好多了，身心都強健不少：雖仍感到心痛，卻不再執著分手一事；她繼續悼念母親，但也愈來愈能接受生病終究無法挽回的結局。就連上週擾人反覆的咳嗽也漸漸好了。她做出結論：這膠囊對她肯定沒有壞處，說不定還幫了她不少。眼見手邊只剩兩顆膠囊，她決定上亞馬遜搜尋「阿育吠陀草藥」；令她驚訝的是，網站上竟然有一大堆各式各樣的產品可買，其中不少僅含一種草藥成分，但也不乏複方產品。她詢問帕特爾該買哪一種，帕特爾則說要找她自己的阿育吠陀治療師購買值得信賴的產品。兩天後，她拿了一包膠囊給潔菈，總共一百顆。潔菈照先前「一天一顆」的頻率服用，不過，每當不舒服的情況愈來愈明顯，感覺快要大發作之前，她會加重劑量，改成每天早晚各一顆。現在，潔菈懷疑這款草藥保健品會不會跟她的病痛有關？

星期一，潔菈和海莉決定早一點下班，搭地鐵去當地人暱稱「小院子」的庭院餐廳，趁減價時段享受美食和特調飲料。潔菈發現，酒精和社交活動能讓她分心，比她固定服用的阿斯匹靈或草藥膠囊更具療效。

「我最近吃的那款草藥保健品可能含鉛，我有點擔心。」潔菈拿起啤酒杯，喝了一口。

海莉問：「你查到什麼？」

「查不到半點細節。」

「你到底在吃什麼東西呀？」

「一種叫阿育吠陀藥方的混合草藥。」

「聽起來挺玄的。」海莉也喝一口，上唇沾了啤酒浮沫。她撈出包包裡的平板。「這裡有網路，咱們來看看能查到什麼。草藥名字怎麼拼？」海莉的手指在螢幕上靈活敲擊移動。兩分鐘再加上四大口啤酒後，她把螢幕轉向潔菈，秀給潔菈看：她在她倆工作的大學出版社網站找到掃描版百科全書，還有「亞洲傳統醫療」條目專頁。

「厲害！」潔菈讚嘆。

海莉迅速默念開頭簡介。唸到最後，她大聲驚呼，連忙摘要給朋友聽：「好，基本上就是──」她說，「這些草藥的神祕之處在於它們似乎能促進健康，卻違反一般科學知識。東方醫學確實令西方醫界挺傷腦筋的。不過你聽聽這段：『傳統的阿育吠陀治療師偶爾會在草藥配方裡添加重金屬鉛和汞，梵文稱 Rasashastra，就是鍊金術。治療師先將金屬加熱，混入山羊尿使之**純化** ── 大概是去除毒性吧 ── 再將純化後的金屬與其他藥草混合。據稱這樣的金屬具有療效，還能增強草藥效價。』」

潔菈驚恐地盯著好友。「所以我一直在給自己下毒？」她低語。

「還不只這些。」海莉說。「上頭說阿育吠陀草藥並非全都不安全。草藥保健品在美國有很大的市場，美國食品藥物管理局（FDA）總會緊盯含金屬的配方製劑，因此跟美國做生意的公司大多不會添加這類玩意。但是，『阿育吠陀草藥仍不時驗出高量的鉛、汞，甚至是砷，請消費者務必向值得信賴的商家購買這類產品。』」

兩個女人不發一語，靜靜坐了幾分鐘。然後潔菈鬱鬱開口：「我想我最好去掛急診，做個檢查。」

「先把那草藥送去分析吧？這樣醫師才知道他們要怎麼對症下藥。」海莉建議。「我們學校不就有很棒的化學分析實驗室？那邊有一大堆研究生正愁著沒計畫做呢！你先給我一把草藥膠囊，然後就回家休息吧。」

樣本分析的時間比海莉、潔菈預期的還要久，好在電子郵件終於來了。從報告看來，每顆膠囊大約含有十毫克的鉛，所以基本上潔菈每天固定餵自己十毫克的鉛，症狀加劇時則提高為二十毫克。潔菈身上的謎題半數已解，她亦已掌握服鉛量。但光是這樣便足以解釋這一身的症狀嗎？

美國食品藥物管理局對鉛規範的「過渡時期參考基準」（IRL）為成人每天 12.5 微克。[4] 這個值乃是根據美國疾病管制中心（CDC）考量的鉛中毒風險閾值，以及成年人維持血中必須濃度（每毫升 0.005 微克）的最低攝取量所定出來的。其實「過渡時期參考基準」就等於能達到每毫升 0.005 微克血中濃度的攝取量的十分之一，但考量到族群內不同個體對鉛毒性的敏感變異度，最後在訂定標準時另外再加上不確定係數 10。

有了每日攝取劑量「10 到 20 毫克」和可能致害劑量

「每天 12.5 微克」，潔菈即可將攝取劑量除以可能致害劑量，計算風險商數。以潔菈的案例來說，她得先把「微克」換算成「毫克」才能以相同單位計算暴露值與危險值，因此 12.5 微克除以 1000 即可得每日可能致害劑量為 0.0125 毫克，接著再以每日攝取劑量「10 至 20 毫克」除之，最後得到風險商數為 800 至 1600。

這麼高的風險商數意味著潔菈服用草藥膠囊導致鉛中毒的可能性極高。雖然她一直不信任西醫，她還是跑了地方醫院一趟，抽血檢驗，證實她的疑慮。醫師為她進行螯合治療，移除體內的鉛；最重要的是他們囑咐她把那些草藥膠囊全部扔掉。治療數週後，潔菈覺得健康終於有起色，之後也就慢慢康復了。

〜

這篇故事是根據多篇阿育吠陀草藥金屬中毒報告寫成的，[5] 惟報告地點不限亞洲。草藥製劑在亞洲相當普遍，政府法規亦較美國鬆散。二〇〇七年前後，哈佛大學和波士頓大學檢驗了大波士頓地區店鋪販售的六十多種阿育吠陀草藥產品，[6] 其中約兩成含致毒程度的鉛。另有調查人員檢測一百九十三項流通全美、可經網路購得的草藥產品，結果光是美國國內製造者亦有兩成含重金屬，而在印度以「鍊金法」製成並銷往美國的草藥產品則有四成一含重金屬，即使是非鍊金製產品也有一成七驗出重金屬。顯然在草藥保健品內含有害成分這方面，美國消費者並未受到妥善保護。

第十章
水體化學物風險評估

井水－硝酸鹽

上午十點，某人忘在廚房工作檯上的手機響了。瓊斯家的老大荷莉看了看螢幕來電顯示：鄰居打來的。「哈囉，蓋森太太你好。」

「嗨，荷莉你好。你媽不在家？」茱笛絲問道。

荷莉表示，她媽媽帶兩個弟弟去打籃球了。

「麻煩請她回來以後打電話給我。我有重要的事要跟她說。」

雖然對話只有短短幾句，最後「重要的事」這幾字卻讓荷莉心頭不安。「不知道是好事還是壞事？」她暗忖。

中午時分，愛佛莉帶著兩個累得半死的男孩回到家。她給孩子和自己做了三明治、削了蘋果，然後回電茱笛絲。

茱笛絲少了平日南方人與朋友開啟電話聊天模式前的客套寒暄，劈頭就說：「買下你家跟我家之間那棟房子的人驗了院子裡的井水。那家人的先生跟我老公說，井水的硝酸鹽濃度很高，他不知道該怎麼辦。我突然想到，你家幾個小朋友去年冬天不是生了一場病？搞不好是因為你家的水也被汙染了。」

想到他們家的唯一水源可能遭到汙染，愛佛莉背脊發涼。瓊斯與蓋森兩家住在農村社區：過去這裡曾經有作為主要經濟作物的大片稻田和貼補生計用的各式蔬果園，一直以來都劃分成好幾戶小農家負責栽種。茉笛絲家甚至可追溯至奴隸時代，愛佛莉一家則是十五年前買下農莊、從外地搬來的。這個地區的住民不是自家務農就是在其他農家做事，方圓十英里內沒有一戶從事農業以外的工作，郡內也沒有化學工業——所以她家的地下水怎麼可能被汙染？

愛佛莉不是妄下定論的人，她知道首先要做的是檢驗井水，也立刻聯絡郡地方辦公室。檢驗報告證實愛佛莉心底的恐懼：她家井水的硝酸鹽濃度達到每公升 25 毫克。硝酸鹽是一個氮原子和三個氧原子（硝酸根）組成的鹽類，其含量或濃度判定一般是以「氮」為指標，而非計算硝酸鹽本身的量。

愛佛莉上網搜尋「飲水含硝酸鹽」，最先跳出來的是疾病管制中心網站，她知道疾病管制中心的資料值得信賴，[1]也因此得知她家井水到底是怎麼被汙染的：硝酸鹽屬於水溶性物質，地表的硝酸鹽會隨著雨水被土壤吸收，汙染地下水；她還讀到化學肥料和動物排泄物是硝酸鹽的主要來源。看來，罪魁禍首並非哪個為了拉高財報數字，挺而走險偷倒廢料的公司企業，而是飼養家禽家畜和給作物施肥留下的遺毒。

美國疾病管制中心（CDC）網站提醒，飲水硝酸鹽含量過高可能危害健康。愛佛莉想知道「危害」真意為何，便繼續搜尋「飲水含硝酸鹽對健康的影響」並連到另一個網站，才知道原來硝酸鹽會阻斷血紅素與氧結合，導致身體缺氧，[2]這實在教人不安。網站還說，流行病學調查顯示不當攝取硝酸鹽和高血壓、甲狀腺癌、膀胱癌、胃癌、卵巢癌都有關聯。此時愛佛莉發現這網站有廠商贊助，贊助商是一家販售飲水過濾裝置的公司──這條線索提高網站資訊存在偏誤的可能性。於是愛佛莉繼續查找硝酸鹽影響健康的相關資訊，特別是飲水硝酸鹽含量的安全上限。

她滾動網頁，逐條瀏覽搜尋結果，一份二〇一八年發表的期刊文獻標題引起她注意：《飲水硝酸鹽與人體健康：最新回顧》。[3]這是一篇流行病學研究回顧報告，探討飲水含硝酸鹽與多種健康問題之間的潛在關係。報告提到：美國訂定的飲水硝酸鹽最高容許限值為每公升 10 毫克，目的是為了保護嬰兒，防止變性血紅素血症，以免接觸過量硝酸鹽導致身體缺氧。這篇文獻回顧的病例報告以癌症為主，因為硝酸鹽進入體內即可能轉變成「亞硝基致癌物」。論文作者發現，除了變性血紅素血症，另有大量證據顯示硝酸鹽和大腸直腸癌、甲狀腺疾病和新生兒神經管缺損關係密切。某些研究顯示，即使飲水硝酸鹽含量符合每公升 10 毫克的標準上限，依然可能提高罹病風險。

　　愛佛莉明白，飲水含硝酸鹽即使和某些疾病有關，並不一定代表飲水中的硝酸鹽會引發這些疾病。舉例來說，大量接觸某些化學物（如農藥）也會導致體內硝酸鹽過高，致病的可能性也更高。儘管如此，愛佛莉認為她家井水的硝酸鹽濃度「每公升 25 毫克」已達到不可接受的危害風險，因為風險商數大於 2.5（25 毫克除以 10 毫克）。她果斷地將家中飲水、烹飪用水暫時改為瓶裝水，著手研究可裝進供水管路的過濾器，有效清除井水中的硝酸鹽。

　　要是愛佛莉一家曾有人罹患大腸直腸癌、甲狀腺疾病或神經管缺損，她確實可引用這份風險評估結果為證據，懷疑病因就是井水中的硝酸鹽；但事實並非如此，愛佛莉一家的健康狀況仍在一般認定的正常範圍內。不過，她也認為這次的風險評估結果已足以促使她採取行動，切斷硝酸鹽接觸源，以免將來家裡有人因此生病。就愛佛莉家的狀況而言，這個決定相對容易：只要短期內先改喝瓶裝水，再加裝過濾器清除井水中的硝酸鹽，就能一勞永逸地解決問題了。

瓶裝水－鄰苯二甲酸酯

　　要是在二十年前，「買水」對簡恩來說肯定是再荒謬不過的事；但現在，簡恩固定每週都會去賣場買一到兩箱瓶裝水。「飲水大戶」是她十三歲的兒子傑瑞，因為她想讓傑瑞戒掉含糖果汁和汽水，避免肥胖。傑瑞有好幾個表兄弟姊妹都是胖子，簡恩的選擇看起來挺可靠的。

　　起初簡恩給兒子買水壺，讓他直接裝自來水喝；沒多久，傑瑞開始找其他方式補充水分，水壺就這麼晾在廚房櫃子上。傑瑞抱怨：用不鏽鋼水壺裝自來水，氯的味道會變重，也喝得出來。簡恩就是在這個時候開始買一次性使用、每瓶約三百三十毫升的塑膠瓶裝水給他喝。簡恩選擇賣場自有品牌，價格比國內或進口知名品牌便宜許多，而且瓶身標籤還寫著天然礦泉水，不含雙酚 A，100% 回收再利用，看起來是不錯的選擇。傑瑞漸漸習慣這款瓶裝水，每天上學帶一瓶，回家也會再喝一到兩瓶。

　　有天晚上，簡恩不知為何突然想到瓶身「不含雙酚 A」幾個字。她聽過食品驗出雙酚 A，也知道這種物質有害健康。生性好奇的她想研究一下這種化學物，查查塑膠瓶為什麼會有雙酚 A，以及該如何確定她買回家的瓶裝水不含雙酚 A。她先 Google「雙酚 A」，跳出來的第一條連結就是「妙佑醫學中心」。她知道她可以信任這個網站。[4]

　　網站上說，雙酚 A 是一種工業用化學物，常用於食品或飲料的聚碳酸酯塑膠包材。雙酚 A 令人擔憂的原因在於它會自塑膠容器溶出，進入水體或食物中。除了接觸的潛在風險，低劑量雙酚 A 可能對實驗動物造成有害影響；然而最令簡恩不安的是，雙酚 A 可能不利兒童大腦發育，並反映在行為上。傑瑞最近變得不太好相處，喜怒無常，動不動就頂嘴。對簡恩來說，他關在房裡生悶氣的時間要比一般十三歲男孩多出許多。除此之外，傑瑞以前幾乎科科拿 A，現在卻經常拿 B 並為此沮喪不已。兒科醫師說，傑瑞有輕微憂鬱，但醫師也請簡恩放心，表示這種情況在青春期少年身上很普遍，不需要特別處理；等他體內的荷爾蒙達到新的平衡狀態，他就會恢復了。

然而簡恩就是沒辦法不理會心底的直覺，認為說不定就是她火上加油，是她給傑瑞喝瓶裝水才加重他的青春期憂鬱。但，不對呀，那瓶子上不是印了「不含雙酚A」？製造商要怎麼去除塑膠瓶裡的雙酚A？簡恩暗忖，而且要怎麼確定去除效果？於是她再次上網，尋找進一步的答案。

簡恩排列組合塑膠瓶、雙酚A、安全性、毒性、危險、有毒等幾個關鍵詞，搜尋到好幾個網站。她把所有覺得可信的文章都讀過一遍，發現不同產品會使用不同的塑膠包材，而每種包材所含的化學物亦不相同。雙酚A是聚碳酸酯的塑化劑。聚碳酸酯耐久，質地硬脆，主要用於硬塑膠杯和可重複使用的塑膠瓶；至於一折壓就嘎吱作響的一次性塑膠瓶則不含雙酚A，而是以「聚對苯二甲酸乙二酯」為材料，即一般所稱「寶特瓶」（PET）。簡恩買的瓶裝水就是用寶特瓶裝的，因此製造商才會標示「不含雙酚A」。

有意思的是，她讀到雙酚A引發的健康疑慮是它具有雌激素活性：也就是說，它在人體內的作用與雌二醇相近。雌激素過多並非好事，對胎兒或兒童來說更是如此。雌激素會刺激多種女性性徵發育，不當接觸雌激素可能導致生殖道或腦部發育缺損，不論男女皆無法倖免。

讀著讀著，簡恩意外得知寶特瓶雖不含雙酚A，卻含有其他類雌激素物質，[5]統稱為「鄰苯二甲酸酯」，寶特瓶之所以如此柔軟易折就是因為這玩意兒。鄰苯二甲酸酯不只具雌激素活性，還有抗雄性素活性：[6] 抗雄性素化學物能阻斷睪固酮及體內其他雄性素的作用。這樣說來，類雌激素化學物可能促進雌性化或女性化，而抗雄性素化學物則有去雄性化的能耐。[7] 假使發育中的男性接觸到鄰苯二甲酸酯這種作用類似雌激素，又有抗雄性素活性的化學物，即可能出現女性性徵（譬如乳房組織過度發育），同時削弱男性性徵（譬如不太長鬍子）。儘管醫師認為傑瑞的少年憂鬱實屬正常，肇因於發育階段的荷爾蒙混亂，但簡恩現在不禁懷疑，鄰苯二甲酸酯是否加重她兒子體內的荷爾蒙不平衡？

　　單純的好奇頓時轉為驚恐：她竟不自覺地一直在毒害自己的兒子。在限制傑瑞攝取含糖飲料這方面，她是過於倉促不小心？她是不是用了另一種更危險的東西去取代原本的有害物？簡恩決定改用 Google 學術搜尋。她需要更合理可靠的科學事實，不能被或許別有意圖的網站 —— 譬如化學產業，或偏好直覺而非大腦判斷的狂熱份子 —— 牽著鼻子走。

　　簡恩已經知道「鄰苯二甲酸酯」不是一種，而是一整群化學物，所以她決定先找出寶特瓶含有哪些鄰苯二甲酸酯物質。她輸入「鄰苯二甲酸酯＋“寶特瓶”」＊這對關鍵詞，搜尋引擎回敬她一大串跟這個題目有關的科學報告。她一篇篇閱讀，同時還做了一張表，打算把研究人員在寶特瓶或瓶裝水中驗出的鄰苯二甲酸酯物質一一列出來；然而令她失望

＊譯注：搜尋時使用雙引號「“”」代表精確搜尋。

的是，這些學術網站大多要註冊或付費才能使用。

好在摘要不用錢，而且摘要基本上都會提到驗出的鄰苯二甲酸酯名稱與濃度範圍。

曾經有人跟簡恩說過，在科學世界裡，最簡單的答案往往都是正確答案。但她以往沒有這種體會或經驗，此刻更非如此：根據她的調查，瓶裝水中的鄰苯二甲酸酯及其濃度千變萬化，差異極大。光是她找到的這幾篇文獻，研究人員驗出的鄰苯二甲酸酯就多達三到九種，其中最常見的是鄰苯二甲酸二辛酯（DEHP）、鄰苯二甲酸二乙酯（DEP）、鄰苯二甲酸二異丁酯（DIBP）、鄰苯二甲酸二丁酯（DBP）、鄰苯二甲酸丁酯苯甲酯（BBP）。通常送檢樣品不會驗出這幾種物質；一旦測到，濃度原則上也不會超過每公升 2 微克（通常小於每公升 0.3 微克）。有了這些繁複多樣的資料，簡恩決定為傑瑞來一次「飲用寶特瓶裝水」的危害風險評估。

接觸程度評估

這款瓶裝水的標籤上有一列網址，宣稱能提供該產品的純度資訊。網站確實列出填充瓶裝水時驗出的雜質及其濃度，但廠商並未檢驗鄰苯二甲酸酯，或至少沒列出來。此外，瓶裝水若驗出鄰苯二甲酸酯必定來自瓶身，因此填充前的水質檢驗報告無法提供任何資訊。於是簡恩決定做兩種接觸風險評估：她假設寶特瓶驗出的鄰苯二甲酸酯不是每公升 2 微克就是每公升 0.3 微克。根據她找到的科學文獻判斷，前者代表情況很糟，後者比較貼近現實。

　　傑瑞體重 45 公斤左右。簡恩估算他一天大概喝掉三瓶水，約莫是 990 毫升（為求簡便以 1 公升計算）。根據她查到的資料，寶特瓶會溶出的鄰苯二甲酸酯物質大概有 DEHP、DEP、DBP 和 BBP 這四種，因此如果每一種的濃度都達到每公升 2 微克，加總後就是每公升含有 8 微克的鄰苯二甲酸酯；如果每一種的濃度只有每公升 0.3 微克，合計濃度就是每公升 1.2 微克。綜合以上資訊，她算出傑瑞每天的最高攝取量達到每公斤 0.08 微克；若以較實際的每公升 1.2 微克估算，則相當於每天每公斤 0.012 微克。那就拿最大值每公斤體重 0.08 微克來說好了，這個接觸量當真值得擔憂？

危害劑量評估

　　利用 Google 搜尋、瀏覽文獻時，簡恩意外撈到美國環保署做的一項研究，她認為跟她要找的答案關係特別密切：針對她認為最具評估意義的四種鄰苯二甲酸酯，環保署做了個別及綜合風險評估：[8] 研究人員讓懷孕大鼠接觸不同種類、不同劑量的鄰苯二甲酸酯，然後查明這些物質對雄性子代製造睪固酮會產生何種影響。在這之前，已有其他研究證實製造睪固酮的機制對鄰苯二甲酸酯相當敏感，也跟鄰苯二甲酸酯引起的生殖系統發育異常有關。最後這一點似乎切中紅心：簡恩就是擔心傑瑞的青春期發育可能受到影響。這篇報告列出每一種鄰苯二甲酸酯的無明顯不良反應劑量（NOAEL）和最低致害劑量（LOAEL），簡恩可據此將這兩個劑量值相乘再取其平方根，算出慢性毒性值（CV）。

BBP、DBP 和 DEHP 的慢性毒性值皆為每天每公斤 173 毫克，至於 DEP 在試驗劑量下無明顯影響，即慢性毒性值大於每天每公斤 900 毫克。簡恩大可據此簡化評估內容，排除 DEP，因為它在高劑量下看起來並無毒性，但簡恩選擇保留它並以相同的慢性毒性值計算，多一道警惕。

環保署的綜合研究顯示，當鄰苯二甲酸酯的總劑量達到每天每公斤 260 毫克（最低致害劑量），睪固酮產量明顯降低；每天每公斤 130 毫克（無明顯不良反應劑量）則無明顯影響，故可推算四項鄰苯二甲酸酯的總慢性毒性值為每天每公斤 183 毫克——這個數字跟單獨一種鄰苯二甲酸酯的慢性毒性值（每天每公斤 173 毫克）十分接近，顯示簡恩在評估鄰苯二甲酸酯的整體**危害**風險時，可以使用先前算出的最大**接觸**值來計算。

簡恩決定將慢性毒性值再加上不確定係數（100），定出參考劑量（RfD）。她選擇一百的理由有二：先以不確定係數 10 代表囓齒動物和人類對鄰苯二甲酸酯的敏感度差異，再用另一個不確定係數 10 增加保險，涵蓋她這份風險評估的所有不確定因素。最後，簡恩為鄰苯二甲酸酯定出的參考劑量值，也就是每天可接受的最高攝取劑量為每公斤 1.73 毫克。

整體風險評估

簡恩首先計算傑瑞每天喝下的鄰苯二甲酸酯的總量風險

商數：參考劑量 1.73 毫克相當於 1730 微克，她再用每天每公斤 0.08 微克除以 1730 微克，得到風險商數為 0.00005。簡恩大大鬆了口氣。這麼低的數字顯示傑瑞每天因為喝瓶裝水而攝入的鄰苯二甲酸酯量不具風險，不致危害健康。既然如此，她也就不需要再計算另一個更低，也更貼近實際接觸量的風險商數了。

　　雖然這個結果令她開心，但參考劑量值好像太低了。簡恩擔心自己是否用錯方法，所以決定也做一次累積風險評估：她用她算出來的每天每公斤 0.02 微克作為這四種鄰苯二甲酸酯的每日個別接觸量，個別慢性毒性值都是每天每公斤 173 毫克，不確定係數仍是 100，因此每一種鄰苯二甲酸酯的參考劑量都是每天每公斤 1.73 毫克或 1,730 微克。表 10.1 即為累積風險評估結果。

表 10.1　鄰苯二甲酸酯累積風險評估

名稱	每日攝取量 （微克／每天每公斤）	參考劑量 （微克／每天每公斤）	風險商數
BBP	0.02	1,730	0.000011
DBP	0.02	1,730	0.000011
DEHP	0.02	1,730	0.000011
DEP	0.02	1,730	0.000011
累積風險商數			0.000044

　　鄰苯二甲酸酯的總風險商數（0.00005）和累積風險商數（0.000044）幾乎差不多，支持她的評估結果。但風險這麼低依然令簡恩不放心，於是她回頭找文獻，希望能得到進一步證實。

　　簡恩點進美國環保署綜合風險資訊系統（IRIS），查明她計算的參考劑量值是否正確；她很開心且驚訝地發現，這個系統竟然列出每一種鄰苯二甲酸酯的參考劑量，而且官方提供的數字約莫是簡恩算出來的十分之一。仔細研究之後，她發現環保署將不確定係數定為1000：第一個10代表跨種族（種間）敏感度差異，第二個10則是種內差異（她不太確定「種內差異」是什麼意思，不過不影響她的計算方式，同時也顯示她將跨種族敏感差異的不確定係數定為十很合理）；環保署再用一個10處理推估亞慢性至慢性無明顯不良反應劑量的不確定因素（簡恩的理解是，這代表實驗用大鼠並非終生接觸鄰苯二甲酸酯），這三個十所得的乘積即為整體不確定係數。簡恩自己在計算時，也用了一個10含括超出她理解程度的其他細節，因此她認為她的算法也納入了環保署考量的不確定因素。總而言之，不論計算時的不確定係數為1000或100，結論維持不變：瓶裝水所含的鄰苯二甲酸酯對傑瑞健康造成的風險極低，不足掛心。

　　簡恩認為，這回利用科學資料進行風險評估與判斷決策的經驗十分有意義。畢竟對象是她兒子，她唯一的孩子，她只想為他做正確決定，這是無比嚴肅的事。為了做最終確認，她再次點開最初提及寶特瓶裝水含有鄰苯二甲酸酯的那幾篇科學論文，查明論文作者的結論是否與她一致。其中一篇總結：「寶特瓶瓶裝水所含鄰苯二甲酸酯對消費者的危害程度可忽略不計。」[9] 作者表示，「瓶裝水所含的四種列管鄰苯二甲酸酯不致對人體健康造成負面影響，或影響程度極低。」[10] 最後是「寶特瓶作為飲食容器安全無虞」。[11] 簡恩為兒子所做的鄰苯二甲酸酯個人風險評估結論與多項研究結果一致：寶特瓶瓶裝水所含的鄰苯二甲酸酯危害風險微乎其微，可忽略不計。

　　青春期自有其挑戰與考驗。但現在簡恩確信兒子的行為問題只是荷爾蒙正常變化所造成的，跟她買給他喝的瓶裝水含有微量鄰苯二甲酸酯並無干係。

第十一章
食品化學物風險評估

植物肉與嘉磷塞（年年春）

　　為顧及孩子的健康、保護環境，珍妮在採購食材時改買新一代素牛肉「植物牛肉」，而且決定當晚就用它來做漢堡。孩子們大啖漢堡佐烤甘藍，嚐不出差別亦毫不起疑，最後珍妮在送上餐後水果與雪酪時揭開謎底，他們簡直不敢相信。珍妮因此確定，替代肉符合她對肉品風味、質地、視覺的要求，這點實在重要：她一方面可以用替代肉滿足孩子愛吃漢堡、義大利麵、各式肉醬和墨西哥玉米餅的需求，也能善盡父母職責，為環保盡一份心力。

　　幾天後，她和工作夥伴兼閨密提起這項新發現。「別衝太快，」安不置可否地搖頭，「這些植物肉都含有『嘉磷塞』。你不過是把牛肉換成除草劑，把致癌食物換成另一種致癌物質罷了。是我的話，我會繼續吃牛肉。」

　　珍妮有些喪氣，她還以為自己頗有消費者意識呢。但她當真拿化學致癌物餵給孩子吃了？製造替代肉所用的植物偶爾會使用除草劑，而她是否在無意間助長了除草劑的危害層面？珍妮需要答案。

她上網搜尋了一下**嘉磷塞**，結果還挺有趣的。維基百科說，農民使用這種除草劑已有四十年以上的歷史，它也是「農達」的主要成分──珍妮家也有一罐，跟其他園藝用品放在一起。起初她買「農達」是為了清除前門走道磚縫裡的雜草，效果相當好，後來她又拿它去對付入侵後院棚架的毒藤。維基百科內文提到，科學家對「嘉磷塞對人類的致癌風險」歧見頗大，尚無定論。為求心安，珍妮決定要做一次個人風險評估，並將問題定調為「給孩子們吃沾染嘉磷塞的食品，是否會危害他們的身體健康？」

接觸程度評估

既然接觸會帶來風險，珍妮首先要確認她究竟透過植物肉餵給孩子多少嘉磷塞。為了排除未經證實或無事實根據的資料，她直接進入 Google 學術搜尋──顧名思義，這個搜尋引擎只會提供學術參考文獻。她先輸入「嘉磷塞」和「牛肉」廣泛搜尋，但運氣不佳，文獻條目多以嘉磷塞和肉牛產業為主。於是她改用「嘉磷塞」和「素牛肉」，同樣行不通，搜尋引擎只吐出一條外銷委內瑞拉、名目似懂非懂的公家機關報告。

珍妮有些挫折。她切回一般搜尋，希望能找出安提醒她的那些話究竟從何而來。關鍵詞「嘉磷塞」和「素牛肉」同樣搜尋未果，於是她換一個詞，改成「嘉磷塞」和「素漢堡」，有啦！網頁最上方出現一張看似美味多汁的素漢堡照片，上方斗大一排字「**基改素漢堡驗出嘉磷塞**」。她點開圖片，連上一篇登在「超級好生活」的網路文章（網站標語是「你的有機飲食指南」），[1]文章標示出處為「全美主婦聯盟」。雖然這不太符合她想找的科學期刊文獻，她仍點開來看。文章標題為〈基因改造素漢堡驗出致癌物嘉磷塞〉，[2]從這篇文章開始，她一連點開五條連結才終於找到好友擔憂的來源。文章表明，全美主婦聯盟和非營利單位「健康研究實驗室」簽約合作，分析兩款市售素牛肉漢堡（植物漢堡和未來漢堡）是否含有嘉磷塞；結果兩種素漢堡都驗出嘉磷塞，但前者的檢出量為後者的十一倍，分別是「11 ppb」和「1 ppb」。

　　由於珍妮在學術搜尋找不到經同儕審閱的科學文獻，所以她假設全美主婦聯盟取得的這些結果並未發表在科學期刊上。為什麼？真正原因無從得知，但她發現這個「健康研究實驗室」不僅販售嘉磷塞檢驗試劑，也提供代驗檢體服務（可採集樣本寄至實驗室化驗）；或許就是這個程序的可信賴度不高，不符合期刊論文發表的嚴格要求。舉例來說：全美主婦聯盟可能到某知名速食店取樣，帶回一份素漢堡；除了素牛肉，這份漢堡使用的食材還有萵苣、番茄和洋蔥，這四種食材都可能含有嘉磷塞。再者，若要通過同儕審查，採樣數必須具有代表性，而「一份」樣本並不符合科學標準。

　　珍妮回頭檢視搜尋結果。檢測素漢堡是否含嘉磷塞的文章僅此一篇，不過她倒是找到幾篇批評全美主婦聯盟或素漢堡的文章，提出正反意見的大多也是雙方陣營的擁護者，而非科學研究人員。珍妮決定先用健康研究實驗室驗出的「11 ppb」作為這種除草劑在食品中的合理估計值，進行風險評估。現在，她得先用這個數字估算孩子們在吃下素漢堡的同時，連帶吃進多少嘉磷塞。

　　全美主婦聯盟提供的嘉磷塞檢測報告單位為「ppb」。她問手機語音助理（Siri）「ppb」是什麼意思。手機給她兩個答案，一是「紙張、印刷、裝訂」的縮寫，另一個是「十億分之一」。答案顯然是第二個。這也就是說，那份抽樣報告指出該素肉產品含有十億分之十一的嘉磷塞。要想算出孩子們的攝取劑量，她得先搞清楚單位定義，於是她在搜尋欄位輸入「十億分之一代表什麼意思」，並且加上「美國環保署」提高可信度，結果跳出來的第一篇就是堪薩斯州立大學「有害物質研究中心」的〈了解計量單位〉。[3]這篇文章告訴她，若用於計算土壤、植物、食物食品等等固體的可疑化學物含量，「ppb／十億分之一」相當於「每公斤樣本含有的化學物微克數」；據此，報告指稱的「十億分之十一」代表每公斤植物肉含有十一微克嘉磷塞。現在她只要知道孩子們吃了多少素漢堡，就能大概算出他們吃下多少嘉磷塞。

　　珍妮決定保守一點。所以，雖然每個月吃三次素牛肉比較貼近事實，她還是假設孩子們每週有一餐吃素漢堡。接下來，她粗估每一個漢堡使用四分之一磅素牛肉，這個數字對她十三歲的兒子來說不會太離譜，但十歲的女兒可就吃不了這麼多了。珍妮再請語音助理將四分之一磅換算成公斤，答案是「0.11」。因此根據她的假設，兩個孩子每週會吃0.11公斤的素牛肉；如果她買的那款素牛肉每一公斤含有11微克嘉磷塞，那麼0.11公斤的素牛肉就含有1.2微克嘉磷塞，代表孩子們每週吃進肚子裡的嘉磷塞比一微克再多一點點。

根據網站搜尋結果，珍妮得知化學物攝取劑量皆調整至以每公斤體重為計算基礎，並據此列出每日平均攝取劑量，因此，她只需要把孩子們每週1.2微克的攝取量換算成每天每公斤體重攝取的微克數即可。珍妮的兒子約36公斤重，每七天吃下1.2微克嘉磷塞（即1.2微克除以36公斤除以七天），所以他的每日接觸劑量為每公斤0.0048微克。

珍妮的女兒體重約33公斤，所以她的接觸劑量（1.2微克除以33公斤除以七天）是每天每公斤0.0052微克。女兒的接觸劑量大於兒子是因為女兒體型較小，所以珍妮決定用女兒的接觸劑量繼續進行風險評估。

給孩子們吃素牛肉漢堡究竟會帶來多大的潛在傷害？她這條風險評估之路已然走了一半。

危害劑量評估

危害伴隨接觸而來，構成風險，因此珍妮接下來要調查的就是食入嘉磷塞可能造成哪些危害。這個步驟的目標是找出嘉磷塞的參考劑量。稍早她算出的接觸劑量乃是基於個人條件（孩子們的體重、每週吃一次摻了嘉磷塞的素牛肉）所得到獨一無二的結果，至於參考劑量則是撇開個體差異或接觸來源不談，只要不超過這個接觸限值就不會造成明顯風險的標準值。若能從網路找到這個參考劑量值，她就能省下自己計算的麻煩了。於是她用「嘉磷塞＋參考劑量」搜尋交集。

珍妮立刻發現這個步驟比她原本想像的要簡單多了。Google 吐出的第一條搜尋結果就是國家農藥資訊中心（NPIC）公布的「嘉磷塞技術資料表」。[4] 她另外查找了一番，確認這個機構由奧勒岡州立大學和美國環保署共同營運，值得信賴，該網站提供的都是有科學根據的農藥資訊。這份技術資料告訴珍妮，若長期餵食嘉磷塞，犬和大鼠惟有在接觸劑量極高時（每天每公斤超過 100 毫克）才會引發毒性，最明顯的中毒症狀是和肝、腎損傷有關的多種病症。血中的外來化學物由肝腎負責清除，因此極可能在這兩個器官濃縮累積，造成傷害。該網站列出的嘉磷塞參考劑量為每天每公斤體重 1.75 毫克。

國家農藥資訊中心也針對嘉磷塞的致癌性作出評論。該網站援引的研究資料顯示，即使在每日每公斤體重大於 1000 毫克這種超高劑量下，仍無證據支持嘉磷塞會導致小鼠或大鼠罹癌。這項實驗結果不僅令珍妮大吃一驚，也讓她明白：就算全美主婦聯盟檢驗的素漢堡或素牛肉含有嘉磷塞，該組織宣稱嘉磷塞會致癌亦非事實。

下一則條目是環保署「綜合風險資訊系統」（IRIS）

嘉磷塞專頁。[5] 這個系統專門提供日常化學物的健康風險評估資訊（太棒了！珍妮心想，她又挖到一個有科學根據的網站），而專頁則列出嘉磷塞毒性的非癌症與癌症風險資料。在非癌症毒性方面，對嘉磷塞最敏感的器官是腎臟：如果懷孕大鼠每日接觸劑量達到每公斤 30 毫克，子代會有腎臟輕微畸形的現象；每日接觸劑量為每公斤 10 毫克的話則沒有不良影響（此為「無明顯不良反應劑量」）。於是嘉磷塞的參考劑量即以無明顯不良反應劑量的「每天每公斤 10 毫克」為底，將不確定係數定為「100」（考量人、鼠之間的物種敏感差異，以及人類對嘉磷塞毒性敏感度的個體差異），得到「每天每公斤 0.10 毫克」這個值。綜合風險資訊系統的參考劑量值何以低於國家農藥資訊中心提供的數字？或許是前者取得的其他報告顯示，嘉磷塞在更低劑量下即可能引發中毒症狀；又或者綜合風險資訊系統考量的不確定因素比國家農藥資訊中心更多，使用的不確定係數更高，因而壓低參考劑量值。

　　在癌症風險評估方面，綜合風險資訊系統原本將嘉磷塞歸類為「對人類可能具致癌性」化學物，判定依據是早年一份「小鼠接觸嘉磷塞可能提高腎臟腫瘤風險」的研究報告；後來改為措辭較模糊的「對人體致癌性尚未歸類」化學物。嘉磷塞之所以被降級，理由是另一份也以小鼠為實驗模式的獨立回顧研究顯示，研究結果在統計上無明顯意義，亦無明確證據顯示嘉磷塞和致癌性確有關聯。如果「接觸嘉磷塞導致腫瘤發生機率上升」無法符合統計評估的嚴格要求，那麼

「出現腫瘤」就只能判定為偶發事件。

從這幾份報告來看，每天每公斤 0.10 毫克算是相當保守的參考劑量值。既然珍妮已經掌握接觸程度和危害劑量兩項估計值，現在她可以開始評估嘉磷塞對兩個孩子的健康危害風險了。

整體風險評估

珍妮從資料得知「風險」是「接觸」與「危害」的綜合結果，並且可以用「風險商數」量化表示：即接觸劑量除以危害劑量所得的商即為風險商數。若以她的例子來說，則可將「每日預估劑量」除以「參考劑量」算出風險商數。

珍妮將她為女兒計算的每日接觸劑量（每天每公斤 0.0052 微克）和嘉磷塞參考劑量（每天每公斤 0.10 毫克）相除即算得風險商數。不過這兩個值的單位並不一致，她得先統一單位才能消去單位（風險商數沒有單位）：鑑於一個值以微克計，另一值以毫克計，她只消將微克換算成毫克（遷就參考劑量），或將毫克換算成微克（遷就每日接觸劑量）即可。珍妮選擇後者，詢問語音助理後得到「0.10 毫克等於 100 微克」的答案。（珍妮事事請教語音助理看似稀鬆平常，但是對於沒有手機幫忙就算不出答案這事，她覺得有點丟臉。橫豎她以前上化學課的時候就學過 1 毫克等於 1000 微克呀！哎，都還給老師了。）

總之，現在珍妮終於可以把風險商數算出來了：

　　風險商數＝每天每公斤 0.0052 微克 ÷

　　　　　　每天每公斤 100 微克

可得風險商數為 0.000052

　　風險商數大於 1.0 代表風險程度無法接受，珍妮也必須採取對策，降低風險；但珍妮算出的風險商數比 1.0 不知小了幾個級數，代表孩子們因為素漢堡而吃下嘉磷塞且危害健康的風險程度小到可忽略不計，令她寬心不少。說實話，以她算出的風險商數來看，就算她每週給孩子們吃一千個素漢堡也無須擔心嘉磷塞中毒；不過，如果他們當真吃下那麼多素漢堡，她要擔心的問題就更多啦！

〜〜

　　上述案例乃是基於「嘉磷塞傷害腎臟」，也就是對嘉磷塞最敏感的器官所做的風險評估，其影響微乎其微。珍妮一開始擔心的其實是癌症，不過，她在展開危害評估時發現，嘉磷塞致癌的可能性甚至遠低於對腎臟的傷害。但嘉磷塞的致癌性為何引發爭議？

　　美國、加拿大、日本、歐盟與聯合國主管機關皆已做出結論，判定嘉磷塞不具致癌性，惟國際癌症研究署（IARC）仍給它貼上「對人類可能具致癌性」的標籤。[6] 兩造之所以做出不同判斷，歸根究柢在於過程上的差異：國際癌症研究署只看有沒有致癌證據，各國及聯合國單位則多考量人類接觸致癌劑量的可能性。換言之，國際癌症研究署的致癌分級乃建立在「危害評估」之上，其他單位則按「風險評估」結果辦理。[7]因此若國際癌症研究署宣稱某物「對人類可能具致癌性」，其意義並非「人類只要接觸這種物質就有罹癌的風險」，基本上應解讀為「若人類接觸到**足以致癌的量**，就可能提高罹癌風險」。但如果所謂的接觸量相當於每週必須吞下上千個素牛肉堡，這項陳述根本毫無意義──還是帕拉塞爾蘇斯的那句老話：劑量決定毒性。

國際癌症研究署和各國主管機關的評估過程差異還不只這一處。舉例來說，國際癌症研究署僅選擇公開發表於科學期刊的報告文獻為參考依據。[8]從表面上看，這麼做似乎相當合理，因為這些都是通過嚴格同儕審查的科學資料；但是，那些為新農藥產品申請核准上市的製造商也都必須向主管機關提交數據資料，而這些資料都是經過設計完善的實驗步驟、嚴格的品保操作以確保數據有效性所得到的試驗結果。只是這類報告大多未公開發表，國際癌症研究署原則上也不可能參考使用。國際癌症研究署不使用這類報告的理由尚不得而知，或許是該機構認為這些都是廠商產出的報告，因此可能存在理解或判讀偏誤。

國際癌症研究署偏好獨立研究單位在科學期刊公開發表的論文。[9]這些研究一般都是大學學者的研究成果，與產業沒有利益關係亦無利益衝突。然實情當真如此？「不發表就沒戲唱」這句箴言反映了學界現況。學者必得有學術發表記錄才能升等，但科學期刊每一頁都很值錢，因此期刊方大多不願釋出頁數刊登負面研究結果。學者升等研究大多是博班學生的學位論文，而負面的研究結果同樣不受系上青睞（學系掌握學生是否符合獲頒博士學位要件的生殺大權），對學生畢業求職來說亦非好兆頭。循此，產業贊助的研究大多催生負面研究報告，而學術研究則傾向正面成果，因此我懷疑兩邊產出的報告都存在一定程度的偏見。故我認為，最好的做法是不要選擇性地排除一方的偏見，同時無視另一方的可能偏誤——但這恰恰是國際癌症研究署的做法。就理想狀況來說，只要把足夠的數據攤開在檯面上，自然就會浮出真相。

　　嘉磷塞致癌的爭議於二○一九年七月達到高峰：一對加州夫妻宣稱嘉磷塞害他們罹患「非霍奇金氏淋巴瘤」，法官判原告勝訴並獲得二十億美元賠償金。如果嘉磷塞致癌性極低，那麼這名法官何以會被說服，認定嘉磷塞導致原告罹癌？使用嘉磷塞與非霍奇金氏淋巴瘤無統計關聯的證據不少，但法官可能不允許辯方律師提出太多這方面的證據，[10]這點非常重要：僅參酌單方面證據或許就是法官如此宣判的原因，而這個程序謬誤也造成相當昂貴的後果。

嬰兒食品與砷

　　小查理是莎菈的第一個孩子。初為人母確實是相當大的挑戰，但莎菈做足準備，讀了《你的第一個寶貝》、《新手育兒指引》、《如何養出健康、快樂的寶寶》等等一拖拉庫育嬰書籍。懷孕期間，她也格外注意自己的身體健康，維持健康飲食、不喝酒、規律運動。她甚至減少跟漢克叔的見面次數，避免吸入二手菸。

　　她順利度過懷孕和生產，哺乳更是小菜一碟，雖然還是有點不方便，有時還會不舒服。莎菈敢說她真的是看著孩子一天天長大。小查理差不多四個月大時，光喝母乳似乎很難滿足他的好胃口，某本書裡的專家建議提到可以用米製品引導孩子慢慢改吃固體食物。她決定試試，而小查理對於母乳搭配固體食物的反應別說是開心了，根本欣喜若狂。

　　小查理六個月大時，莎菈覺得兒子好像沒什麼精神，但她先生認為孩子的活動力依然正常；此外，小查理也比以前更愛哭鬧難伺候。小兒科醫師認為查理沒什麼問題，可能是莎菈對孩子的成長發育稍微焦慮了些。

　　但莎菈認為並非如此。她開始上網找答案，或至少查探一下小查理是不是真有什麼問題。她用「米製嬰兒食品」搜尋，其中一段描述把她嚇呆了：

> 某非營利組織檢驗近一百七十種嬰幼兒食品，發現高達95%的產品含有鉛、砷、鎘或汞等重金屬，其中又以含米穀類製品的砷含量最高。超過一千一百萬名兩歲以下的嬰幼兒因接觸食品中的砷和鉛而出現智力下降的情形。

　　她費了這麼大力氣想把每一件事做到最好，結果竟毒害自己的兒子？砷、鉛、鎘、汞。根據這段描述，她給查理吃的東西壓根是重金屬全餐嘛！

　　莎菈的朋友珍妮也曾擔心自己選購的素牛肉可能含有中毒劑量的除草劑。為此，珍妮做了一次個人風險評估，最後也讓自己放下心來。珍妮告訴莎菈，雖然評估過程有些麻煩，不過只要用網路上查得到的公開資訊就能完成；最重要的是，珍妮說，最後的評估結果讓她終於能夠真正地安心，所以她鼓勵莎菈也做一次個人風險評估，答應陪莎菈把整個流程跑一遍。

　　首先莎菈得調查事實、蒐集資訊，如此才能確認這次風險評估要解決的問題。她重新點開那個敘述內容令她不安的網頁，發現那是《商業內幕》刊登的一篇報導，標題為「嬰兒米穀片驗出高量砷，可能導致嬰兒智力下降」。[11]莎菈心跳漏了一拍。以前她沒想過智商可能受影響，但她認為小查理的「懶洋洋」說不定就是智力下降的指標。

　　珍妮曾提醒莎菈，她必須不厭其煩地確認資料出處，以免誤用商業網站提供的資訊。她查了一下，發現《商業內幕》應該是可以信賴、報導還算公正的財經新聞網站，但它顯然不是科學網站。莎菈把這篇文章讀過一遍，得知這是一個民營團體「健康寶寶光明未來」（HBBF）修訂發表的報告。這個團體致力於提供寶爸寶媽「嬰兒生活環境毒性化學物」相關資訊，成立宗旨令人敬佩；不過《商業內幕》列出嬰兒食品驗出的有毒金屬有好幾種，但HBBF就只提到砷，所以莎菈決定本次風險評估主旨為「米製嬰兒食品所含的砷是否可能危害我家寶寶健康？」有了提問方向，下一步就是上網找答案了。

接觸程度評估

「健康寶寶光明未來」的報告指出，米製嬰兒食品平均含砷量為 85 ppb，但燕麥嬰兒食品的平均含砷量卻只有 13 ppb。[12] 珍妮告訴莎菈，85 ppb 相當於每公斤嬰兒食品含 85 微克的砷（單位是 μg/kg）。這一路搜尋下來，莎菈也意外發現不少文章質疑這篇報告的公正性，主要還是因為這篇報告並未送交嚴格的同儕審查。珍妮說，她在評估除草劑風險、查找素牛肉含有嘉磷塞的資料時，也見過別人提出類似的批評，但她選擇忽視；莎菈和珍妮不同，她想得到肯定的答案，因此她決定找找有沒有提及米製嬰兒食品含砷的科學文獻。她打開 Google 學術搜尋，輸入關鍵詞「砷」和「米」和「嬰兒食品」，發現芬蘭、西班牙、英國、中國和美國都做過這類研究；但莎菈不解的是，既然已經有這麼多現成、公開發表的文獻和報告，「健康寶寶光明未來」為何仍執意自己掏錢做這種半調子科學研究？

莎拉家住美國麻州，所以她決定參考美國的同儕審查期刊，點開一篇發表在《環境汙染》期刊，[13] 檢測米製嬰兒食品含砷量的論文。這篇論文分析的檢體無機砷平均含量為每公斤 125 微克，整整是「健康寶寶光明未來」報告的 1.5 倍。鑑於兩份樣本的採樣來源和採樣時間皆不相同，莎菈認為這兩個值差距不算太大。

下一步是計算小查理到底吃下多少劑量的砷。小查理目前六個月大，體重約 7.7 公斤。莎菈又秤了一下他吃的那款米穀片，粗估他一餐吃 3 盎司，一日三餐，相當於每天 9 盎司；她的人工智慧語音助理 Alexa 幫她算出九盎司差不多等於 255 克（0.255 公斤）。如果一公斤米穀片含有 125 微克的砷，那麼 0.255 公斤米穀片的含砷量差不多就是 32 微克；如果將小查理一天的攝取量 32 微克除以體重 7.7 公斤，即可得到每日接觸量為每公斤 4.2 微克。莎菈再次擁抱搜尋引擎，這回她要找的是一般認為達到致害程度的砷劑量。

危害劑量評估

大致算出小查理每天可能經食物吃下多少砷之後，莎菈得確立砷攝取量的安全上限。珍妮說，她在做嘉磷塞風險評估時運氣很好，找到好幾種化學物的公開參考劑量。這些劑量值都出自值得信賴的單位或機構，讓珍妮無需再傷腦筋對付實驗動物接觸劑量、評估不確定因素、訂定不確定係數等等挑戰。莎菈決定從善如流，在搜尋欄位鍵入「砷＋參考劑量」尋找答案。

她運氣也不差：第一條連結就是環保署「綜合風險資訊系統」對砷的危害評估結果。[14] 若排除致癌性，則其參考劑量為每日每公斤 0.0003 毫克。這個值是根據一份來自臺灣的調查研究估算出來的：當年，有一群人因為食入高量的砷而罹患「烏腳病」，因為砷過量可能影響循環系統，導致末端皮膚發黑（色素沉澱）。研究訂出的無明顯不良反應劑量（NOAEL）為每日每公斤 0.0008 毫克，但評估人員因缺乏砷影響生殖系統功能的相關資料，故將不確定係數定為三，最後得出砷的危害參考劑量為每日每公斤 0.0003 毫克或每日每公斤 0.3 微克。

　　綜合風險資訊系統網站顯示環保署將砷歸類為一級致癌物，判定依據為此前已有明確證據顯示，吸入砷會導致肺癌，而飲水若含高量的砷則可能提高肝癌、腎癌與膀胱癌的發病風險。環保署的癌症風險評估採用「線性無閾值」（LNT）原則，也就是假設接觸致癌物沒有所謂的安全值，即使接觸濃度極低也依然有罹癌風險（惟風險極小）。採用線性無閾值原則進行風險評估時，通常以「百萬分之一風險劑量」來取代參考劑量：這也就是說，理論上，若某劑量能讓每一百萬人中有一人罹癌，那就表示算出的可疑化學物劑量高於此劑量時，即判定其危害風險不可接受。環保署的評估報告顯示，「飲水」是經口攝入砷的主要來源，只要每公升飲水含砷 0.02 微克，就可能在每一百萬人中增加些許罹癌風險；只不過這個數字代表的是砷在飲水中的濃度，而非攝取劑量。

　　環保署這份報告讓莎菈找到飲水砷含量的安全限值，不過，她還是得搞清楚該如何把這個數字換算成沖泡米穀片的安全劑量；為此，莎菈得先知道寶貝兒子一天的飲水量。小查理不時會小吮幾口，但莎菈並不清楚他實際上喝了多少水；於是莎菈放棄計算小查理的飲水量，直接上網找答案。她在搜尋框打上「寶寶一天喝多少水？」

　　搜尋到的第一條結果是美國有線電視新聞網（CNN）的健康網站。其中的「問與答」就有一題跟她剛剛提出的問題一模一樣：[15] 正常來說，換奶中的寶寶每天大概得喝 2 到

4 盎司的水；她還讀到，有些六個月到十二月大的寶寶甚至每天喝足 8 盎司的水，好處多多。她決定選擇「8 盎司」這個極端條件來做風險評估。

如果飲水含砷的安全限值（參考劑量估計值）為每公升 0.02 微克或 0.00002 毫克，那麼小查理每天喝水 8 盎司（237 毫升或 0.237 公升）則相當於砷的每日攝取安全限值為 0.0047 微克（0.02 微克乘以 0.237）。不過，這個替代參考劑量乃是以「每天多少微克」計算，而小查理的接觸劑量是「每天**每公斤** 4.2 微克」，單位並不一致。

莎菈已經算到頭昏腦脹，她打算放棄追查小查理到底會不會有健康風險了；幸好珍妮及時伸出援手，告訴她環保署提供的那個數字並非砷真正的參考劑量，而是可接受的飲水含砷濃度。珍妮說，她們得把這個值換算成真正的參考劑量才行。珍妮點開綜合風險資訊系統網站，細讀癌症危害評估報告，發現這篇報告的計算基礎是「70 公斤成年人」和「每天飲水 2 公升」，由此可算出真正的參考劑量為每天每公斤 0.00057 微克（飲水每公升 0.02 微克乘以每天 2 公升，再除以 70 公斤，可得每天每公斤 0.00057 微克）。

但她們算出來的癌症參考劑量值不確定性極高。環保署所做的風險評估乃是以成年人終生飲用含砷飲水的假設來估算，跟小查理的情況八竿子打不著。不過，當珍妮發現砷的癌症參考劑量與非癌症參考劑量相比竟然低這麼多（前者每天每公斤 0.00057 微克，後者每日每公斤 0.3 微克），她不由得嚴肅起來，頗為擔憂。

整體風險評估

米製嬰兒食品給小查理帶來的癌症危害風險商數計算如下：每日攝取量（每天每公斤 4.2 微克）除以參考劑量（每天每公斤 0.00057 微克），可得其值為「7368」。鑑於風險商數大於 1.0 即代表「風險無法接受」，「7368」這個數字令莎菈、珍妮兩人一時目瞪口呆。不過珍妮仍提醒莎菈，評估過程中的種種不確定因素可能導致風險商數過度膨脹，她倆也可能在評估時犯下一些錯誤，或者做了不適當的假設。莎菈的回應則是清空櫥櫃裡所有米製嬰兒食品，送進垃圾桶。

這個評估案例乃是基於查理「一輩子吃米穀片而造成百萬分之一的罹癌可能性」所做的預測結果。換言之，就算是最極端的條件（一輩子吃米穀片），小查理因此罹癌的風險也非常非常低（百萬分之一）；相較之下，查理死於車禍的風險是吃米穀片罹癌的三十三倍（前者機率三萬分之一，後者百萬分之一）。不管怎麼說，這次風險評估至少讓莎菈憑事實決策，為兒子的飲食做出理智抉擇：小查理的吃食只要一天歸她管，他就一天不准把米穀片放進嘴巴。

正式的嬰兒食品含砷風險評估必須考量的因素很多，包括線性無閾值模式是不是最恰當的評估原則，或者是否應納入不確定係數以涵蓋和評估有關的種種不確定因素。但至少這回莎菈在面對食安風險時，她能用本書描述的基本方法做出合理決定。莎菈的做法是對是錯有待商榷，然而，光是明白這個決定並非出於直覺，而是基於理性決策，便足以令她安心了。

第十二章
外用化學物風險評估

　　暑假開始了。七歲的賈斯汀・弗雷瑟摩拳擦掌，準備迎接一個陽光滿滿的夏天。去年冬天開始，他爸媽凱爾和凱蒂決定恪遵「健康生活」原則，其中一項就是盡可能減少接觸日常生活中的有害物質；於是他們只去有機食品行買蔬菜水果，標示「不含抗生素」、「自然放養」、「草飼牛」等乳肉產品成為他們全家的「最愛」，就連汽水也換成水果風味氣泡水。

　　隨著天氣變暖、白晝變長，凱爾和凱蒂也不得不面對一個當初沒料到的難題：讓賈斯汀去後院踢球、海邊戲水，或者騎單車在街區遊玩之前，該不該先給他塗抹防曬產品？就凱爾和凱蒂所知，孩童時期頻繁曬傷會提高基底細胞癌、鱗狀上皮細胞癌和可怕的黑色素瘤的罹癌風險，但他們若為此使用防曬乳，會不會排除一種風險卻引來另一種麻煩？

　　凱蒂從浴室櫥櫃取來剛買的防曬乳，檢視標籤列出的主要成分：

甲基水楊醇 13%

二苯甲酮 6%

氰雙苯丙烯酸辛酯 4%

亞佛苯酮 4%

水楊酸辛酯 3%

防曬乳的主成分不只一種，而是五種，佔比從 3% 到 13% 都有。凱蒂直覺認為她可能把有毒化學物直接往兒子身上抹了，但她的直覺正確嗎？坊間還有沒有其他更安全、更自然的替代品？她和凱爾得找出答案才行。

她隨手搜尋「防曬乳對健康的影響」，找到不少令人不安的資訊。「環境工作組織」（EWG）這個激進組織的網站上有篇文章，標題為「有問題的防曬乳成分」，內容提及防曬乳主成分的功能是隔絕紫外線，避免紫外線接觸皮膚；[1] 該文表示二苯甲酮是五種成分中最毒的一種。二苯甲酮對實驗動物會產生微弱的類雌激素作用，還具有強大的抗雄性素活性；另外也有實驗是培養人體細胞並使其接觸二苯甲酮，再觀察細胞活性如何改變，進而指出這種化學物會擾亂荷爾蒙代謝過程。這篇文章還說，根據研究人員觀察，青春期男性的血中二苯甲酮濃度和睪固酮濃度呈反比關係：前者愈高，後者愈低。雖然凱爾和凱蒂希望賈斯汀可以永遠都不要長大，但他們更不希望孩子進入青春期的成長發育因此受影響。

環境工作組織以分數高低列出抗紫外線成分的危害程度：

二苯甲酮（八分）

甲基水楊醇（四分）

水楊酸辛酯（四分）

氰雙苯丙烯酸辛酯（三分）

亞佛苯酮（兩分）

二苯甲酮和甲基水楊醇主要擾亂荷爾蒙代謝，至於其他三種，報告僅以「會造成皮膚過敏」帶過。這對夫妻認為，皮膚過敏不難察覺，持續的時間也不會太久，但擾亂荷爾蒙代謝不僅隱晦難辨，更可怕的是說不定終生受害。兩人一致同意應該先調查二苯甲酮和甲基水楊醇，也說好只參考具公信力的科學文獻，不採納迎合普羅大眾的網站資料。兩人上網搜尋「環境工作組織」的背景與記錄，發現他們做過一些有問題的報導，故而判斷該組織並非最可靠的資料來源。[2]

幾經討論調整，凱爾和凱蒂決定針對以下提問進行風險評估：鑑於防曬產品隔絕紫外線的成分會擾亂內分泌，賈斯汀若天天使用會不會有風險，危害健康？

接觸程度評估：二苯甲酮

凱爾和凱蒂先從二苯甲酮的接觸源下手，找到不少有趣資料。夫妻倆得知，防曬乳並非接觸二苯甲酮的唯一來源，一般家用擴香劑和幾種知名護膚產品也都含有這種化學成分。弗雷瑟家不用擴香，賈斯汀也不用護膚產品，所以賈斯汀不會經由這些途徑接觸二苯甲酮；他倆還讀到，97% 的美國民眾的尿液檢體都能測到二苯甲酮。[3]（凱爾突發奇想：那他們乾脆在賈斯汀出門曬太陽之前在他身上撒泡尿不就得了？凱蒂附和說，將來說不定會開始流行純天然的「含尿護膚乳液」。）以賈斯汀這個年齡層來說，尿中二苯甲酮的平均濃度約為每公升 20 微克，但這個年齡層的兒童卻有 5% 的尿液二苯甲酮濃度超過每公升 227 微克。不過，這個數值僅代表二苯甲酮自體內清除的速率，對於探知有多少二苯甲酮積留體內，幫助不大。

他們上 Google 查一般搜尋和學術搜尋，沒找到血中二苯甲酮濃度的相關資料；不過兩人倒是找到一篇報告，得知若使用含二苯甲酮的護膚產品，約有 2% 會被皮膚吸收。[4]夫妻倆決定用這個數字估算兒子的接觸量，前提是他們得先掌握三項資訊：賈斯汀的防曬乳使用量、防曬乳的二苯甲酮濃度，以及賈斯汀的體重。

他們已經知道其中兩項的數字了：標籤顯示這款防曬乳的二苯甲酮濃度為 6%，賈斯汀目前體重約五十磅。夫妻倆都同意每次的正常用量是兩湯匙左右，但他們不確定兩湯匙防曬乳有多重，只好拿起手機問「兩湯匙防曬乳等於幾公克？」Siri 被問倒了，丟出幾個跟「抹多少防曬乳才能達到最佳防曬效果」的網站給他倆參考。凱爾和凱蒂決定再試一次，這回問得攏統一點：「Siri，兩湯匙凝膠等於幾克重？」

「好的。」Siri 聽起來挺愉快的，應該能幫上忙：「參考看看！」手機跳出數條網站連結，有重量單位換算器，還有幾張廚房刀具備品表；夫妻倆選了「生活換算王」

（omnicalculator.com），認為這個網站應該能提供他們需要，或至少比較接近需求的資訊吧。防曬乳的黏稠度跟美乃滋差不多，而一茶匙美乃滋差不多 5.1 克重；此外 Siri 還告訴他們一湯匙等於三茶匙，所以他們每一次會在賈斯汀身上抹 30.6 克的防曬乳（一湯匙等於三茶匙，兩湯匙等於六茶匙；一茶匙 5.1 克重，六茶匙等於 30.6 克重）。這款防曬乳含有 6% 的二苯甲酮，30.6 克乘以 0.06 等於 1.8 克，意即他們往賈斯汀身上抹了 1.8 克的二苯甲酮。

假設抹在皮膚上的二苯甲酮吸收率為 2%，那麼賈斯汀實際吸收的二苯甲酮量就是 0.036 公克（1.8 克乘以 0.02）。賈斯汀體重 22.6 公斤，每天最多抹一次防曬乳，以此算得賈斯汀的二苯甲酮接觸劑量為每天每公斤 0.0016 公克，或每天每公斤 1.6 毫克（0.036 公克或 36 毫克除以體重 22.6 公斤）。

這個數字讓凱爾和凱蒂當下不太開心。根據計算，賈斯汀明顯吸收不少二苯甲酮。這種會干擾荷爾蒙代謝的化學物會不會危及賈斯汀的正常發育？為了回答這個重要問題，他們必須進行危害評估。

危害劑量評估：二苯甲酮

夫妻倆施展交集（加號）、聯集（或）、精準搜尋（雙引號）技法，輸入「二苯甲酮＋"干擾內分泌"＋大鼠或小鼠」，搜出六篇似乎與本次風險評估最有關的文章。第一篇發表於二〇〇一年，題目是「抗紫外線防曬乳於體內、體外之雌激素活性探討」。[5] 經查詢，兩人得知「體外」意指在生物體體外進行試驗（譬如實驗培養的細胞），而「體內」則代表在活體內進行試驗。夫妻倆對這篇報告的體內試驗特別感興趣，因為用試管或培養皿所做的研究應該不會提到多少劑量的二苯甲酮會對人體造成傷害。

這份報告選擇的體內試驗方法為「子宮試驗」，做法是讓幾隻還未性成熟的母大鼠每天分別吃下不同劑量的二苯甲酮，連續四天，並於第五日犧牲後取子宮秤重。具雌激素活性的物質會使子宮變大變重，如果大鼠子宮的體積和重量隨著二苯甲酮劑量增加而增加，那就代表二苯甲酮能產生類似雌激素的作用；另外，該試驗也提到引發雌激素效應的最低必須劑量。實驗顯示二苯甲酮具有微弱的雌激素活性，若給予高劑量會導致動物子宮體積、重量微微增加。至於引發「可觀察之不良效應的最低劑量」即「最低有害劑量」（LOAEL）高達每天每公斤 1,525 毫克。突然間，賈斯汀每天吸收的二苯甲酮劑量看來簡直九牛一毛。

「史隆凱特林紀念癌症中心」的研究也做出類似結論。[6] 這篇報告算出成年人必須天天抹防曬乳，連續抹兩百七十七年才能累積相當於該試驗大鼠所承受的劑量。此外，多個探討化學物危害與風險的研究團體也做出相近的觀察與結論。根據研究，二苯甲酮確實具有微弱的雌激素活性，有其危險；而大鼠塗抹防曬乳的實驗則進一步確認內分泌受到干擾，造成影響。

如果他們就此打住，不再繼續往下查，或許會做出「避免使用含二苯甲酮的防曬乳」的結論。但故事還沒完。確認防曬乳或二苯甲酮有害並未解決他們最初的提問：賈斯汀塗抹防曬乳而吸收的二苯甲酮會不會擾亂內分泌，危及健康？目前看來，答案似乎是否定的，但這對夫妻決定繼續搜尋，看看有沒有其他科學文獻支持或質疑這個暫時的結論。

　　凱爾和凱蒂再次上網，發現另一篇由美國衛生及公共服務部（HHS）所屬「美國國家毒物計畫」發表的報告。[7] 美國國家衛生研究院（NIH）網站上說，該計畫「採用當前最佳科學技術，致力以客觀方法探討毒理學的重要問題」且「有助政府做出觀點全面的明智決策，維護大眾健康」。凱爾心想，這份報告應該早一點跳出來的。

　　雖然內容讀來費力，不過令這對夫妻感興趣的是，這份報告針對二苯甲酮做了八種研究，透過食物或皮膚塗抹讓大鼠或小鼠接觸這種化學物。口服劑量研究顯示，攝入高達每日每公斤 200 至 23,000 毫克的二苯甲酮會傷肝傷腎。若小鼠連續皮膚塗抹十三週，即使劑量低至每天每公斤 23 毫克，公小鼠的精蟲數仍明顯下降；這點挺有意思的，而且明顯和內分泌干擾效應有關。不過這似乎是公小鼠的獨特反應：因為公大鼠即使每天每公斤塗抹高達 200 毫克的二苯甲酮，或者在公小鼠、公大鼠的食物中添加高劑量二苯甲酮，都不會出現精蟲數減少的現象。報告載明的最低試驗劑量為每天每公斤 23 毫克，故本試驗的「無明顯不良反應劑量」（NOAEL）應該低於這個數字。由此看來，因為使用防紫外線防曬乳而接觸到的二苯甲酮劑量確實有可能干擾內分泌，這個論點益發可信了。

餵食二苯甲酮無法在公大鼠或公小鼠身上重現低劑量效應，弗雷瑟夫婦為此甚為煩惱，不過他們選擇接受並且將「可觀察到不良效應之最低劑量」（LOAEL）定為每天每公斤 23 毫克（儘管這個值與特定接觸方式有關，結果相對保留）。此外，他們也考慮將 2% 的經皮吸收率算進去，算得可觀察到不良效應之最低劑量為每天每公斤 0.46 毫克。

下一步是計算二苯甲酮的有害參考劑量。夫妻倆決定把每天每公斤 0.46 毫克當作基準劑量（BMD），再添上不確定係數「10」，把該實驗並未觀察到這個基準劑量是否引發不良效應，或可確立為「安全值」的不確定因素計算進去。不過他倆倒是沒有為「人鼠敏感差異」再添一道不確定係數，因為二苯甲酮的參考劑量已顯示這個值與前述三項研究的試驗指標密切相關，凱爾與凱蒂遂將其定為每天每公斤 0.046 毫克。

整體風險評估：二苯甲酮

賈斯汀使用二苯甲酮防曬乳所承受的風險，可以風險商數來計算。算法是將賈斯汀每天抹防曬乳吸收到的二苯甲酮量除以二苯甲酮參考劑量。根據弗雷瑟夫婦調查與計算的結果，得其風險商數為 36（每天每公斤 1.6 毫克除以每天每公斤 0.046 毫克）。至於是否需要繼續評估甲基水楊醇或其他防曬乳成分的使用風險，眼下已不重要：因為在賈斯汀父母看來，光是二苯甲酮這一項即已存在不可接受的風險。凱蒂

立刻扔掉浴室櫥櫃裡的防曬乳。她和凱爾都同意，他們不會
因此不讓賈斯汀出門，或者命令他從頭到腳包緊緊，他倆會
找找看有沒有其他可替代的抗紫外線成分並進行評估，以期
能找到合適的防曬產品。

哺乳期間使用防蚊液

　　貝姬覺得，生活中沒有哪件事比坐在林木扶疏的後院露
臺遠眺湖景更舒心自在了。通常她會準備一杯酒精飲料，悠
閒啜飲，但此刻她喝的是冰茶──因為兩個月大的兒子史考
提還沒斷奶。史考提似乎也很喜歡夏日傍晚的微風。當他滿
足地吮著母乳時，所有不開心、不舒服的神情似乎都消散
了。

　　史考提的肌肉突然抽了一下。貝姬往大腿一拍、再給後
頸一巴掌，「臭蚊子！」她怒喝。這群吸血小蟲已然偵測到
她的存在，像神風特攻隊一樣瘋狂攻擊她。貝姬還不想進屋
去，於是就把兒子交給在客廳看晚間新聞的丈夫，再往自己
身上大噴防蚊液，重回露臺。

　　防蚊液發揮效用，貝姬再次得以享受傍晚獨處時光。望
著彼岸夕陽逐漸隱沒，她沒來由地開始思索：到底是什麼成
分讓防蚊液如此厲害，有效驅蚊？她伸手抓來防蚊液罐子，
瞧瞧主成分有哪些，發現光是「待乙妥」（DEET）這一項
就佔了25%。她隱約記得這種成分不安全，但她忘了是什麼
時候，或在哪兒讀到了。貝姬並不擔心 DEET 是否會影響她

自己的健康，她擔心的是像她這樣正在哺育母乳的女性若接觸 DEET，會不會對喝母乳的孩子造成影響。她得查查這個 DEET，評估這件事有沒有擔心的必要。

她先從「DEET ＋影響健康」這兩個關鍵詞下手。跳出的第一條連結是《消費者報告》報導「DEET 夠安全嗎？」[8] 標題下方的描述讀來就像是踏上風險評估的第一步：「雖有不少單位保證 DEET 安全無虞，消費者依舊無法安心。這樣的擔憂到底有沒有道理？」該文言明，儘管 DEET 驅蚊防蚊效果極佳，25% 的美國民眾仍會為了安全考量而避免使用含 DEET 的產品。「哇噢，」貝姬心想，「原來會擔心這個問題的不只我呀。」

貝姬讀到，DEET 一開始是為了軍事用途而研發的，一九五七年開放供大眾使用。貝姬認為，既然都用了六十多年，DEET 對健康造成何種影響應該早有明確描述才是；然而令她驚訝的是，科學家竟然不知道昆蟲到底為什麼這麼討厭 DEET，寧可放棄一頓美味的鮮血佳餚也不願靠近。對於 DEET 的作用機制，科學家提出不少假設，其中之一是這種物質會阻斷吸血昆蟲偵測人類汗味或呼息（氣體）的能力；不過，大多數科學家都認為昆蟲之所以避 DEET 唯恐不及，純粹只是因為牠們太討厭它的氣味了。試問，你會想吃聞起來像嘔吐物的肋眼牛排嗎？應該不會吧。

貝姬找到一個提供大眾健康資訊的網站，上頭說 DEET 會引發癲癇。[9] 環保署確認 DEET 有此潛在風險，並表示在過去三十八年間，計有五十例癲癇病例疑似肇因於 DEET；

不過環保署的結論是，即使 DEET 會引發癲癇，機率也非常非常低，大概使用一百萬次才會發生一次。這份報告也指出，前面提及的癲癇病例大多是不慎食入，或一下子噴太多防蚊液所造成的，因此消費者若依標籤說明使用，發生癲癇的風險趨近於零。[10] 好唷。DEET 對貝姬來說是很安全，但她親餵的兒子會不會因此承擔很大的風險？

　　《消費者報告》這篇文章寫道，消費者之所以對 DEET 是否危害健康產生疑慮，肇因於一篇報導：三名婦女在懷孕期間使用防蚊液，後來生下嚴重畸形的孩子。該文陳述，嬰兒的先天缺陷是否當真是 DEET 造成的，實難斷定；此外，使用防蚊液者眾多，這三名媽媽代表的發生率甚至不到百萬分之一，以統計學來說通常都會解讀為「無顯著風險」。這篇文章仍未提及與哺乳有關的風險，貝姬回到搜尋頁繼續往下找。

　　她下一個造訪的是國家衛生研究院（NIH）的「哺乳婦女用藥查詢系統」（LactMed），可是網站顯示該系統沒有哺乳期間使用 DEET 的安全資料，[11] 甚至進一步表示環保署和疾病管制中心皆認為使用防蚊液安全無虞。最後，該網站建議哺乳婦女使用 DEET 防蚊液，避免感染西奈病毒等經由蚊子傳播的病毒。總之，專家認為哺乳婦女使用 DEET 防蚊液很安全，但是該網站卻未提供佐證支持這項聲明。雖然「婦女用藥查詢系統」的科學信譽無庸置疑，前述說法卻不太科學，令人不安。

　　接下來，貝姬又找到三篇支持用藥查詢系統推薦文的文章報導。其中一篇看起來挺有希望的：「DEET 防蚊液：給兒童、孕婦與哺乳婦女的安全指引」。[12] 貝姬點開文章連結，跳出 PubMed 摘要頁，但摘要幾乎沒提到什麼有用資訊，所以她點開全文閱讀。

作者提出動物實驗及人類使用報告佐證，[13, 14] 支持官方說法：孕婦或哺乳婦女若依正確方式使用 DEET 防蚊液，並不會危害胎兒或新生兒健康。報告陳述，研究人員餵給大鼠和兔子高劑量的 DEET（分別是每天每公斤 250 毫克和 100 毫克），結果顯示母鼠、母兔及其子代皆未顯現不良影響。若將劑量提高到大鼠每天每公斤 750 毫克，兔子每天每公斤 325 毫克，則母鼠母兔食慾減退，體重下降，子代的體型也比對照組（未給予 DEET）子代小一些。貝姬想起來了：以前她聽人說過，嬰兒體型偏小跟媽媽在懷孕期間使用 DEET 產品有關。她認為，這個說法也許就是從這些動物實驗衍伸而來的，但事實上，子代體型偏小的原因是懷孕動物吃下了中毒劑量的 DEET。跟導致母兔母鼠中毒的劑量相比，一般為驅蚊而用，再經皮膚吸收的 DEET 劑量簡直低到不成比例。實驗結果證實「哺乳婦女用藥查詢系統」的說法，正常使用 DEET 無安全風險。

還有一篇文章提到泰國的流行病學調查。當地懷孕婦女經常使用正常劑量的 DEET 防蚊液，防止病媒蚊散播瘧疾。[15] 使用 DEET 防蚊液的婦女並無明顯健康問題，孩子出生時及出生一年後亦接受健康檢查，結果不論孕婦是否使用防蚊液，新生兒的生長發育均無差異。健康部門據此解釋，懷孕及哺乳婦女使用 DEET 防蚊液並不會危害腹中胎兒或吮乳寶寶的身體健康。

在貝姬看來，「按標準方式使用 DEET 防蚊液仍可能影響健康」都是危言聳聽、沒有科學根據的說法。DEET 可能危害健康的相關資料極少，而所有證據皆指向 DEET 防蚊液對貝姬，以及她還在喝母奶的兒子安全無虞。事實上，貝姬還發現，主管機關甚至建議使用這類防蚊液來防止蟲媒病毒傳染，以免危害母嬰健康。[16]

看來她不需要做個人風險評估了。一隻蚊子停在她膝蓋後方的嫩皮上，她隨手往那兒噴了一下，然後就進屋子擁抱兒子了。

第十三章
雙酚A奇案

　　艾瑪和柴克是青梅竹馬。兩人二字頭的時代都是在波士頓度過的：艾瑪在東北大學念博士，研究群體健康；柴克進哈佛醫學院做分子藥理學的博士後研究。他倆在布魯克林合租公寓，只要有辦法忙裡偷閒，艾瑪和柴克總會在他們的小陽台上開一瓶紅酒，聊聊彼此的學術發現。

　　最近柴克挑選的話題是「雙酚A」以及研究雙酚A對人體健康影響的相關報告。在此之前，艾瑪並未特別關注這個主題，但她至少聽過雙酚A，也知道這些年各方為了禁止雙酚A用於飲食產品所做的努力。某一次跟柴克討論後不久，艾瑪硬是從她忙碌的行程中擠出一點時間，針對柴克告訴她的一些資訊進行事實查核。她算了一下，柴克所言就當時來看有五成是真的，一成有誤，模稜兩可的佔了四成——這個比例跟柴克從小就愛說得天花亂墜，同時又不想被抓包的傾向倒是相當一致。她想起小時候兩人拌嘴，柴克說「月亮是起司做的」，她戳破他的牛皮，告訴他登上月球的太空人發現月球是岩石和塵埃組成的；柴克稍微讓步，卻仍堅持太空人雖然沒找到起司，至少聞得出來吧。

「雙酚 A 無所不在。」某天傍晚，柴克對艾瑪曉以大義。「雙酚 A 汙染飲水、汙染食物，甚至連小朋友的玩具和收銀機收據都找得到。你去超市買東西的時候，應該有過兩手大包小包，最後只能用嘴叼著購物明細的經驗吧？」艾瑪點頭，這種事確實發生過好幾次。「喝，那你就把雙酚 A 給吃下肚啦。」柴克挖苦她。

隔天，艾瑪確認了雙酚 A 這玩意兒的確無所不在：有些塑膠製品會用雙酚 A（譬如聚碳酸酯塑膠瓶），某些鋼瓶鋁罐裡那層薄薄的塑膠內襯也是雙酚 A（防止內容物有金屬味）。艾瑪也從相關研究得知，不論塑膠或金屬瓶、不管瓶子裡頭裝什麼，兩者都有溶出雙酚 A 的疑慮；如果這類容器裝盛的是飲品或食物，自然也就成為經口攝入雙酚 A 的來源之一。

某天傍晚，柴克談起「雙酚 A 毒性」這個話題。「雙酚 A 有雌激素活性。你懂這意思嗎？」

柴克總是很多餘地想表現自己有多聰明，艾瑪超討厭他這種個性。「懂。我知道。」她回答，然後直接發動攻勢：「意思是雙酚 A 的作用跟雌二醇很像。它會跟雌激素受體結合，活化由雌激素調控的基因。於是呢，這些基因就會在某些蛋白質不該被製造出來的時候製造這些蛋白質。」柴克想插話，艾瑪不讓：「這種基因異常活化會使胎兒發育不正常，或讓男性長出大胸部，或者致癌。」語畢，小陽臺上安靜了一兩分鐘。

「這酒挺不錯的，是吧？」柴克終於開口，避開她的視線。

艾瑪知道「具有雌激素活性」可視為一種機制，而雙酚A就是透過這種機制影響人體健康。艾瑪研究的是群體健康，她對孕婦服用「己烯雌酚」對胎兒的影響根本倒背如流（這種藥物也有雌激素活性）。但現代人有沒有可能在一無所知的情況下，再次經歷類似己烯雌酚的大災難？說到藥物或化學物作用機制，柴克確實懂得比她多，艾瑪的專長比較偏向誤用藥物、化學物對群體造成的不良後果。既然她已掌握一些和解開雙酚A謎團有關的迫切問題，兩人若能合作，說不定能拼出事件原貌。

四天後，兩人再度登臺抬槓，一邊閒聊櫻桃、香草和甘草，一邊啜飲產自奧勒岡州威廉米特山谷的皮諾黑紅酒。以艾瑪博士生的薪水來說，這款紅酒價格不斐；不過這是柴克最喜歡的酒，而且她也無意延續上回陽臺論事、劍拔弩張的氣氛，盼能重啟對話。

艾瑪發話了。「我在想，如果雙酚A的雌激素活性使它成為有害物質，那麼它的活性效價應該跟它活化的雌激素受體有關。」

「嗯。」柴克徐徐吞下含在口中品嚐的酒液。待這口瓊漿玉液完全進了肚子，他才說：「如果雙酚A活化雌激素受體的能力很強──也就是說，如果它的作用類似強效雌激素，那麼就算是很少的量也足以引起反應。如果它活化受體的能力偏弱，效價低，那就需要很大的量才能活化雌激素受體，引發反應。」

「照你這麼說，雙酚 A 的雌激素活性到底是強是弱？」艾瑪問道。「我認為應該是強效，但我不確定。」

美酒發揮作用，柴克也坦然自承無知。快意微醺的感覺漸漸發酵，兩人實在不想拿出平板搜尋雙酚 A 效價強弱，還有它在人體內的平均濃度。隔天是週日，他倆都沒有安排，便同意明天再來找答案。

酒瓶見底的速度有點快。

星期天一早，兩人帶著筆電上咖啡店。「這事咱們得照邏輯來。」艾瑪說。「我們按部就班，只處理那些可能導出全貌的瑣碎資訊。」

「搞得跟偵探一樣。」柴克說。

「比較像風險評估員吧？」艾瑪糾正他。

「所以你說的『全貌』是什麼意思？」柴克問。

艾瑪說出早一步擬好，或可作為本次風險評估起點的問題：「我們的雙酚 A 日常接觸量會不會影響身體健康？」

「確實是個關乎全人類的大哉問。」柴克評論。

「是吧，但我想問的是**個人**。我們要查的不是雙酚 A 對群體的影響，而是雙酚 A 是否會傷害我們倆，**你跟我**。」艾瑪說。

「就只看我們兩個呀？」柴克說。

「對。」艾瑪又說，「所以這是一次『個人風險評估』。」

柴克陷入沉思。一分鐘後他說：「第一塊拼圖應該屬於分子層級。所以我們要問：『雙酚Ａ是不是強效雌激素？』」這個問題穩穩落在柴克的專業領域之內。

兩人分頭上網搜尋，幾分鐘後回報成果。柴克先來。「看來，評估化學物有沒有雌激素活性最可靠的方法還是細胞培養，讓細胞在複製增生的過程中接觸化學物。目前最常用的細胞株是人類乳癌細胞MCF-7。我找到的一篇報告說，雙酚Ａ會刺激MCF-7細胞分裂，但效果比雌二醇本尊弱了好幾千倍。」[1]

艾瑪應道：「我也找到類似的結果，同一株細胞。這份研究說，雙酚Ａ的效價大概比雌二醇弱一千倍。[2]他們還用另外兩株乳癌細胞做了相同實驗，得到的結果基本上大同小異。」

柴克不服輸，他又找到一篇用MCF-7細胞測試雙酚Ａ雌激素活性的研究報告，不過這份報告的差距是一萬倍。[3]沒多久他又開口了：「我找到另一條線索。有人用不同細胞株測試雌激素活性。基本上就是報導細胞分析。」艾瑪熟知報導細胞分析原理，但她還是任由柴克往下說，讓她自己對這個分析系統有更清楚的認識。「研究人員會把人類的雌激素受體、一段載有雌激素受體結合端的基因和一段酵素基因種在酵母菌身上；若受體活化，這個酵素就會改變培養基顏色，並且很容易偵測出來。他們想探討的是，如果把帶有雌激素活性的物質加進這個分析系統，它理當會跟雌激素受體結合並活化它。活化的雌激素受體再接上那段DNA的受體結合端，啟動酵素基因，做出酵素、改變顏色。在這個分析系統中，顏色改變的程度和生成的酵素量成正比，自然也跟待測化學物的雌激素活性成正比。」

整個程序聽起來比艾瑪記憶中的報導細胞分析複雜多了。不過她相信柴克。「所以，這個分析的專一性很強，不會有偽陽性的問題吧？」

「正是如此！」

「結果他們發現什麼了嗎？」

「他們發現雙酚 A 是弱雌激素物質，跟天然雌二醇相比大概差了五千倍。[4] 這群人調查之後還發現，雙酚 A 會降解成好幾種化合物，留在環境裡。不過雙酚 A 的降解產物一般沒有雌激素活性，就算有也只有一點點。」

艾瑪和柴克很快意識到，原來雙酚 A 的雌激素活性是個頗熱門的研究題目。兩人應該還能找到更多描述雙酚 A 活化雌激素受體的論文，不過現階段他們已經很滿足了：雙酚 A 是一種弱雌激素，跟天然的雌二醇相比，活性大概低個一千至一萬倍左右。他倆同意接下來要找的答案是：既然雙酚 A 帶有弱雌激素活性，那麼它是否能對所有生物——包括人類——產生類似雌激素的作用？

他們先從動物模式下手，搜尋雙酚 A 對實驗動物有何影響。兩人挖到金礦了：[5] 科學文獻多得不得了，但數據矛盾、說法不一者所在多有：使用囓齒動物所做的標準驗收試驗顯示（這種試驗一般都由廠商或政府機關執行或資助），以目前的接觸程度來說，雙酚 A 對全人類的健康危害很小；

然而許多學術研究卻指出，主管機關認定的安全劑量有可能對非標準目標族群造成影響。

柴克和艾瑪還發現，美國環保署和國家衛生研究院曾於二〇一二年共同撥款資助、設計並執行一項研究，目的是釐清這些顯然彼此矛盾的試驗結果。這項名為《雙酚A清查計畫》的研究人員按環保署的試驗規範，長期餵大鼠吃不同劑量的雙酚A：懷孕大鼠每天每公斤口服0微克（對照組）、2.5、25、250、2500和25000微克，產下的仔鼠同樣每天給予和母鼠相同劑量的雙酚A，如此持續一至兩年；然後再透過一些判定藥物或化學物影響的標準方法如器官秤重、是否長出腫瘤、血液化學分析，評估雙酚A造成的影響。他們還把大鼠組織分送全國十四所參與計畫的大學研究室，評估可能受雙酚A毒性影響的非標準目標。

有些科學家擔心早期接觸雙酚A（即產前、分娩前後、產後）可能造成終生影響，甚至改變表觀遺傳，[6] 所以《雙酚A清查計畫》也為此設計一套實驗，於仔鼠二十一日齡停止並不再餵食雙酚A一至兩年，評估其健康狀況。

實驗也另外安排幾組大鼠長期服用強效的合成雌二醇「乙炔雌二醇」（EE），劑量分別為每天每公斤0.05和0.5微克，目的是確定已知其效用的乙炔雌二醇能不能模擬研究人員在雙酚A試驗組觀察到的任何效應。如果雙酚A的毒性確實來自雌激素活性，那麼雙酚A和乙炔雌二醇應該會引發類似效應。

在採用環保署核准標準程序進行檢測的無數報告中，有兩百一十份顯示實驗鼠明確受到雙酚 A 影響，劑量有高有低。[7] 所謂「明確」是指，依統計分析，這些受試動物的測量數據顯示牠們確實受到化學物影響。這些明顯異常的測量值可分為四大類：器官重量，血液學及臨床生化學分析，腫瘤病變和非腫瘤病變（如囊腫）。

艾瑪和柴克迅速瀏覽文件內五花八門的統計表。「我不知道欸，」柴克說，「看起來好像一堆雜七雜八、隨機觀察到的結果。」

艾瑪修過「母體統計學」。在她看來，這些資料看起來差異不大。她告訴柴克：「給我幾天時間消化一下。這段時間就麻煩你上網找論文，看看有沒有高手已經解開其中的邏輯，做出結論了。」柴克舉手敬禮，表示收到指令。

三天後，忙了一整天的兩個人再度上陽臺集合。柴克帶了一瓶產自隆河丘的佳釀和兩支杯子，艾瑪則拿了筆電。「你先開瓶，但是要等我們分析完雙酚 A 研究報告，才能開喝。」艾瑪說。「我可沒辦法在微醺的狀態下對付這些數字。」柴克拔出軟木塞，把酒瓶往旁邊放。

待他轉回來，艾瑪對他說：「幸運之神不理我，我理不清這些資料，所以我拿給阿方索看——他是我們系上的博士後研究員，也是一等一的生物統計高手。我請他幫忙解讀這玩意。」

「他幹嘛幫你？」柴克質疑。

艾瑪答：「我手上有從洛根一路到後灣的土壤航空燃油採樣資料，他肖想很久了。他對婦女接觸航空燃油和懷孕之

間的潛在關係頗感興趣。我告訴他，只要他幫我評估雙酚A
的那份資料，我願意投桃報李，跟他分享我手上的數據。
但不幸的是，他說這份資料看起來真的很像一大包隨機事
件。」

「看吧！」柴克說。「我三天前不就說過了？而且我還
不是做統計的呢！」

艾瑪面無表情地看他一眼。「他說 ── 」她繼續，「若
真要判定雙酚A有問題，必須符合幾項必要條件。首先是，
吃了和沒吃雙酚A的兩組動物，也就是受試組和對照組的
測量結果必須要有統計上的差異。第二，受試動物必須表現
『劑量─反應』關係，也就是說，所有大於最低反應劑量
── 也就是實驗組動物跟對照組動物出現明顯反應差異的最
低劑量 ── 的實驗組，牠們的反應也都必須跟對照組呈現明
顯差異。以理想狀況來說，只要雙酚A的服用劑量愈高，
效應就應該愈明顯才是。他還說，一般認為，雙酚A的作
用機制跟它的雌激素活性有關，所以乙炔雌二醇試驗組必須
要能模擬，或至少觀察到類似雙酚A試驗組的反應才行。
從這兩項要件來看，若要說雙酚A有毒，阿方索認為這些
證據不夠令人信服。」

「 ── 後來，他意識到自己『見樹不見林』，決定退一
步從宏觀角度切入，看看能不能瞧出什麼端倪 ── 好啦好
啦，我知道我嘴碎。但他到底做了啥？」柴克忍不住打岔。

「阿方索研究那兩百一十份影響明確的報告 ── 也就是
統計學說的『資料點』，然後問了**這個**問題：從這些明確受

影響的動物比例來看，大鼠對乙炔雌二醇的反應是否存在性別差異？他推斷，雌激素對雌、雄兩性的影響應該不一樣。所以這個問題也能套用在雙酚 A 上：如果雙酚 A 的作用類似雌激素，那麼阿方索認為，受雙酚 A 影響的比例分布也應該和乙炔雌二醇相似；還有，如果大鼠對乙炔雌二醇的反應確實存在性別差異，那麼這種現象在雙酚 A 實驗組應該也很明顯。他據此推斷，前述問題的答案應該能為這組數據——也就是雌激素效應——畫出一條基準線，亦能判定雙酚 A 對大鼠是否也有雌激素效應。」艾瑪點開她和阿方索的討論記錄檔，再把螢幕微微轉向柴克，和他一起看。「這是他找到的線索。」（表 13.1）

表 13.1　大鼠器官重量百分比與餵予乙炔雌二醇（EE）之明顯病變差異

乙炔雌二醇劑量：每天每公斤 2.5 微克	母鼠	公鼠
器官重量	58%	0%
非腫瘤病變，第一年	60%	0%
非腫瘤病變，第二年	30%	10%

　　艾瑪繼續。「你看這個乙炔雌二醇高劑量組。58% 的母鼠器官重量明顯改變，公鼠卻絲毫未受影響。就連非腫瘤病變也是母鼠比例高於公鼠。」

　　「就器官影響來看，具雌激素活性的化學物對雌性動物的影響確實明顯大於雄性動物，這點頗具說服力。」柴克點頭，艾瑪亦點頭贊同。「那雙酚 A 呢？」

　　艾瑪點開另一個檔案（表 13.2）。

表 13.2　雙酚 A －器官重量

雙酚 A 劑量	母鼠	公鼠
每天每公斤 2.5 微克	0%	0%
每天每公斤 25 微克	0%	0%
每天每公斤 250 微克	0%	0%
每天每公斤 2,500 微克	0%	0%
每天每公斤 25,000 微克	0%	0%

　　「哇噢！」柴克大喊。「就算劑量高到每天每公斤兩萬五千微克，母鼠的器官重量依然絲毫不受影響？」

　　「不只這樣，」艾瑪邊說邊往下滾動螢幕，「雙酚 A 也不會增加母鼠的非腫瘤病變發生率。那些零星出現的資料點應該只是隨機雜訊，因為病變發生率並未隨著雙酚 A 劑量增加而增加。換句話說，看不出劑量一反應關係。」（表 13.3、13.4）

　　「若硬要扯關係，那麼雙酚 A 似乎提高了公鼠的病變發生率。」柴克說。

　　「其實沒有。這裡顯然也是隨機事件，因為第二年和第一年的數據完全沒有重複的跡象。如果公鼠的非腫瘤病變當真是雙酚 A 造成的，那麼雙酚 A 的毒性應該和雌激素活性

表 13.3　雙酚 A －非腫瘤病變，第一年

雙酚 A 劑量	母鼠	公鼠
每天每公斤 2.5 微克	5%	0%
每天每公斤 25 微克	0%	0%
每天每公斤 250 微克	0%	14%
每天每公斤 2,500 微克	0%	28%
每天每公斤 25,000 微克	5%	28%

表 13.4　雙酚 A －非腫瘤病變，第二年

雙酚 A 劑量	母鼠	公鼠
每天每公斤 2.5 微克	3%	21%
每天每公斤 25 微克	3%	5%
每天每公斤 250 微克	0%	5%
每天每公斤 2,500 微克	7%	10%
每天每公斤 25,000 微克	3%	5%

無關，而是別的機制。」

　　這時柴克突然想起一件事。他向艾瑪討筆電，叫出一封他為求方便，事先寄給自己的電子郵件。打開那封信，他解釋：「我找到一些對這項研究的普遍結論，都是從幾個主管機關抓來的資料。」他把螢幕轉向艾瑪。

在劑量低於每天每公斤體重兩萬五千微克的條件下，不論是實驗過程或實驗終點，雙酚 A 對雌雄兩種性別皆未引發不良效應。[8]

綜上所述，在《雙酚 A 清查計畫》核心研究中，研究人員利用低嚴苛度統計試驗分析組織病變，發現「雙酚 A 劑量組」──尤其是低於每天每公斤兩萬五千的劑量組──與「空白對照組」存在統計差異，然此差異與「劑量─反應關係」無關，有時也會在同一中、低劑量組內觀察到這種情形。此外，從中止劑量曲線、連續劑量曲線以及犧牲時的檢驗結果來看，不論同一器官內或跨器官之間也未呈現一致的反應模式。相較之下，高劑量的乙炔雌二醇會在雌鼠身上引發好幾種可明確闡釋、在生物學上也頗具說服力的雌激素效應。在雙酚 A 劑量組方面，研究人員於兩萬五千微克組得到的幾項觀察結果可能和受試化學物（雙酚 A）有關，包括之前述及對母鼠繁殖道（卵巢、子宮與外陰）和公鼠腦下垂體的影響。[9]

本次雙酚 A 的研究範圍與幅度堪稱史無前例，其結果亦清楚顯示雙酚 A 危害健康的可能性極低，即使終生暴露或接觸亦然。[10]

　　本案初審支持本計畫調查結果，即現行准許之雙酚
A 使用規範對消費者並無安全疑慮。[11]

　　「看來，大家對『雙酚 A 幾乎不會造成危害』的結論
算是達成共識了吧？」艾瑪說。

　　「不盡然唷。網路上也有不少批評，我看大多都來自學
術單位。這些科學家不願妥協，對雙酚 A 是否安全仍抱持
疑慮。[12]這群人似乎堅信，化學物引發的不良影響不一定要
遵守『劑量－反應關係』；換句話說就是低劑量也可能引發
高劑量時看不見或沒有的效應。」

　　「感覺很不合邏輯呀。」艾瑪評道。

　　「或許吧，但我可以想到一些這種說法可能成立的狀
況：比方說，有一種化學物會跟能引發某種不良反應的受體
結合。可是在高劑量狀況下，這種受體被高量化學物淹沒，
導致受體完全發揮不了作用。既然目標受體會被高劑量化學
物不活化，自然也就不會產生不良後果了。」

　　「嗯嗯，這麼說也有道理。可是，假如雙酚 A 符合這
種設定，那不就代表低劑量組應該能觀察到所有不良反應？
但事實是各劑量組都有零星發生的現象呀。」

　　柴克點點頭。「說的也是。我應該也會這樣想。」

　　「不少學者嚴詞批評《雙酚 A 清查計畫》調查結果。
針對這群科學家提出的疑慮，『美國科學與健康委員會』
發表過一份相當有意思的反駁聲明。[13]這個組織屬於親產業
派，自然有其立場，不過這份聲明提供的資訊倒是相當豐

富。聲明上說，等這些學術單位完成雙酚 A 非典型效應分析，他們發表的報告應該相當值得一讀。」

　　現在艾瑪和柴克手握兩塊拼圖，兩人一邊討論，一邊啜飲今晚的第一杯紅酒：第一塊拼圖是雙酚 A 為弱雌激素，第二塊是雙酚 A 的雌激素活性低到必須給予每天每公斤 25000 微克（25 毫克）的高劑量，才能對大鼠健康造成不利影響。兩人決定將雙酚 A 的「無明顯不良反應劑量」（NOAEL）定為每天每公斤 25 毫克，並依此推算參考劑量（RfD）：考量到從大鼠外推至人類的不確定性、不同人類個體對雙酚 A 的敏感差異，以及他們缺少接觸雙酚 A 的大鼠第二代的生育力資料，兩人同意使用三重不確定係數（三者皆定為十）；是以他們將選定的每天每公斤 25 毫克連續除以三個十，算得參考劑量為每天每公斤 0.025 毫克。接下來，他們上網搜尋環保署訂定的雙酚 A 參考劑量值，發現環保署根據早期的一項囓齒動物試驗結果，將雙酚 A 無明顯不良反應劑量定為每天每公斤 50 毫克；而環保署選定的不確定係數也是 1000，因此得到參考劑量值為每天每公斤 0.05 毫克。[14]

　　艾瑪和柴克還發現，環保署僅根據一項試驗結果就訂出參考劑量，但是比環保署更晚制定參考劑量的食藥局卻援引好幾份研究報告，算出食藥局版的雙酚 A 無明顯不良反應劑量：每天每公斤 5 毫克；[15] 若取不確定係數 1000，那麼食藥局訂定的參考劑量就會變成每天每公斤 0.005 毫克。柴克與艾瑪估算的參考劑量值剛好介於環保署和食藥局頒布的數值之間。就業餘角度來看，兩人都覺得這項成果還算不差，於是決定繼續使用每天每公斤 0.025 毫克（25 微克）──也就是他倆算出來的參考劑量──繼續進行兩人的個人風險評估。

接下來，他們得評估自己的雙酚 A 接觸量。這項任務不僅更棘手，也更涉及個人行為。不過兩人仍決定共享艾瑪的筆電，繼續合作追查。

「我們能接觸到雙酚 A 來源很多，我看就先用 Bing 查查『雙酚 A 接觸源』好了？」艾瑪邊說邊輸入搜尋字句。

跳出來的第一條連結馬上引起兩人注意：那是「生態沙龍」的一篇文章，裡頭有不少雙酚 A 來源資訊。[16] 艾瑪和柴克都沒聽過這個網站，迅速查核之後，發現該網站以女性為受眾，提供時尚、感情、健康等資訊。雖然「生態沙龍」不是科學網站，不過這篇文章列出一串雙酚 A 的可能接觸源，讓他們可以據此查找科學文獻。

他倆仔細讀過，將表上所列的可能接觸源分成幾大類。第一類與他們無關，大抵是一些兩人不太可能接觸到的來源，譬如奶瓶。第二類則是不重要，他們也許會碰到，但可能接觸量極低，對整體接觸量影響不大，譬如塑膠眼鏡框和光碟等等。第三類屬於可能很重要，也是兩人關注的焦點：這一類包括罐裝或塑膠瓶裝食品和飲料，披薩盒，收銀機感熱紙收據，捲筒衛生紙等等。他們之所以把日常消耗品（食物和用品）歸在這一類，理由是這些都能把雙酚 A 直接送進肚子裡；納入感熱紙是因為網路上有報告說這種紙摻了一堆雙酚 A。「生態沙龍」列出披薩盒和捲筒衛生紙的依據是，這些產品有不少是用回收紙漿做成的再生紙做的，據說也含有雙酚 A。柴克和艾瑪通常每週會叫一次披薩，所以這應該算得上是他倆固定的雙酚 A 接觸源；捲筒衛生紙就更不用說了，他倆用得可凶了。

「咱們從可能性最高的主要來源著手吧？罐裝食品和飲料？」艾瑪提議。

「好呀。」柴克繼續，「你平均一個禮拜吃多少或喝多少這類玩意兒？」

「呃，」艾瑪想了想，「我大概一個月會吃掉兩罐鮪魚罐頭。蔬菜罐頭應該也是每個月兩罐。氣泡水每天兩瓶。你呢？」

「哈！我不知道欸！我吃的罐裝肉品和蔬菜量大概是你的兩倍吧。然後我還會喝罐頭湯，一個禮拜一次左右，不過我有注意到我們買的那個牌子註明『不含雙酚 A』。飲料的話，我們只會買罐裝啤酒和瓶裝果汁，氣泡水我是一天三瓶。」

盤點之後，兩人意識到他們比一般千禧世代吃得還要好。艾瑪和柴克經常一起採買食物，兩人的食性也因為住在一起而漸漸同化了。他們會吃大量新鮮蔬果、魚、雞肉和牛肉，去超市賣場也鮮少在罐頭食品或冷凍櫃貨架前逗留。就罐裝、瓶裝飲食來說，這兩個人的主要潛在接觸源就是氣泡水。

下一步要解決的問題看起來不太好對付：他們得從這些

五花八門罐裝食品的雙酚 A 含量，以及他們吃下這類食物飲品的量，算出自己每天把多少雙酚 A 吃進肚子裡。這類資料一般都能在科學文獻上找到，所以他們很快發現早就有人做過研究，評估民眾可能從各種接觸源吃到的雙酚 A 量。兩人決定直接採用這些資料，評估他們吃下的量究竟低於、等於或高於一般值。

兩人點開 Google 學術搜尋，在搜尋框輸入「雙酚 A ＋"罐裝食品"」，找到一篇針對兩百〇四種食品所做的採樣檢測報告。[17] 該報告的採樣範圍包括罐裝食品、盒裝及冷凍食品、生鮮及塑膠包裝食品。在冷凍、生鮮及塑膠包裝食品這部分，九成三未驗出雙酚 A，成績相當不錯；但是罐裝食品有七成三驗出雙酚 A。普通成年人從這些食品攝入的雙酚 A 估計量為每天每公斤 0.013 微克 —— 幾乎全來自罐頭；其中，罐裝蔬菜則是人類飲食最主要的雙酚 A 單一來源。

「這數字能信嗎？」柴克大聲問。

「嗯，用來估算這個每日攝取量的抽樣模型看起來還算可靠。」艾瑪說。「當然，數據夠好，模型才漂亮。我看他們用的是環保署針對不同食物類別公布的平均消費比例，[18] 所以這個數字應該是信得過的。不過，咱們還是做好風險評估員的工作，多找幾個估計值吧。」

他們回到「雙酚 A ＋"罐裝食品"」的搜尋結果頁面，注意到另一篇研究報告。「你看一下這個，」柴克手指螢幕，「跟剛才那篇有點像。」

「對，」艾瑪點開，「不過這篇做得更仔細：他們分析了一千四百九十八份樣本，有食品有飲料，包裝方式更是五花八門。[19]」艾瑪迅速瀏覽報告，立刻抓到最突出的重點：「85% 的樣本驗出雙酚 A，含量在每公斤 5 微克以下。單一樣本最高檢出量達到每公斤 40 微克。根據這項研究的調查人員估計，十八歲以上的成年人每天每公斤平均吃下 0.04 微克的雙酚 A。這篇報告也說，現代人經飲食攝入的雙酚 A 主要都來自罐裝食品。」

「兩篇不同研究推得的雙酚 A 攝入量竟然這麼接近。」柴克說。「特別是這還是根據美國人和法國人的飲食習慣所做的研究哩。」

「我覺得我們在食品飲料這一塊算是找到答案了。咱們繼續吧！」艾瑪將學術搜尋關鍵詞改成「雙酚 A ＋"感熱紙"」。要不是因為「感熱紙含雙酚 A」是科普網站點閱率頗高的題目，感熱紙可能會被他倆劃進「不重要」那一類；但雙酚 A 顯然被當作顯影劑使用，非常容易從紙面轉移至雙手等其他表面。

他們還查到另一篇報告，研究主題已跨越「感熱紙含多少雙酚」這個層次，進一步探討「一張購物明細會讓消費者接觸到多少雙酚 A」。[20] 報告上說，研究人員分析了四十四張感熱紙明細，其中七成三的雙酚 A 含量介於每克 9000 微克到 21000 微克之間，其餘兩成七則低於每克 0.10 微克；由此可見，確實有極高比例的感熱紙含有高量雙酚 A。綜合考量感熱紙的雙酚 A 平均含量、消費者手持明細的平均時間，還有皮膚對雙酚 A 的吸收率這幾項因素，論文作者推算出「每天每公斤 0.0064 微克」這個估計值。

「這數字嚇到我了。」柴克說。「那不就等於我們從收銀機明細吃到的雙酚 A 量差不多是罐裝食品貢獻量的 17% 到 50%？就衝著這一點，以後人家給我明細我都不拿了。」

「結帳人員豈不更衰？」艾瑪嘆氣。

下一個目標是披薩盒。「這個接觸源可真奇怪。」柴克說。「披薩盒為什麼會有雙酚 A？」

這個艾瑪知道。「因為披薩盒是再生紙做成的硬紙類產品，這類產品有些就跟感熱紙一樣有雙酚 A。捲筒衛生紙也是。」

「所以我們可以把披薩盒和捲筒衛生紙當成同一種接觸源囉？」柴克問。

「不盡然。」艾瑪答道。「披薩盒的雙酚 A 會從紙盒轉移至披薩餅，再被吃進肚子裡；至於捲筒衛生紙則是擦嘴的時候吃到，或是，呃……皮膚接觸吸收。」

「我真是迫不及待想看看研究人員到底要怎麼估算皮膚會從衛生紙吸收到多少雙酚 A 啦！」柴克促狹地笑道。

他們一連用「雙酚 A＋披薩」、「雙酚 A＋"披薩盒"」、「雙酚 A＋"捲筒衛生紙"」等幾組關鍵詞上 Google 學術搜尋找資料。雖然成果不佳，兩人還是找到一篇有關再生硬紙板、再生紙雙酚 A 含量的報告。[21] 兩類產品的平均含量差不多，分別為每克 0.00052 微克和 0.00049 微克。雖然他們沒找到一般人每天大概會從這類產品接觸到多少雙酚 A，不過兩人都同意，連同披薩一起吞下肚的雙酚

A量應該已經算在經食物攝入的總量裡了，不需要分開計算；而捲筒衛生紙所含的雙酚A量約莫是收銀機感熱紙的0.00000005倍（衛生紙每公克0.00049微克，感熱紙最高每公克10000微克，兩者相除）。艾瑪和柴克據此做出結論：跟其他接觸源相比（譬如感熱紙），皮膚接觸捲筒衛生紙並吸收的雙酚A量低到可忽略不計。

資料逐一到位，現在他們可以來算算自己每天接觸多少雙酚A了。

罐裝食品和飲料：每天每公斤0.013微克。兩人自認他倆吃的罐裝食品、飲品量低於全國平均值，所以選擇較低的估計值。再者，這個數字也是美國人飲食調查那篇報告算出來的。

感熱紙及其他紙類產品：每天每公斤0.007微克。艾瑪和柴克決定將稍早算出的每天每公斤0.0064微克稍微上調，湊成整數，以此涵蓋來自捲筒衛生紙和其他紙類所含的雙酚A。

以上兩項就是他倆日常生活可能接觸到雙酚A的主要來源，加總後得出估計值為每天每公斤0.02微克。數字一出來，柴克立刻在學術搜尋的框框裡輸入「雙酚A＋“風險特徵描述”」，希望能直接搜出先前已抓出來，但未繼續追查的某篇論文。他找到了。「艾瑪！你看這個。這一篇的調查人員用尿液雙酚A濃度去估算各地人口的雙酚A接觸量。」柴克一邊大聲朗誦論文摘要，一邊以食指搜尋重點。「有了！『按估算，父親、母親、小孩的接觸濃度中位數分別是每天每公斤 0.019、0.035 和 0.005 微克。」」[22]

　　「所以，根據這份研究，成年人會吃下每天每公斤 0.019 和 0.035 微克的雙酚 A。」艾瑪總結。「我們倆評估自己的雙酚 A 攝入量要比一般人少得多，而這份報告認證我們的計算值確實落在正常偏低的範圍。太神奇了！」兩人突然對自己的評估結果甚感得意。

　　艾瑪和柴克既已掌握雙酚 A 的接觸及危害衡量標準，接下來就可以計算風險商數了：兩人只消把他們的接觸劑量（每天每公斤 0.02 微克）除以危害劑量（每天每公斤 25 微克），即可算得風險商數為 0.0008。這對青梅竹馬欣喜地發現，雙酚 A 並未明顯危害他倆的身體健康。

　　不過他倆並未就此罷手，反而繼續思索：既然雙酚 A 的危害風險這麼低，科學界和一般大眾為何還是對它緊盯不放？「從過去的歷史來看，環境毒物學家知道會鬧出問題的化學物大都有長期滯留環境的傾向。它們會蓄積在生物體內、鎖定生物作用，而且效價通常都不會太低。」艾瑪提出見解。「所以我真不懂雙酚 A 為何榜上有名？」

　　「那就來找答案吧！」柴克從背包撈出他自己的筆電，開始敲鍵盤。「我找到雙酚 A 的物質安全資料表。[23] 上頭說，雙酚 A 在不同水體樣本測到的半衰期介於兩天半到四天，分解速度挺快的呀！」

　　艾瑪用她的筆電搜尋。「如果在土裡，雙酚 A 的半衰期甚至不到一天。」[24]

　　「所以它滯留在環境中、長期積存的可能性非常低。」

柴克得出結論。他再回頭研究物質安全資料表，又說：「這裡也提到生物累積性，列出一大堆物種的『生物濃縮係數』，也就是化學物在生物體內與所處環境的濃度比。最高的數字是 135。」

「這算很低了。一般來說，問題化學物的生物濃縮係數都比這個值高出十倍、百倍有餘。」艾瑪說。

柴克點頭。「雙酚 A 不會長期留在環境中，也不會在生物體內濃縮，所以難道是它特別容易跟某個生物標的產生作用，而且效價極高？」

「嗯。前面假設的雙酚 A 致毒模式是和雌激素受體起作用，但剛才我們已經知道，它活化雌激素受體的能力非常差，效價很低。所以除非雙酚 A 還有其他作用模式，否則它也不符合這項條件。」

「不曉得流行病學怎麼解釋雙酚 A 的危害和影響？」柴克喃喃說道。「這其實剛好落在我的專業領域內，所以就讓我來查清楚吧。不過現在我實在太累了，咱們改天繼續？」

日子來到星期二。這天通常是艾瑪埋首學位論文的日子，但今天她決定不碰論文，回頭繼續她和柴克的調查計畫，而「東北大學圖書館」則是找文獻、研究資料的理想地點。艾瑪發現，流行病學針對雙酚 A 以及它對健康影響所做的研究資料非常多，嚇了她一跳。「這麼多資料叫我要怎麼消化呀？」她在心裡嘀咕。幸好她找到一篇文獻探討，簡單回顧各界至今做過的各種雙酚 A 流行病研究。

　　該文概要整理了支持「低劑量雙酚 A 可能危害健康」的實驗室與流行病學資料。[25] 艾瑪發現這篇論文的好幾位作者都是《雙酚 A 清查計畫》二階研究調查員，為此她不太放心，因為她覺得這篇論文不夠客觀：作者群似乎只提出單方面的證據去支持「低劑量效應」的假設前提。這已經可說是確認偏誤了。*

　　艾瑪讀到結論，內心立刻警鐘大作：作者群表示，「流行病學研究顯示，接觸環境雙酚 A 對行為、代謝症候群、甲狀腺荷爾蒙信號等指標的影響具有再現性」。就艾瑪所知，流行病學研究或許能查出接觸化學物與健康問題之間的關聯性，但是「有關聯」不代表「有因果關係」──也就是說，論文提到的流行病學調查根本不足以作為「可疑化學物是否對健康造成不良影響」的立論依據。

　　艾瑪的博士論文主題是研究「遺傳與環境對代謝症候群發生率的相對貢獻關係」，所以她決定也來查一查雙酚 A 跟代謝症候群的關係。所謂「代謝症候群」是一群跟脂質、葡萄糖代謝紊亂有關的異常生理狀態，通常會造成糖尿病、心血管疾病等問題。這篇文獻探討列出十六篇跟這層關聯有關的參考資料，艾瑪認為一口氣讀完應該沒什麼問題，遂一篇篇找出來細讀。

＊譯注：習慣尋找證實自己或既有信念的證據，忽視其他挑戰或抵觸前述觀點的資訊。

在前述十六份研究報告中，有七份使用美國國家健康營養調查（NHANES）的數據進行評估。「美國國家健康營養調查」乃是透過一小群人（群集中的子集）來評估全美民眾的健康與營養狀態，調查方式包括定期訪視、進行理學檢查和驗血驗尿等等；而這七篇研究就是選取不同年份的取樣數據來評估代謝症候群的多個指標。每份報告都是用尿液檢體濃度來評判雙酚 A 接觸量，艾瑪將重點歸納如下：

第一篇：以二〇〇三年四月數據集評估，顯示雙酚 A 接觸量與糖尿病關聯明顯；若改用二〇〇五年六月數據集則未顯現這層關聯。[26]

第二篇：與第一篇使用相同的兩套數據集，但是採合併評估。作者認為雙酚 A 和肥胖、腰圍皆存在明顯關聯，但這個結果應是二〇〇三年四月數據集所致。[27]

第三篇：若使用二〇〇三年四月數據集評估，顯示雙酚 A 接觸量與糖尿病，還有雙酚 A 與糖化血色素之間皆存在明顯關聯；但以二〇〇五年六月或二〇〇七年八月數據集評估則未顯現關聯。[28]

第四、五篇：合併分析二〇〇三年至二〇〇八年數據集，顯示雙酚 A 和肥胖、代謝症候群關聯顯著，[29, 30] 但這層關聯主要也是受到二〇〇三年四月數據集影響。

第六篇：合併分析二〇〇三年四月、二〇〇五年六
月、二〇〇七年八月和二〇〇九年十月數
據集。結果顯示雙酚Ａ和糖尿病、冠心
病皆無明顯關聯。[31]

第七篇：合併分析二〇〇三年至二〇〇八年數據
集，顯示接觸雙酚Ａ和兒童肥胖存在明
顯關聯。[32]

要想確立「接觸某化學物」當真和「影響健康」有關，
那麼兩者之間的關聯必須要有「再現性」這個明確特點。二
〇〇三年四月採集的尿液檢體顯示接觸雙酚Ａ和代謝症候
群的多項指標關聯明顯，可是接下來每一年的樣本（直到二
〇一〇年）卻不曾再現這層關聯。這些使用美國國家健康營
養調查資料庫評估並得到「接觸雙酚Ａ和代謝症候群有關」
的報告與結論，不符合「有效再現」的科學基本要求。

另有三篇來自中國的評估報告，使用的數據來源並非美
國國家健康營養調查資料庫，不過其中兩篇顯然使用的是同
一份數據集：一篇探討雙酚Ａ和第二型糖尿病的關係，另
一篇研究雙酚Ａ是否會導致肥胖與胰島素抗性。第一篇論
文的結論指出雙酚Ａ和第二型糖尿病無明顯關聯，[33] 第二篇
的調查人員雖未發現接觸雙酚Ａ與肥胖存在明顯關聯，不
過據他們觀察，在雙酚Ａ接觸量屬於前25%的次群中，「身
體質量指數」（BMI）未超過二十四的人明顯有較強的胰島
素抗性；然而，若分析對象納入身體質量指數等於或大於二

十四的人，這層關聯就消失了。[34] 艾瑪不太理解如此操縱數據的邏輯何在，以及這麼做跟整體研究有何關聯，不過她倒是得出一個結論，那就是即使研究人員觀察到雙酚 A 與胰島素抗性有關，證據力也十分薄弱。

第三篇中國報告則是評估兒童身體質量指數和接觸雙酚 A 之間的關係。調查發現，兩者在八至十一歲組的關聯尚稱明顯，十二至十五歲組則沒有顯著關聯。[35] 艾瑪再一次從這三份報告得到「接觸雙酚 A 與代謝症候群並無關聯」的結果，即使對象是中國民眾亦然。

至於剩下的幾篇報告，有兩篇並未評估雙酚 A 與代謝症候群指標的關係，因此和本次搜尋目標無關；[36] 兩篇認定雙酚 A 與代謝症候群指標關聯明顯，[37] 一篇推斷雙酚 A 和糖尿病沒有關聯。[38] 最後一篇研究則是拿雙酚 A 接觸量最高的 10% 和其餘 90% 做比較，發現前者血糖值明顯上升。[39] 這種分析方法與其他採「四分法」劃分雙酚 A 接觸量的分析方式大不相同，而且前 10% 與其他 90% 的血糖值不僅差距很小，並且都在正常範圍內。

文獻探討的作者認為，前述各研究本身或不同研究之間之所以缺乏再現性，有可能是因為評估對象（族群）接觸雙酚 A 的量本就不同所致；但艾瑪認為顯然不是這麼回事，因為這些不同研究測得的尿中雙酚 A 濃度範圍明顯重疊。艾瑪離開圖書館，邊走邊想：雖然作者得出那樣的結論，不過這些流行病學研究**並未顯示**接觸環境雙酚 A 對代謝症候群的影響具有可再現特性。

那晚，艾瑪和柴克在家共享雞肉玉米餅和西班牙燉飯。艾瑪述說她的調查結果，柴克一反常態地安靜且專注。

「相當有意思啊……」艾瑪收拾餐桌，柴克呢喃並再度安靜下來。

艾瑪反而不習慣了。「你就這麼點心得？『有意思』？」她很有意見。

柴克似乎陷在自己的思緒裡。「我只是很佩服你的客觀和分析技巧。」他回答。「我自己也查了些資料，找到另一篇文獻探討。發表時間比你那篇晚一年。這篇是以系統性回顧的方式去評估好幾篇『探討雙酚A和代謝症候群關聯性』流行病研究的品質和一致性。[40] 他們找了兩位獨立專家審閱這幾份流行病學研究報告，整理摘要，而且特別注意研究設計、研究方法和結果闡述這幾個部分。作者群發現，他們審閱的流行病研究幾乎清一色使用「橫斷式研究」，*而且只採單一測量值，也就是『每個人只採驗一次尿液檢體』。審閱者指出，這種設計只能呈現極短時間內的雙酚A接觸量，如此可能造成嚴重誤判。」

「有意思！」艾瑪回敬。「我讀到的幾篇文獻也提出相同論點，提醒大家這種實驗設計會限制最終結論的強度。」

「有理。你想想，說不定剛好就有兩個人每週都吃同一罐青豆，所以他倆的雙酚A接觸源根本一模一樣；但其中

＊譯注：在單一時間點針對相同主題、不同對象進行比較研究。因成本較低且執行方便，算是相當常見的研究類型。

一人是在採樣六天前吃的，另一人是採樣前一天吃的。這樣的話，第一個人的尿液雙酚 A 檢出量肯定很低，也會被分到『低接觸量組』，另外那個想必比較高，自然落在『高接觸量組』──這可是相當嚴重的實驗設計缺失呀。此外他們也注意到，這幾份報告都無法重現彼此的研究結果，即使用的是同一組數據也做不出來。我直接唸一段他們的結論給你聽：『研究設計瑕疵嚴重限制我們對這幾份流行病學報告的理解，無法確切得知接觸雙酚 A 與健康問題之間的關聯性。鑑於這幾篇流行病學文獻在研究方法方面的限制，其主張雙酚 A 與肥胖、糖尿病或心血管疾病有關的說法都是不慎重，並且沒有事實根據的。』你的評估很準耶，艾瑪！」

艾瑪欣然接受好友的讚美。「我想，現在我們已經有足夠的資訊回答一開始提出的問題了。」艾瑪滾動頁面卷軸，找出上禮拜做的文件註解：「我們的雙酚 A 日常接觸量是否有害健康？」

兩人同聲大喊：「才不會呢！」

結語

　　地球是決定讓哪些化學物進入你我個人環境的唯一主宰。化學物無所不在。支持生命的氧氣也是一種化學物，而且還具有高危易爆的性質；然而在衡量利弊得失之後，我們還是選擇站在有利的一方。畢竟沒有氧氣，我們誰都活不下去。

　　我們會本能地接受周遭環境自然存在的化學物，但是對於非出自大地女神蓋婭之手的玩意兒（譬如工業、農業或其他人為製造的產品），我們就有意見了，認為這些都是「外來」化學物。我們對外來物一無所知，而無知正是恐懼的來源。

　　市面流通的合成化學物成千上萬，種類繁多，你我避都避不掉；既然躲不了，我們必須學會與之共存，因此必須開始認識、熟悉這些東西。我們得了解這些化學物有什麼危險，覺察自己的接觸量有沒有可能已經達到危害程度 —— 這正是風險評估的本質與宗旨。即使不具備大量的化學、生物知識也能做基本風險評估。風險評估不需要博士學位，只要會做最基本的加減乘除運算就行了。誠如本書所言，所有跟執行個人風險評估有關的資料 —— 至少就常見化學物而言

──你只要敲幾個鍵就能找到了。

然而不幸的是，目前我們只熟知少數幾類商用化學物會造成哪些危害，[1] 其餘大多仍是個謎。造成這種資訊不足的最主要原因在於經費和立法影響力不足：找出化學物危害特性需要研究經費，沒有法源依據就無法保障經費源源不絕。每當坊間爆出某化學物毒性高，或者會跟某特定生理標的產生作用，學界便趨之若鶩、瘋狂研究，端出鉅細靡遺的危害描述。若危害程度顯著，主管機關才會把這種物質列入優先審查對象，詳盡評估並確立風險級數，決定是否需要管理。[2]

許多，或許是大多數工業用化學物進入個人生活環境的可能性都不高，至少不會以「容易造成大量接觸」的形式存在，導致這類化學物的危害數據少之又少，主管機關也不會優先評估並確立這類化學物的風險等級。說到底，「劑量決定毒性」，但如果連碰都沒碰過，何來危害風險之說？在完美情況下，我們會評估每一種化學物的危害風險；但誠如我在第三章提到的，若想得到詳盡的危害特性描述就必須使用大量實驗動物，令其長期接觸可能致害的化學物劑量。這不僅需要時間、需要錢，還會引發動物福利方面的道德疑慮。[3]

美國國家科學院（NAS）轄下的「美國國家科學研究委員會」（NRC）是聯邦政府的科學與工程事務諮詢顧問單位。該委員會在二〇〇七年的報告中特別提及動物福利，建議將原本的動物實驗改為「使用人類細胞培養和電腦模擬進行化學物危害特性描述」。[4] 這套名為《二十一世紀計畫》（TOX21）的試驗規範不僅讓毒性試驗變得又快又便宜，減少實驗動物用量，還能提供與人體健康更直接相關的數據資料；目前美國科學界已普遍接受《二十一世紀計畫》，但這套規範仍有不少地方需要改進，才能全面實施。需要改進之處包括：研發新的細胞分析和電腦模擬模型，提供描述危害特性所需的數據資料；建立化學物在「細胞反應」和「完整生物體不良反應」之間的連結與對應關係；獲得國際認可，協調各界採用這套化學物危害評估法。[5] 目前該計畫已取得不少進展，但仍需投入更多研究，方能使所有利益關係人接受這套新規範。

　　需要確認危害特性的化學物多如牛毛，要消化這些堆積如山的工作亦有其難度，障礙之一便是政府和學術機構檢測毒物的方法不同：主管機關必須按照標準作業程序（SOP）和優良實驗室操作規範（GLP）執行毒性試驗，恪遵經核准的試驗方法並一板一眼地詳實記錄，才能確保實驗數據的品質達到均一、一致、可信、可再現和完整等要求。[6] 業界遵循的也是同一套標準，因為在針對自家生產的化學品進行危害評估時，廠商的最終目的是提出能讓主管機關接受的試驗數據。但大學所做的研究正好相反。學者做研究是為了拓展知識疆界，基本上他們沒興趣為企業利益服務，除非對方是他們的金主。美國的學術研究經費多半來自國家衛生研究院（NIH）或國家科學基金會（NSF）；在我寫書這會兒，這兩所機構都不要求挹注對象遵循標準作業程序和優良實驗室操作規範。於是乎，大把大把的數據就這麼登上學術期刊，引來媒體注意，進而影響社會大眾對化學物毒性的認知與看法；至於媒體如何使用這些數據資料，通常是沒人管的。

業界和學術界產出的毒性資料大多並不一致，第十三章的「雙酚 A 奇案」就是一例。除了數據本身的差異，這種情況通常也和解讀方式有關。主管機關傾向遵從帕拉塞爾蘇斯「劑量決定毒性」的教誨：當化學物的劑量超過閾值，毒性也會增加；若低於閾值劑量，則可視為安全。本書描述的風險評估方法遵循的也是這套範例。不過，主張雙酚 A 具有「低劑量效應」的人卻堅稱雙酚 A 和其他幾種化學物並不遵循這套標準；他們甚至認為，這些化學物的劑量若低於識別閾值，*即可能重現其不良效應。批評「低劑量效應」的一方則提出反駁，表示這種在低劑量時閃現的數據所代表的不過就是生物變異性，而非毒性。這個問題仍有爭議，也還未解決；除非有人能交出符合再現性要求的「非標準型劑量－反應曲線」，否則主管機關應該還是會謹守毒理學標準守則的界線。待參與《雙酚 A 清查計畫》的學術單位按規定完成試驗、解讀數據，說不定就能為爭執不下的雙方指出一條明路。

如果補助單位能提供學術機構執行毒性評估所需的基本經費，同時再給予一筆額外補助，讓學者能利用前述計畫取得的組織材料或其他生物樣本從事開拓研究，或許就能達到

＊譯注：令試驗對象發生可觀測變化所需的劑量值。

激勵的效果，讓學術單位願意採行標準作業程序和優良實驗室操作規範了。從本質上來說，這等於贊助這類「化學物清查計畫」用兩套方法做研究：一是按照標準試驗規範來執行，另一種則是依學術機構本身的方法來做。如此一來，研究所得的數據不僅能增進我們對毒性模式的了解、有助於發展《二十一世紀計畫》，還能提供可用於監督管理的有效數據。

　　這些跟危害或風險評估程序有關的複雜問題就留給專家去傷腦筋吧。身為老百姓的你我若擔心生活中的環境化學物可能危害身體健康，只要用本書提到的基本方法做做風險評估就行了。若您不清楚是否該針對某化學物進行個人風險評估，或許可以從回答底下這三道問題著手：

　　一、聽說我接觸到的某種化學物是有危險的──請先釐清這個資訊來源描述的是「危害」還是「風險」？如果是「危害」，那麼你或許該執行危害程度評估，確立這種化學物的參考劑量（RfD）。如果描述的是「風險」，那麼網路上說不定已經有適合你的風險評估方法，動手找出來吧。

　　二、我接觸到這種可疑化學物的可能性有多高？一般在描述化學物危害風險時，通常不會考量接觸的可能性。所以你可以先評估自己有沒有潛在接觸源，然後再評估你接觸到這種化學物的可能性。假如你有潛在接觸源，接觸程度也算明顯，那麼你說不定得進行一次完整的風險評估；如果你幾乎不太可能接觸到這種化學物，自然也就沒必要做風險評估了。你可能還會再想到環境持久性和生物累積性的問題。這兩者都有可能提高接觸到致害劑量的可能性，足以影響健康、引發不良後果。

三、這種可疑化學物如何致毒？如果這種化學物屬於非特定致毒模式，或者已知作用標的，但是該化學物與作用標的反應性偏低，那麼除非大量接觸，否則這種化學物危害健康的風險大多不會太高。這時你再把接觸到這種化學物的可能性加進來通盤考量，應該就能做出合理決斷，知道自己該不該進行個人風險評估了。

善用大腦思考、理性評估化學物危害健康的風險，你就能合理推斷自己的接觸量是否足以讓化學物變成毒藥。若你已經查明你擔心的化學物危害健康的風險並不顯著，又或者你已經辨明該化學物有危害風險，也採取必要手段讓自己避免再接觸到它，保證你今晚一定睡得又甜又香。

注釋

第一章

1. Martta Kelly, "Alcohol Linked with 88,000 Premature Deaths Yearly," NBC News, June 26, 2014, http://www.nbcnews.com/id/wbna55518085.

2. Centers for Disease Control and Prevention (CDC), "Tobacco-Related Mortality," April 28, 2020, http://www.cdc.gov/tobacco/data statistics/fact_sheets/health effects/tobacco related mortality/index.htm.

3. CDC, "Botulism," August 3, 2021, http://www.cdc.gov/dotw/botulism/index.html.

4. Cynthia V. Rider et al., "Moving Forward on Complex Herbal Mixtures at the National Toxicology Program," The Toxicologist 54 (2015): 1676.

5. Pieter A. Cohen, "American Roulette—Contaminated Dietary Supplements," New England Journal of Medicine 361 (2009): 1523–25.

6. R. J. Huxtable, "The Myth of Beneficent Nature: The Risks of Herbal Preparations," Annals of Internal Medicine 117, no. 2 (1992): 165–66.

第二章

1. Edward L. Trimble, "Update on Diethylstilbestrol," Obstetrical

and Gynecological Survey 56, no. 4 (2001): 187–89.

2.   Trimble, "Update on Diethylstilbestrol."

3.   Andrea R. Potash, "Bichler v. Lilly: Applying Concerted Action to the DES Cases," Pace Law Review 3, no. 1 (1982): 85–106.

4.   Katie Thomas, "The Unseen Survivors of Thalidomide Want to be Heard," New York Times, March 23, 2020, http://www.nytimes.com/2020/03/23/health/thalidomide-survivors-usa.html.

5.   "About Thalidomide," The Thalidomide Trust, 2017, http://www.thalidomidetrust.org/about-us/about-thalidomide/.

6.   "About Thalidomide."

7.   Federica Cavallo, Mario Boccadoro, and Antonio Palumbo, "Review of Thalidomide in the Treatment of Newly Diagnosed Multiple Myeloma," Therapeutic and Clinical Risk Management 3, no. 4 (2007): 543–52;Steve K. Teoet al., "Thalidomide in the Treatment of Leprosy." Microbes and Infection 4,no. 11 (2002): 1193–202.

8.   Katsuyuki Murata and Mineshi Sakamoto, "Minamata Disease," in Encyclopedia of Environmental Health, ed. J. O. Nriagu, vol 3 (Burlington: Elsevier,2011), 774–80.

9.   Alessia Carocci et al., "Mercury Toxicity and Neurodegenerative Effects," Reviews in Environmental Contamination and Toxicology 229 (2014): 1–18.

10.   F. Bakir et al., "Methylmercury Poisoning in Iraq," Science 181 (1973):201–41.

11.   International Programme on Chemical Safety, Environmental Health Criteria101: Methylmercury (Geneva: World Health Organization, 1990).

12.   Lynda Knobeloch et al., "Methylmercury Exposure in Wisconsin: A CaseStudy Series," Environmental Research 101, no. 1 (2006):

113–22.

13. Joseph R. Hibbein et al., "Relationships Between Seafood Consumption during Pregnancy and Childhood Neurocognitive Development: Two Systematic Reviews," Prostaglandins Leukotrienes and Essential Fatty Acids 151(2019): 14–36.

14. "Advice About Eating Fish for Those Who Might Become or Are Pregnant or Breastfeeding and Children Ages 1–11Years," US Food and Drug Administration, last revised October 2021, http://www.fda.gov/food/consumers/advice-about-eating-fish.

15. A. J. Wakefield et al., "Ileal-Lymphoid-Nodular Hyperplasia, Non-Specific Colitis, and Pervasive Developmental Disorder in Children," The Lancet 351,no. 9103 (1998): 637–41.

16. Jeffrey S. Gerber and Paul A. Offit, "Vaccines and Autism: A Tale of Shifting Hypotheses," Clinical Infectious Diseases 48, no. 4 (2009): 456–61;F. DeStefano,"Vaccines and Autism: Evidence Does Not Support a Causal Association," Nature 82 (2007): 756–59.

17. J. N. Gordon, A. Taylor, and P. N. Bennett, "Lead Poisoning: Case Studies," British Journal of Clinical Pharmacology 53, no. 5 (2002): 451–58.

18. S. Allen Counter, Leo H. Buchanan, and Fernando Ortega, "Neurophysiologic and Neurocognitive Case Profiles of Andean Patients with Chronic Environmental Lead Poisoning," Journal of Toxicology and Environmental Health, Part A 72, no. 19 (2009): 1150–59.

19. Matthias L. Riess and Josiah K. Halm, "Lead Poisoning in an Adult: Lead Mobilization by Pregnancy?," Journal of General Internal Medicine 22, no. 8(2007): 1212–15.

20. J. O. Nriagu, Lead and Lead Poisoning in Antiquity, New York:

John Wiley &Sons, 1983.

21. Mona Hanna-Attishaet al., "Elevated Blood Lead Levels in Children Associated with the Flint Drinking Water Crisis: A Spatial Analysis of Risk and Public Health," American Journal of Public Health 106 (2016): 283–90.

22. Celine M.-E. Gossner et al., "The Melamine Incident: Implication for International Food and Feed Safety," Environmental Health Perspectives 117,no. 12 (2009): 1803–8.

23. "Melamine," Azomures (accessed February 16, 2020, http://www.azomures.com/wp-content/uploads/2019/11/FDSMELA MINAEN.pdf

第三章

1. M. Luisetto et al., "Endogenous Archeological Sciences: Physiology, Neuroscience, Biochemistry, Immunology, Pharmacology, Oncology, and Genetics as Instrument for a New Field of Investigation? Modern Global Aspects for a New Discipline," Journal of Neuroscience and Neurological Disorders 2 (2018): 65–97.

2. David P. Ropeik, "Risk Perception in Toxicology—Part I: Moving beyond Scientific Instincts to Understand Risk Perception," Toxicological Sciences 121 (2011): 1–6.

3. "Motor Vehicle Crash Deaths," Centers for Disease Control and Prevention, http://www.cdc.gov/vitalsigns/motor-vehicle-safety/index.html (accessed September 15, 2021).

4. C. M.Villanueva et al., "Meta-Analysis of Studies on Individual Consumption of Chlorinated Drinking Water and Bladder Cancer," Journal of Epidemiology and Community Health 57, no. 3 (2003): 166–73.

5. Joseph D. Rosen, "Much Ado About Alar," Issues in Science and Technology 7, no. 1 (1990): 85–90.

6. Emeran A. Mayer, "Gut Feelings: The Emerging Biology of Gut-Brain Communication," Nature Reviews Neuroscience 12 (2011): 453–66.

7. Mayer, "Gut Feelings."

8. Mayer, "Gut Feelings."

9. Grant Soosalu, Suzanne Henwood, and Arun Deo, "Head, Heart, and Gut in Decision Making: Development of a Multiple Brain Preference Questionnaire," SAGE Open (2019): 1–17.

10. U. Schender et al., "Improved Estimates of Global Transport of DDT and Their Implications Using Sensitivity and Bayesian Analysis," Epidemiology 19, no. 6 (2008): S322–23.

11. Patrick A. Baron, David C. Love, and Keeve E. Nachman, "Pharmaceuticals and Personal Care Products in Chicken Meat and Other Food Animal Products: A Market-Basket Pilot Study," Science of the Total Environment 490 (2014): 296–300; Marilena E. Dasenaki and Nikolaos S. Thomaidis, "Multi-Residue Determination of 115 Veterinary Drugs and Pharmaceutical Residues in Milk Powder, Butter, Fish Tissue, and Eggs Using Liquid Chromatography–Tandem Mass Spectrometry," Analytica Chimica Acta 880 (2015): 103–21.

12. Rhys E. Green et al., "Diclofenac Poisoning as a Cause of Vulture Population Declines Across the Indian Subcontinent," Journal of Applied Ecology 41 (2004): 793–800.

13. Anil Markandya et al., "Counting the Cost of Vulture Decline: An Appraisal of the Human Health and Other Benefits of Vultures in India," Ecological Economics 67, no. 2 (2008): 194–204.

14. A. Bonetti et al., "Side Effects of Anabolic Androgenic Steroids Abuse," International Journal of Sports Medicine 28, no. 8 (2008): 679–87.

15. Nathalie V. Goletiani, Diana R. Keith, and Sara J. Gorsky, "Progesterone: Review of Safety for Clinical Studies," Experimental and Clinical Psychopharmacology 15, no. 5 (2007): 427–44.

16. Flavio M. Souza and Paulo F. Collett-Solberg, "Adverse Effects of Growth Hormone Replacement Therapy in Children," Arquivos Brasileiros Endocrinology and Metabolism 55, no. 8 (2011): 559–65.

17. P. J. Jenkins, A. Mukherjee, and S. M. Shalet, "Does Growth Hormone Cause Cancer?" Clinical Endocrinology 64, no. 2 (2006): 115–21.

18. United States Food and Drug Administration, "Fact Sheet: FDA at a Glance," last revised November 2021, http://www.fda.gov/about-fda/fda-basics/fact-sheet-fda-glance.

19. Marta Carballa et al., "Behavior of Pharmaceuticals, Cosmetics and Hormones in a Sewage Treatment Plant," Water Research 38, no. 12 (2004): 2918–26.

20. Jo Jones, William Mosher, and Kimberly Daniels, "Current Contraceptive Use in the United States, 2006–2010, and Changes in Patterns of Use since 1995," National Health Statistics Reports 60, Centers for Disease Control and Prevention, October, 2012.

21. Y. K. K. Koh et al., "Treatment and Removal Strategies for Estrogens from Wastewater," Environmental Technology 29 (2008): 245–67.

22. Stefania Dzieciolowska et al., "The Larvicide Pyriproxyfen Blamed during the Zika Virus Outbreak Does Not Cause

Microcephaly in Zebrafish Embryos," Scientific Reports 7 (2017): 40067.

23. M. Sanborn et al., "Non-Cancer Health Effects of Pesticides," Canadian Family Physician 53, no. 10 (2007): 1713–20.

24. C. Taxvig et al., "Endocrine-Disrupting Properties in Vivo of Widely Used Azole Fungicides," International Journal of Andrology 31, no. 2 (2008): 170–77.

25. Urs L. Gantenbein, "The Life of Theophrastus of Hohenheim, Called Paracelsus," Zurich Paracelsus Project, University of Zurich, February 2021, https://www.paracelsus.uzh.ch/paracelsus-life.html.

26. Gantenbein, "The Life of Theophrastus of Hohenheim."

27. Leslie A. Simms et al., "Environmental Sampling of Volatile Organic Compounds during the 2018 Camp Fire in Northern California," Journal of Environmental Science 103 (2021): 135–47.

28. Tunga Salthammer et al., "Measurement and Evaluation of Gaseous and Particulate Emissions from Burning Scented and Unscented Candles," Environment International 155 (2021): 106590; Agnieszka Tajner-Czopek, Agnieszka Kita, and Elzbieta Rytel, "Characteristics of French Fries and Potato Chips in Aspect of Acrylamide Content: Methods of Reducing the Toxic Compound Content in Ready Potato Snacks," Applied Sciences 11, no. 9 (2021): 3943.

29. J. Mendoza et al., "Systematic Review: The Adverse Effects of Sodium Phosphate Enema," Alimentary Pharmacology and Therapeutics 26, no. 1 (2007): 9–20.

30. Anne M. Larson et al., "Acetaminophen-Induced Acute Liver Failure: Results of a United States Multicenter, Prospective

Study," Hepatology 42, no. 6 (2005): 1364–72.

31. L. F. Prescott, "Paracetamol Overdosage," Drugs 25, no. 3 (1983): 290–314.

32. Linda J. Chun et al., "Acetaminophen Hepatotoxicity and Acute Liver Failure," Journal of Clinical Gastroenterology 43, no. 4 (2009): 342–49.

33. Safi U. Khan et al., "Effects of Nutritional Supplements and Dietary Interventions on Cardiovascular Outcomes: An Umbrella Review and Evidence Map," Annals of Internal Medicine 171, no. 3 (2019): 190–98.

34. Toshiaki Yoshida et al., "Interior Air Pollution in Automotive Cabins by Volatile Organic Compounds Diffusing from Interior Materials: I. Survey of 101 Types of Japanese Domestically Produced Cars for Private Use," Indoor and Built Environment 15, no. 5 (2006): 425–44; Toshiaki Yoshida et al., "Interior Air Pollution in Automotive Cabins by Volatile Organic Compounds Diffusing from Interior Materials: II. Influence of Manufacturer, Specifications and Usage Status on Air Pollution, and Estimation of Air Pollution Levels in Initial Phases of Delivery as a New Car," Indoor and Built Environment 15, no. 5 (2006): 445–62.

35. Charles J. Weschler, "Changes in Indoor Pollutants since the 1950s," Atmospheric Environment 43, no. 1 (2009): 153–69.

36. Anna. L. Choi et al., "Developmental Fluoride Neurotoxicity: A Systematic Review and Meta-Analysis," Environmental Health Perspectives 120, no. 10 (2012): 1362–68; Rivka Green et al., "Association Between Maternal Fluoride Exposure during Pregnancy and IQ Scores in Offspring in Canada," JAMA Pediatrics 173, no.10 (2019): 940–48.

37. Phyllis J. Mullenix et al., "Neurotoxicity of Sodium Fluoride in

Rats," Neurotoxicology and Teratology 17, no. 2 (1995): 169–77.

38. Lena Vierke et al., "Perfluorooctanoic Acid (PFOA)—Main Concerns and Regulatory Developments in Europe from an Environmental Point of View," Environmental Science Europe 24, no. 16 (2012), doi:10.1186/2190-4715-24-16.

39. Gloria B. Post, Perry D. Cohn, and Keith R. Cooper, "Perfluorooctanoic Acid (PFOA), an Emerging Drinking Water Contaminant: A Critical Review of Recent Literature," Environmental Research 116 (2012): 93–117.

40. Antonia M. Calafat et al., "Polyfluoroalkyl Chemicals in the U.S. Population: Data from the National Health and Nutrition Examination Survey (NHANES) 2003–2004 and Comparisons with NHANES 1999–2000," Environmental Health Perspectives 115, no. 11 (2007): 1596–602.

41. Derek V. Henley et al., "Prepubertal Gynecomastia Linked to Lavender and Tea Tree Oils," New England Journal of Medicine 356, no. 5 (2007): 479–85.

42. Henley et al., "Prepubertal Gynecomastia."

43. Chensheng Lu et al., "Pesticide Exposure of Children in an Agricultural Community: Evidence of Household Proximity to Farmland and Take Home Exposure Pathways," Environmental Research 84, no. 3 (2000): 290–302.

44. Fraser W. Gaspar et al., "Phthalate Exposure and Risk Assessment in California Child Care Facilities," Environmental Science and Technology 48 (2014): 7593–601.

45. Asa Bradman et al., "Flame Retardant Exposures in California Early Childhood Education Environments," Chemosphere 116 (2014): 61–66.

第四章

1. S. N. Rai, D. Krewski, and S. Bartlett, "A General Framework for the Analysis of Uncertainty and Variability in Risk Assessment," Human and Ecological Risk Assessment 2, no. 4 (1996): 972–89.

2. Jeffrey M. Peters, Connie Cheung, and Frank J. Gonzalez, "Peroxisome Proliferator-Activated Receptor-Alpha and Liver Cancer: Where do We Stand?" Journal of Molecular Medicine (Berlin) 83, no. 10 (2005): 774–85.

3. Peters, Cheung, and Gonzalez. "Peroxisome Proliferator-Activated Receptor-Alpha and Liver Cancer."

4. J. Ashby et al., "Mechanistically-Based Human Hazard Assessment of Peroxisome Proliferator-Induced Hepatocarcinogenesis," Human Experimental Toxicology 13, Suppl. 2 (1994): S1–2.

5. Michael L. Dourson, Susan P. Felter, and Denise Robinson, "Evolution of Science-Based Uncertainty Factors in Noncancer Risk Assessment," Regulatory Toxicology and Pharmacology 24, no. 2 (1996): 108–20.

6. Rai, Krewski, and Bartlett. "A General Framework."

7. Mei Sun et al., "Legacy and Emerging Perfluoroalkyl Substances Are Important Drinking Water Contaminants in the Cape Fear River Watershed of North Carolina," Environmental Science and Technology Letters 3, no. 12 (2016): 415–19.

8. "GenX Investigation," North Carolina Department of Environmental Quality, accessed May 2, 2021, https://deq. nc.gov/news/key-issues/genx-investigation.

9. "May have been" is used here because, as stated previously, State Health Advisories are meant to imply that levels below the Advisory are safe. However, levels above the Advisory do not necessarily pose an increased risk, due to the conservative nature

of the assessment.

10. "Gen-X/ PFAS Information." Brunswick County, North Carolina. Accessed October 10, 2021. http://www.brunswickcountync.gov/utilities/gen-x-pfas-information/.

11. Ted W. Simon, "Bias, Conflict of Interest, Ignorance, and Uncertainty," in Environmental Risk Assessment: A Toxicological Approach, 2nd ed. (Boca Raton: CRC Press, 2019), 431–75.

12. International Agency for Research on Cancer, "Acrylamide: Summary of Data Reported and Evaluation," IPCS Inchem 60 (1994): 389, http://www.inchem.org/documents/iarc/vol60/m60-11.html.

13. G. F. Janneke et al., "The Carcinogenicity of Dietary Acrylamide Intake: A Comparative Discussion of Epidemiological and Experimental Animal Research," Critical Reviews in Toxicology 40, no. 6 (2010): 485–512.

14. Claudio Pelucchi et al., "Dietary Acrylamide and Cancer Risk: An Updated Meta-Analysis," International Journal of Cancer 136, no. 12 (2015): 2912–22.

15. Janneke, "Carcinogenicity of Dietary Acrylamide Intake."

16. Pelucchi, "Dietary Acrylamide and Cancer Risk."

第五章

1. Ralph L. Cooper et al., "Atrazine Disrupts the Hypothalamic Control of Pituitary-Ovarian Function," Toxicological Sciences 5 3, n o. 2 (2000): 297–307.

2. Melanie J. P. Fraites et al., "Characterization of the Hypothalamic-Pituitary-Adrenal Axis Response to Atrazine and Metabolites in the Female Rat," Toxicological Sciences 112, no. 1 (2009): 88–99.

3. United States Department of Agriculture, Pesticide Data Program Annual Summary, Calendar Year 2018, http://www.ams.usda. gov/sites/default/files/media/2018PDPAnnualSummary.pdf.

4. "Out Now: EWG's 2018 Shopper's Guide to Pesticides in Produce," Environmental Working Group, April 2018, http:// www.ewg.org/news-insights/news-release/out-now-ewgs-2018- shoppers-guide-pesticides-pro ducetm.

5. Michael R. Reich and Jaquelin K. Spong, "Kepone: A Chemical Disaster in Hopewell, Virginia," International Journal of Health Services 13, no. 2 (1983): 227–46.

6. T. P. Wang, I. K. Ho, and H. M. Mehendale, "Correlation Between Neurotoxicity and Chlordecone (Kepone) Levels in Brain and Plasma in the Mouse," Neurotoxicology 2, no. 2 (1981): 373–81.

7. World Health Organization, WHO Human Health Risk Assessment Toolkit: Chemical Hazards (Geneva: World Health Organization Press, 2010).

8. Sophie Seurin et al., "Dietary Exposure of 18-Month-Old Guadeloupian Toddlers to Chlordecone," Regulatory Toxicology and Pharmacology 63, no. 3 (2012): 471–79.

9. Tone Westergren, Peder Johansson, and Espen Molden, "Probable Warfarin–Simvastatin Interaction," Annals of Pharmacotherapy 41, no.7 (2007): 1292–95.

10. Abdul N. Shaik et al., "Mechanism of Drug–Drug Interactions Between Warfarin and Statins," Journal of Pharmaceutical Sciences 105, no. 6 (2016): 1976–86.

11. Adriane Fugh-Berman, "Herb–Drug Interactions," The Lancet 355, no. 9198 (2000): 134–38.

12. Imran S. Khawaja, Rocco F. Marotta, and Steven Lippmann,

"Herbal Medicines as a Factor in Delirium," Psychiatric Services 50, no. 7 (1999): 969–70.

13. Daniel M. Stout II et al., "American Healthy Homes Survey: A National Study of Residential Pesticides Measured from Floor Wipes," Environmental Science and Technology 43, no. 12 (2009): 4294–300.

14. Allen H. Conney et al., "Effects of Piperonyl Butoxide on Drug Metabolism in Rodents and Man," Archives of Environmental Health 24, no. 2 (1972): 97–106.

15. Rodney Sinclair and David de Berker, "Getting Ahead of Head Lice," Australasian Journal of Dermatology 41, no. 4 (2000): 209–12.

16. David G. Bailey et al., "Grapefruit Juice–Drug Interactions," British Journal of Clinical Pharmacology 46, no. 2 (1998): 101–10.

17. D. G. Bailey et al., "Ethanol Enhances the Hemodynamic Effects of Felodipine," Clinical and Investigative Medicine 12, no. 6 (1989): 357–62.

18. Bailey, "Grapefruit Juice–Drug Interactions."

19. Z. Petric et al., "Food–Drug Interactions with Fruit Juices," Foods 10, no. 1 (2021): 33.

20. David G. Bailey, "Fruit Juice Inhibition of Uptake Transport: A New Type of Food–Drug Interaction," British Journal of Clinical Pharmacology 70, no. 5 (2010): 645–55.

21. "Cumulative Assessment of Risks of Pesticides," US Environmental Protection Agency, accessed June 27, 2021, http://www.epa.gov/pesticide-science-and-assessing-pesticide-risks/cumulative-assessment-risk-pesticides.

22. Nina Cedergreen, "Quantifying Synergy: A Systematic Review

of Mixture Toxicity Studies within Environmental Toxicology," PLoS One 9, no. 5 (2014): e96580.

23. Alan Boobis et al., "Critical Analysis of Literature on Low-Dose Synergy for Use in Screening Chemical Mixtures for Risk Assessment," Critical Reviews in Toxicology 41, no. 5 (2011): 369–83.

24. Allen W. Olmstead and Gerald A. LeBlanc, "Toxicity Assessment of Environmentally Relevant Pollutant Mixtures Using a Heuristic Model," Integrative Environmental Assessment and Management 1, no. 2 (2005): 114–22.

25. Alan R. Boobis et al., "Cumulative Risk Assessment of Pesticide Residues in Food," Toxicology Letters 180, no. 2 (2008): 137–50.

26. Gerd P. Pfeifer, "Environmental Exposures and Mutational Patterns of Cancer Genomes," Genome Medicine 2, no. 54 (2010): doi.org/10.1186/gm175.

27. Lorenzo Cohen and Alison Jefferies, "Environmental Exposures and Cancer: Using the Precautionary Principle," Ecancermedicalscience 13, no. 91 (2019), doi:10.3332/ecancer.2019.ed91.

28. Dallas R. English et al., "Sunlight and Cancer," Cancer Causes and Control 8 (1997): 271–83.

29. Charles W. Schmidt, "UV Radiation and Skin Cancer: The Science behind Age Restrictions for Tanning Beds," Environmental Health Perspectives 120, no. 8 (2012): A308–13.

30. "Skin Cancer (Non-Melanoma): Statistics," Cancer.net, February 2021, http://www.cancer.net/cancer-types/skin-cancer-non-melanoma/sta tistics.

31. Jennie Connor, "Alcohol Consumption as a Cause of Cancer," Addiction 112, no. 2 (2017): 222–28.

32. "The World of Air Transport in 2018," International Civil Aviation Organization, Accessed June 27, 2021, http://www.icao.int/annual-report-2018/Pages/the-world-of-air-transport-in-2018.aspx.

33. Eileen McNeely et al., "Cancer Prevalence Among Flight Attendants Compared to the General Population," Environmental Health 17, no. 49 (2018), doi.org/10.1186/s12940-018-0396-8.

34. Ann Chao et al., "Meat Consumption and Risk of Colorectal Cancer," JAMA 293, no. 2 (2005): 172–82.

35. Staffan E. Norell et al., "Diet and Pancreatic Cancer: A Case-Control Study," American Journal of Epidemiology 124, no. 6 (1986): 894–902; Deliang Tang et al., "Grilled Meat Consumption and PhIP-DNA Adducts in Prostate Carcinogenesis," Cancer Epidemiology, Biomarkers, and Prevention 16, no. 4 (2007): 803–8; Niki Mourouti et al., "Meat Consumption and Breast Cancer: A Case-Control Study in Women," Meat Science 100 (2015): 195–201.

36. E. A. Carlson, Genes, Radiation, and Society: The Life and Work of H. J. Muller (Ithaca, NY: Cornell University Press, 1981).

37. Edward J. Calabrese, "Muller's Nobel Lecture on Dose-Response for Ionizing Radiation: Ideology or Science?" Archives of Toxicology. 85, no. 12 (2011): 1495–98.

38. James Trosko, "What Can Chemical Carcinogenesis Shed Light on the LNT Hypothesis in Radiation Carcinogenesis?" Dose-Response 17, no. 3 (2019), doi:10.1177/1559325819876799.

39. Bobby R. Scott and Sujeenthar Tharmalingam, "The LNT Model for Cancer Induction Is Not Supported by Radiobiological Data," Chemico-Biological Interactions 301 (2019): 34–53; Takao Koana and Tsujimura Hidenobu, "A U-Shaped Dose–Response

Relationship Between X Radiation and Sex-Linked Recessive Lethal Mutation in Male Germ Cells of Drosophila," Radiation Research 174, no. 1 (2010): 46–51.

40. Edward J. Calabrese, "Hormesis: A Revolution in Toxicology, Risk Assessment and Medicine," EMBO Reports 5 Suppl. 1 (2004): S37–40.

41. Jerry M. Cuttler, "Remedy for Radiation Fear: Discard the Politicized Science," Dose Response 12, no. 2 (2014): 170–84.

42. Shizuyo Sutou, "Low-Dose Radiation from A-Bombs Elongated Lifespan and Reduced Cancer Mortality Relative to Un-Irradiated Individuals," Genes and Environment 19, no. 40 (2018), doi:10.1186/s41021-018-0114-3.

43. Jerry M. Cuttler, "Commentary on Fukushima and Beneficial Effects of Low Radiation," Dose Response 11, no. 4 (2013): 432–43.

44. United States Environmental Protection Agency, Guidelines for Carcinogen Risk Assessment, Risk Assessment Forum (Washington, DC: EPA, 2005), EPA-630-P-03-001F.

45. J. H. Weisburger, "The 37 Year History of the Delaney Clause," Experimental Toxicology and Pathology 48, no. 2–3 (1996): 183–88.

46. Douglas G. McClure, "All That One-in-a-Million Talk," Michigan Journal of Environmental Administrative Law (2014), www.mjeal-online.org/632/.

47. P. D. Sasieni et al., "What is the Lifetime Risk of Developing Cancer?: The Effect of Adjusting for Multiple Primaries," British Journal of Cancer 105 (2011): 460–65.

48. EPA, Guidelines for Carcinogen Risk Assessment.

49. Evelyn J. Bromet and John M. Havenaar, "Psychological and

Perceived Health Effects of the Chernobyl Disaster: A 20-Year Review," Health Physics 93, no. 5 (2007): 516–21.

第六章

1. Valerie S. Knopik, "Maternal Smoking during Pregnancy and Child Outcomes: Real or Spurious Effect?" Developmental Neuropsychology 34, no. 1 (2009): 1–36.

2. Edward P. Riley and Christie L. McGee, "Fetal Alcohol Spectrum Disorders: An Overview with Emphasis on Changes in Brain and Behavior," Experimental Biology and Medicine 230 (2005): 357–65.

3. Karol Kaltenbach and Hendree Jones, "Neonatal Abstinence Syndrome: Presentation and Treatment Considerations," Journal of Addiction Medicine 10, no. 4 (2016): 217–23.

4. Rob M. van Dam, Frank B. Hu, and Walter C. Willett, "Coffee, Caffeine, and Health," New England Journal of Medicine 383 (2020): 369–78.

5. Edmund Hey, "Coffee and Pregnancy," British Medical Journal 224 (2007): 375–76.

6. David L. Bolender and Stanley Kaplan, "Basic Embryology," in Fetal and Neonatal Physiology, ed. R. A. Polin and W. F. Fox, 33–48 (Philadelphia: Saunders, 1998).

7. Anna Makri et al., "Children's Susceptibility to Chemicals: A Review by Developmental Stage," Journal of Toxicology and Environmental Health, Part B 7, no. 6 (2004): 417–35.

8. Robert Scheuplein, Gail Charnley, and Michael Dourson, "Differential Sensitivity of Children and Adults to Chemical Toxicity: I. Biological Basis," Regulatory Toxicology and Pharmacology 35, no. 3 (2002): 429–47.

9. Scheuplein, Charnley, and Dourson, "Differential Sensitivity: I."

10. Edward P. Riley, M. Alejandra Infante, and Kenneth R. Warren, "Fetal Alcohol Spectrum Disorders: An Overview," Neuropsychology Review 21, no. 2 (2011): 73–80.

11. June Soo Park et al., "Placental Transfer of Polychlorinated Biphenyls, Their Hydroxylated Metabolites and Pentachlorophenol in Pregnant Women from Eastern Slovakia," Chemosphere 70, no. 9 (2008): 1676–84.

12. P. M. Schwartz et al., "Lake Michigan Fish Consumption as a Source of Polychlorinated Biphenyls in Human Cord Serum, Maternal Serum and Milk," American Journal of Public Health 73, no. 3 (1983): 293–96.

13. Greta G. Fein et al., "Prenatal Exposure to Polychlorinated Biphenyls: Effects on Birth Size and Gestational Age," Journal of Pediatrics 105, no. 2 (1984): 315–20.

14. Riley, Infante, and Warren, "Fetal Alcohol Spectrum Disorders."

15. H. C. Atkinson, E. J. Begg, and B. A. Darlow, "Drugs in Human Milk: Clinical Pharmacokinetic Considerations," Clinical Pharmacokinetics 14 (1988): 217–40.

16. Berthold Koletzko, "Human Milk Lipids," Annals of Nutrition and Metabolism 69, suppl. 2 (2016): 28–40.

17. Geniece M. Lehmann et al., "Environmental Chemicals in Breast Milk and Formula: Exposure and Risk Assessment Implications," Environmental Health Perspectives 126, no. 9 (2018): 096001.

18. Jan L. Lyche et al., "Reproductive and Developmental Toxicity of Phthalates," Journal of Toxicology and Environmental Health, Part B 12, no. 4 (2009): 225–49.

19. Lyche, "Reproductive and Developmental."

20. Lyche, "Reproductive and Developmental."

21. Carl-Gustaf Bornehag et al., "Prenatal Phthalate Exposures and Anogenital Distance in Swedish Boys," Environmental Health Perspectives 123, no. 1 (2015): 101–7.

22. Kim Sunmi et al., "Concentrations of Phthalate Metabolites in Breast Milk in Korea: Estimating Exposure to Phthalates and Potential Risks Among Breast-Fed Infants," Science of the Total Environment 508 (2015): 13–19.

23. Bryce C. Ryan and John G. Vandenbergh, "Developmental Exposure to Environmental Estrogens Alters Anxiety and Spatial Memory in Female Mice," Hormones and Behavior 50, no. 1 (2006): 85–93.

24. Rebecca M. Nachman et al., "Serial Free Bisphenol A and Bisphenol A Glucuronide Concentrations in Neonates," Journal of Pediatrics 167, no. 1 (2015): 64–69.

25. Virginia A. Rauh et al., "Brain Anomalies in Children Exposed Prenatally to a Common Organophosphate Pesticide," Proceedings of the National Academy of Sciences of the United States of America 109, no. 20 (2012): 7871–76.

26. "Chlorpyrifos," US Environmental Protection Agency, accessed October 29, 2020, http://www.epa.gov/ingredients-used-pesticide-products/chlorpyrifos.

27. Satoshi Imanishi et al., "Prenatal Exposure to Permethrin Influences Vascular Development of Fetal Brain and Adult Behavior in Mice Offspring," Environmental Toxicology 28, no. 11 (2013): 617–29.

28. Aya Hisada et al., "Maternal Exposure to Pyrethroid Insecticides during Pregnancy and Infant Development at 18 Months of Age," International Journal of Environmental Research and Public Health 14, no. 1 (2017): 52.

29. Linda Knobeloch et al., "Blue Babies and Nitrate-Contaminated Well Water," Environmental Health Perspectives 108 (2000): 675–78.

30. Jean-Marie Nicolas et al., "Oral Drug Absorption in Pediatrics: The Intestinal Wall, Its Developmental Changes and Current Tools for Predictions," Biopharmaceutics and Drug Disposition 38, no. 3 (2017): 209–30.

31. Nicolas, "Oral Drug Absorption in Pediatrics."

32. Jessica L. Levasseura et al., "Young Children's Exposure to Phenols in the Home: Associations Between House Dust, Hand Wipes, Silicone Wristbands, and Urinary Biomarkers," Environment International 147 (2021): doi.org/10.1016/j.envint. 2020.106317.

33. Throstur Laxdal and Jonas Hallgrimsson, "The Grey Toddler: Chloramphenicol Toxicity," Archives of Disease in Children (1974), doi.org/10.1136/adc.49.3.235.

34. Laxdal and Hallgrimsson, "The Grey Toddler."

35. Shogo J. Miyagi and Abby C. Collier, "The Development of UDP-Glucuronosyltransferases 1A1 and 1A6 in the Pediatric Liver," Drug Metabolism and Disposition 39 no. 5 (2011): 912–19.

36. Scheuplein, Charnley, and Dourson, "Differential Sensitivity: I."

37. Scheuplein, Charnley, and Dourson, "Differential Sensitivity: I."

38. Retha R. Newbold et al., "Increased Tumors but Uncompromised Fertility in the Female Descendants of Mice Exposed Developmentally to Diethylstilbestrol," Carcinogenesis 19 (1998): 1655–63.

39. E. L. Trimble, "Update on Diethylstilbestrol," Obstetrics and Gynecology Survey 56, no. 4 (2001): 187–89.

40. "Diethylstilbestrol (DES): Also Harms the Third Generation," Prescrire International 25, no. 177 (2016): 294–98; Linda Titus et al., "Reproductive and Hormone-Related Outcomes in Women Whose Mothers Were Exposed in Utero to Diethylstilbestrol (DES): A Report from the US National Cancer Institute DES Third Generation Study," Reproductive Toxicology 84 (2019): 32–38.

41. Stephanie E. King et al., "Sperm Epimutation Biomarkers of Obesity and Pathologies Following DDT Induced Epigenetic Transgenerational Inheritance of Disease," Environmental Epigenetics 5, no. 2 (2019): 1–15; Michael K. Skinner et al., "Transgenerational Sperm DNA Methylation Epimutation Developmental Origins Following Ancestral Vinclozolin Exposure," Epigenetics 14, no. 7 (2021): 721–39; Deepika Kubsad et al., "Assessment of Glyphosate Induced Epigenetic Transgenerational Inheritance of Pathologies and Sperm Epimutations," Scientific Reports 9 (2019): 6372; Mohan Manikkam et al., "Dioxin (TCDD) Induces Epigenetic Transgenerational Inheritance of Adult Onset Disease and Sperm Epimutations," PLoS One 7 (2012): e46249–15; Mohan Manikkam et al., "Pesticide and Insect Repellent Mixture (Permethrin and DEET) Induces Epigenetic Transgenerational Inheritance of Disease and Sperm Epimutations," Reproductive Toxicology 34, no. 4 (2012): 708–19; Mohan Manikkam et al., "Pesticide Methoxychlor Promotes the Epigenetic Transgenerational Inheritance of Adult Onset Disease Through the Female Germline." PLoS One 9, no. 7 (2014): e102091–19; Margaux McBirney et al., "Atrazine Induced Epigenetic Transgenerational Inheritance of Disease, Lean Phenotype and

292

Sperm Epimutation Pathology Biomarkers," PLoS One 12, no. 9 (2017): e0184306–37; Rebecca Tracey et al., "Hydrocarbons (Jet Fuel JP-8) Induce Epigenetic Transgenerational Inheritance of Obesity, Reproductive Disease and Sperm Epimutations," Reproductive Toxicology 36 (2013): 104–16.

42. Manikkam, "Pesticide Methoxychlor Promotes."

43. Agency for Toxic Substances and Disease Registry, Toxicological Profile for Methoxychlor (Atlanta: U.S. Department of Health and Human Services, Public Health Service, 2002).

44. Richard S. Lee et al., "Chronic Corticosterone Exposure Increases Expression and Decreases Deoxyribonucleic Acid Methylation of Fkbp5 in Mice," Endocrinology 151, no. 9 (2010): 4332–43.

45. Youli Yao et al., "Ancestral Exposure to Stress Epigenetically Programs Preterm Birth Risk and Adverse Maternal and Newborn Outcomes," BMC Medicine 12, no. 121 (2014), doi:10.1186/s12916-014-0121-6doi.

46. Yael Danieli, ed. International Handbook of Multigenerational Legacies of Trauma (New York: Plenum, 1998); Rachel Dekel and Goldblatt Hadass, "Is There Intergenerational Transmission of Trauma? The Case of Combat Veterans' Children," American Journal of Orthopsychiatry 78, no. 3 (2008): 281–89.

47. N. P. F. Kellerman, "Epigenetic Transmission of Holocaust Trauma: Can Nightmares Be Inherited?" Israeli Journal of Psychiatry and Related Sciences 50, no. 1 (2013): 33–39.

48. Rachel Yehuda, Sarah L. Halligan, and Linda M. Bierer, "Cortisol Levels in Adult Offspring of Holocaust Survivors: Relation to PTSD Symptom Severity in the Parent and Child," Psychoneuroendocrinology 27 (2002): 171–80; Rachel Yehuda et

al., "Transgenerational Effects of Posttraumatic Stress Disorder in Babies of Mothers Exposed to the World Trade Center Attacks during Pregnancy," Journal of Clinical Endocrinology and Metabolism 90, no. 7 (2005): 4115–18.

49.　Pablo A. Nepomnaschy et al., "Cortisol Levels and Very Early Pregnancy Loss in Humans," Proceedings of the National Academy of Sciences of the United States of America 103, no. 10 (2006): 3938–42.

50.　Rachel Stegemann and David A. Buchner, "Transgenerational Inheritance of Metabolic Disease," Seminars in Cell and Developmental Biology 43 (2015): 131–40.

51.　Ralph S. Caraballo et al., "Racial and Ethnic Differences in Serum Cotinine Levels of Cigarette Smokers," JAMA 280, no. 2 (1998): 135–39.

52.　J. A. J. H. Critchley et al., "Inter-Subject and Ethnic Differences in Paracetamol Metabolism," British Journal of Clinical Pharmacology 22, no. 6 (1986): 649–57.

53.　Michael H. Court et al., "The UDP-Glucuronosyltransferase (UGT) 1A Polymorphism c.2042C.G (rs8330) Is Associated with Increased Human Liver Acetaminophen Glucuronidation, Increased UGT1A Exon 5a/5b Splice Variant mRNA Ratio, and Decreased Risk of Unintentional Acetaminophen-Induced Acute Liver Failure," Journal of Pharmacology and Experimental Therapeutics 345, no. 2 (2013): 297–307.

54.　Bruce Bekkar et al., "Association of Air Pollution and Heat Exposure with Preterm Birth, Low Birth Weight, and Stillbirth in the US," JAMA Network Open 3, no. 6 (2020): e208243; Bonaventure S. Dzekem, Briseis Aschebrook-Kilfoy, and Christopher O. Olopade, "Air Pollution and Racial Disparities in Pregnancy Outcomes in the United States: A Systematic Review," preprint, Research Square, February 23, 2021, doi:10.21203/rs.3.rs-208924/v.

55. Vy Kim Nguyenab et al., "A Comprehensive Analysis of Racial Disparities in Chemical Biomarker Concentrations in United States Women, 1999–2014," Environment International 137 (2020): 105496.

56. Shirsha Mondal et al., "Chronic Dietary Administration of Lower Levels of Diethyl Phthalate Induces Murine Testicular Germ Cell Inflammation and Sperm Pathologies: Involvement of Oxidative Stress," Chemosphere 229 (2019): 443–51.

57. Robin E. Dodson et al., "Personal Care Product Use Among Diverse Women in California: Taking Stock Study," Journal of Exposure Science and Environmental Epidemiology 31, no. 3 (2021): 487–502.

58. Robert B. Gunier et al., "Traffic Density in California: Socioeconomic and Ethnic Differences Among Potentially Exposed Children," Journal of Exposure Science and Environmental Epidemiology 13, no. 3 (2003): 240–46.

59. Maninder P. S. Thind et al., "Fine Particulate Air Pollution from Electricity Generation in the US: Health Impacts by Race, Income, and Geography," Environmental Science and Technology 53, no. 23 (2019): 14010–19.

60. Peter G. Wells et al., "Glucuronidation and the UDP-Glucuronosyltransferases in Health and Disease," Drug Metabolism and Disposition 32, no. 3 (2004): 281–90.

61. D. A. Dankovic et al., "The Scientific Basis of Uncertainty Factors Used in Setting Occupational Exposure Limits," Journal of Occupational and Environmental Hygiene 12, Suppl. 1 (2015):

S55–68.

第七章

1. United States Department of Agriculture, Pesticide Data Program Annual Summary, Calendar Year 2016, accessed November 10, 2020, http://www.ams.usda.gov/sites/default/files/media/2016PDPAnnualSummary.pdf.pdf.

2. Marcelo J. Wolansky et al., "Evidence for Dose-Additive Effects of Pyrethroids on Motor Activity in Rats," Environmental Health Perspectives 117, no. 10 (2009): 1563–70.

3. Thomas Bintsis, "Foodborne Pathogens," Microbiology 3, no. 3 (2017): 529–63.

4. Mahbub Islam et al., "Fate of Salmonella Enterica Serovar Typhimurium on Carrots and Radishes Grown in Fields Treated with Contaminated Manure Composts or Irrigation Water," Journal of Clinical Microbiology 70, no. 4 (2004): 2497–502.

5. Marina Steele and Joseph Odumeru, "Irrigation Water as Source of Foodborne Pathogens on Fruit and Vegetables," Journal of Food Protection 67, no. 12 (2004): 2839–49.

6. Alan R. Boobis et al., "Cumulative Risk Assessment of Pesticide Residues in Food," Toxicology Letters 180, no. 2 (2008): 137–50.

7. Motohiro Tomizawa and John E. Casida, "Selective Toxicity of Neonicotinoids Attributable to Specificity of Insect and Mammalian Nicotinic Receptors," Annual Reviews of Entomology 48 (2003): 339–64.

8. Amber K. Goetz et al., "Disruption of Testosterone Homeostasis as a Mode of Action for the Reproductive Toxicity of Triazole Fungicides in the Male Rat," Toxicological Sciences 95, no. 1

(2007): 227–39.

9.　Amelia Taylor and Jason W. Birkett, "Pesticides in Cannabis: A Review of Analytical and Toxicological Considerations," Drug Testing and Analysis 12, no. 2 (2019): 180–90.

10.　"Deltamethrin Technical Fact Sheet," National Pesticide Information Center, accessed November 20, 2020, http://npic. orst.edu/factsheets/archive/Deltatech.html.

11.　"Death Toll from Poisoned Sweets Climbs to 33 in Punjab," Express Tribune (Pakistan), May 1, 2016.

12.　EPA. "Pesticide Fact Sheet: Chlorfenapyr," US Environmental Protection Agency, January 2001.

13.　"Death Toll from Poisoned Sweets."

14.　Boobis, "Cumulative Risk Assessment."

第八章

1.　Neal L. Benowitz, "Ergot Derivatives," in Poisoning & Drug Overdose, 6th ed., ed. Kent R. Olson (New York: McGraw Hill Lange. 2012), 202–4.

2.　Nadja F. Bednarczuk et al., "Ischemic Stroke Following Ergotamine Overdose," Pediatric Neurology 101 (2019): 81–82.

3.　Lindboe C. Fredrik, Trond Dahl, and Bjørg Rostad, "Fatal Stroke in Migraine: A Case Report with Autopsy Findings," Cephalalgia 9, no. 4 (1989): 277–80.

4.　S. Pourarian et al., "Prevalence of Hearing Loss in Newborns Admitted to Neonatal Intensive Care Unit," Iranian Journal of Otorhinolaryngology 24, no. 68 (2012): 129–34.

5.　"Causes of Hearing Loss," American Speech-Language-Hearing Association, http://www.asha.org/public/hearing/causes-of-hearing-loss/, accessed October 18, 2021.

6.　Joy Victory, "Drugs That Have Hearing Loss and Tinnitus as Side Effects," Healthy Hearing, April 2020, http://www. healthyhearing.com/report/51183-Medications-that-contribute-to-hearing-loss.

7.　B. Chattopadhyay, "Newborns and Gentamicin—How Much and How Often?," Journal of Antimicrobial Chemotherapy 49, no. 1 (2002): 13–16.

8.　M. E. Huth, A. J. Ricci, and A. G. Cheng, "Mechanisms of Aminoglycoside Ototoxicity and Targets of Hair Cell Protection," International Journal of Otolaryngology 2011 (2011): 937861, doi:10.1155/2011/937861.

第九章

1.　WebMD, "Symptom Checker," accessed June 13, 2022, https:// symptoms.webmd.com/.

2.　"Lead Poisoning," Mayo Clinic, accessed July 6, 2021, http:// www.mayoclinic.org/diseases-conditions/lead-poisoning/ symptoms-causes/syc-20354717.

3.　"12 Powerful Ayurvedic Herbs and Spices with Health Benefits," Healthline, accessed July 6, 2021, https://www.healthline.com/ nutrition/ayurvedic-herbs.

4.　"Lead in Food, Foodwares, and Dietary Supplements," U.S. Food and Drug Administration, February 2020, http://www. fda.gov/food/metals-and-your-food/lead-food-foodwares-and-dietary-supplements.

5.　N. J. Gogtay et al., "The Use and Safety of Non-Allopathic Indian Medicines," Drug Safety 25, no. 14 (2002): 1005–19; Emma Lynch and Robin Braithwaite, "A Review of the Clinical and Toxicological Aspects of 'Traditional' (Herbal) Medicines

Adulterated with Heavy Metals," Expert Opinions on Drug Safety 4, no. 4 (2005): 769–78; A. Kumar et al., "Unique Ayurvedic Metallic-Herbal Preparations, Chemical Characterization," Biological Trace Element Research 109 (2006): 231–54; Laura Breeher et al., "A Cluster of Lead Poisoning Among Consumers of Ayurvedic Medicine," International Journal of Occupational and Environmental Health 21, no. 4 (2015): 303–7; "Lead Poisoning Associated with Ayurvedic Medications—Five States, 2000–2003," MMWR Weekly 53, no. 26 (July 9, 2004): 582–84, http://www.cdc.gov/mmwr/preview/mmwrhtml/mm5326a3.htm.

6. Robert B. Saper et al., "Lead, Mercury, and Arsenic in US- and Indian-Manufactured Ayurvedic Medicines Sold via the Internet," JAMA 300, no. 8 (2008): 915–23, published correction appears in JAMA 300, no. 14 (2008): 1652.

第十章

1. "Nitrate and Drinking Water from Private Wells," Centers for Disease Control and Prevention, July 2015, http://www.cdc.gov/healthywater/drinking/private/wells/disease/nitrate.html.

2. Tommy Stricklin, "5 Reasons to Avoid Nitrates in Drinking Water," SpringWell, September 24, 2020, http://www.springwellwater.com/5-reasons-to-avoid-nitrates-in-drinking-water/.

3. Mary H. Ward et al., "Drinking Water Nitrate and Human Health: An Updated Review," International Journal of Environmental Research and Public Health 15, no. 7 (July 2018): 1557.

4. Brent A. Bauer, "What Is BPA, and What Are the Concerns About BPA?" Mayo Clinic, May 14, 2021, http://www.mayoclinic.org/healthy-lifestyle/nutrition-and-healthy-eating/

expert-answers/bpa/faq-20058331.

5. Martin Wagner and Jörg Oehlmann, "Endocrine Disruptors in Bottled Mineral Water: Estrogenic Activity in the E-Screen," Journal of Steroid Biochemistry and Molecular Biology 127, no. 1–2 (2011): 128–35.

6. Verena Christen et al., "Antiandrogenic Activity of Phthalate Mixtures: Validity of Concentration Addition," Toxicology and Applied Pharmacology 259, no. 2 (2012): 169–76.

7. L. Earl Gray Jr. et al., "Perinatal Exposure to the Phthalates DEHP, BBP, and DINP, but Not DEP, DMP, or DOTP, Alters Sexual Differentiation of the Male Rat," Toxicological Sciences 58, no. 2 (2000): 350–65.

8. Kembra L. Howdeshell et al., "A Mixture of Five Phthalate Esters Inhibits Fetal Testicular Testosterone Production in the Sprague-Dawley Rat in a Cumulative, Dose-Additive Manner," Toxicological Sciences 105, no. 1 (2008): 153–65.

9. Xiangqin Xu et al., "Phthalate Esters and Their Potential Risk in PET Bottled Water Stored under Common Conditions," International Journal of Environmental Research and Public Health 17, no. 1 (2020): 141.

10. Hui Li et al., "Phthalate Esters in Bottled Drinking Water and Their Human Exposure in Beijing, China," Food Additives & Contaminants, Part B 12, no. 1 (2019): 1–9.

11. Maryam Zare Jeddi et al., "Concentrations of Phthalates in Bottled Water under Common Storage Conditions: Do They Pose a Health Risk to Children?," Food Research International 69 (2015): 256–65.

第十一章

1. Max Goldberg, "GMO Impossible Burger Tests Positive for Glyphosate," Livingmaxwell: Your Guide to Organic Food and Drink, May 17, 2019, https://livingmaxwell.com/gmo-impossible-burger-glyphosate.

2. Zen L. Honeycutt, "GMO Impossible Burger Positive for Carcinogenic Glyphosate," Moms Across America, July 8, 2019, http://www.momsa cross america.com/gmo impossible burger positive for carcinogenic _glyphosate.

3. Terrie K. Boguski, "Understanding Units of Measure," Center for Hazardous Substance Research, October 2006, https:/cfpub. epa.gov/ncer _abstracts/index.cfm/fuseaction/display.files/ fileID/14285.

4. A. M. Henderson et al., "Glyphosate Technical Fact Sheet," National Pesticide Information Center, Oregon State University Extension Services, 2010, http://npic.orst.edu/factsheets/archive/ glyphotech.html.

5. Integrated Risk Information System, "Glyphosate," US Environmental Protection Agency, accessed May 5, 2021, http:// cfpub.epa.gov/ncea/iris2/chemicalLanding.cfm ?substance nmbr =57.

6. International Agency for Research on Cancer, "Evaluation of Five Organophosphate Insecticides and Herbicides," IARC Monographs 112 (March 2015), http://www.iarc.who.int/wp-content/uploads/2018/07/MonographVolume112-1.pdf.

7. Genetic Literacy Project, "IARC (International Agency for Research on Cancer): Glyphosate Cancer Determination Challenged by World Consensus," March 2021, https:// geneticliteracyproject.org/glp-facts/iarc-international-agency-

research-cancer-glyphosate-determination-world-consensus/.

8.　C. M. Benbrook, "How Did the US EPA and IARC Reach Diametrically Opposed Conclusions on the Genotoxicity of Glyphosate-Based Herbicides?," Environmental Sciences Europe 31, no. 2 (2019), doi:10.1186/s12302-018-0184-7.

9.　Benbrook, "How Did the US EPA and IARC."

10.　Benbrook, "How Did the US EPA and IARC."

11.　Aria Bendix, "High Levels of Arsenic Have Been Found in Baby Cereal Made with Rice, and It Could Cause a Drop in Children's IQ," Business Insider, October 23, 2019, http://www.businessinsider.com/heavy-metals-found-in-baby-food-report-2019-10.

12.　Jane Houlihan, "Arsenic in 9 Brands of Infant Cereal," Healthy Babies Bright Future, December 2017, http://www.healthybabycereals.org/sites/healthybabycereals.org/files/2017-12/HBBF ArsenicInInfant CerealReport.pdf.

13.　Angel A. Carbonell-Barrachina et al., "Inorganic Arsenic Contents in Rice-Based Infant Foods from Spain, UK, China and USA," Environmental Pollution 163 (2012): 77–83.

14.　Integrated Risk Information System, "Arsenic, Inorganic," US Environmental Protection Agency, accessed April 1, 2021, http://cfpub.epa.gov/ncea/iris2/chemicalLanding.cfm ?substance nmbr =278.

15.　Jennifer Shu, "How Much Water Do Babies Need to Drink?," CNN Health, July 20, 2009, http://www.cnn.com/2009/HEALTH/expert.q.a/07/20/babies.water.drink.shu/index.html.

第十二章

1.　"The Trouble with Ingredients in Sunscreens," Environmental

Working Group, accessed March 22, 2021, http://www.ewg.org/
sunscreen/report/the-trouble-with-sunscreen-chemicals/.

2. "Environmental Working Group." Influence Watch. Accessed April 14, 2021. http://www.influencewatch.org/non-profit/environmental-working-group/.

3. Antonia M. Calafat et al.,"Concentration of the Sunscreen Agent, Benzophenone-3, in Residents of the United States: National Health and Nutrition Examination Survey 2003–2004," Environmental Health Perspectives 116, no. 7 (2008): 893–97.

4. Cameron G. J. Hayden, Michael S. Roberts, and Heather A. E. Benson, "Systemic Absorption of Sunscreen after Topical Application," The Lancet 350, no. 9081 (1997): P863–64.

5. M. Schlumpf et al., "In Vitro and In Vivo Estrogenicity of UV Screens," Environmental Health Perspectives 128, no. 1 (2020), ehp.niehs.nih.gov/doi/10.1289/ehp.01109239.

6. Steven Q. Wang,, Mark E. Burnett, and Henry M. Lim, "Safety of Oxybenzone: Putting Numbers into Perspective," Archives of Dermatology 147 (2011): 865–66.

7. John E. French, "NTP Technical Report on the Toxicity Studies of 2-Hydroxy-4-methoxybenzophenone (CAS No. 131–57– 7) Adminstered Topically and in Dosed Feed to F344/N Rats and B6C3F1 Mice," National Institutes of Health, Toxicity Report Series no. 21 (October 1992), https://ntp.niehs.nih.gov/ntp/htdocs/st rpts/tox021.pdf.

8. Jeneen Interlandi, "How Safe is DEET?," Consumer Reports, April 24, 2019, http://www.consumerreports.org/insect-repellent/how-safe-is-deet-insect-repellent-safety/.

9. Christine Ruggeri, "6 DEET Dangers (Plus, Safer Science-Backed Swaps)," Dr. Axe, August 5, 2018, https://draxe.com/

health/deet/.

10. Interlandi, "How Safe is DEET?"

11. National Institutes of Health, Lactmed (Bethesda MD: National Library of Medicine, 2006). http://www.ncbi.nlm.nih.gov/books/ NBK501922.

12. Gideon Koren, Doreen Matsui, and Benoit Bailey, "DEET-Based Insect Repellants: Safety Implications for Children and Pregnant and Lactating Women," Canadian Medical Association Journal 169, no. 3 (August 2003): 209–12.

13. Gerald P. Schoenig et al., "Teratological Evaluations of DEET in Rats and Rabbits," Fundamentals of Applied Toxicology 23, no. 1 (July 1994): 63–69.

14. Rose McGready et al., "Safety of the Insect Repellent N,N-diethyl-M-toluamide (DEET) in Pregnancy," American Journal of Tropical Medicine and Hygiene 65 (2001): 285–89.

15. McGready, "Safety of the Insect Repellent."

16. "DEET," US Environmental Protection Agency, accessed July 8, 2021, http://www.epa.gov/insect-repellents/deet.

第十三章

1. Nicolas Olea et al., "Estrogenicity of Resin-Based Composites and Sealants Used in Dentistry," Environmental Health Perspectives 104, no. 3 (March 1996): 298–305.

2. Tara E. Schafer et al., "Estrogenicity of Bisphenol A and Bisphenol A Dimethacrylate In Vitro," Journal of Biomedical Materials Research 45, no. 3 (March 1999): 192–97.

3. Hyung Sik Kim et al., "Potential Estrogenic Effects of Bisphenol-A Estimated by In Vitro and In Vivo Combination Assays," Journal of Toxicological Sciences 26, no. 3 (2001):

111–18.

4. Michihiko Ike et al., "Acute Toxicity, Mutagenicity, and Estrogenicity of Biodegradation Products of Bisphenol-A," Environmental Toxicology 17 no. 5 (October 2002): 457–61.

5. National Toxicology Program, "CLARITY-BPA Program," US Department of Health and Human Services, accessed August 10, 2021, https://ntp.niehs.nih.gov/whatwestudy/topics/bpa/index. html.

6. Zhihao Wang et al., "Persistent Effects of Early Life BPA Exposure," Endocrinology 161, no. 12 (December 2020), doi:10.1210/endocr/bqaa164.

7. National Toxicology Program, "The CLARITY-BPA Core Study: A Perinatal and Chronic Extended-Dose-Range Study of Bisphenol A in Rats," US Department of Health and Human Services, accessed August 11, 2021, https://ntp.niehs.nih.gov/ publications/reports/rr/rr09/index.html.

8. L. Camacho et al., "A Two-Year Toxicology Study of Bisphenol A (BPA) in Sprague-Dawley Rats: CLARITY-BPA Core Study Results," Food and Chemical Toxicology 132 (October 2019): 110728.

9. NTP, "CLARITY-BPA Core Study."

10. Steven G. Hentges, quoted in "U.S. National Toxicology Program Releases Final Report on CLARITY Core Study, Again Confirms BPA Safety," Facts About BPA, accessed September 16, 2021, http://www.factsaboutbpa.org/news-updates/press-releases/u-s-national-toxicology-program-releases-final-report-on-clarity-core-study-again-confirms-bpa-safety/.

11. Stephen Ostroff, quoted in "U.S. National Toxicology Program Releases Final Report."

12. Frederick S. vom Saal, "Flaws in Design, Execution and Interpretation Limit CLARITY-BPA's Value for Risk Assessments of Bisphenol A," Basic and Clinical Pharmacology & Toxicology 125, no S3 (December 2018): 32–43.

13. Josh Bloom, "BPA Safety-Deniers' Last Gasp (and It's Really Lame)," American Council on Science and Health March 2, 2018, http://www.acsh.org/news/2018/03/02/bpa-safety-deniers-last-gasp-and-its-really-lame-12647.

14. Integrated Risk Information System, "Bisphenol A: CASRN 80-05-7," US Environmental Protection Agency, September 26, 1988, https://cfpub.epa.gov/ncea/iris/iris documents/documents/subst/0356 summary.pdf.

15. United States Food and Drug Administration, "2014 Updated Safety Assessment of Bisphenol A (BPA) for Use in Food Contact Applications," memorandum from Jason Aungst to Michael Landa, June 17, 2014, accessed August 1, 2021, https://www.fda.gov/media/90124/download.

16. Stephanie Rogers, "17 Surprising Sources of BPA and How to Avoid Them," Ecosalon, accessed September 18, 2021, http://ecosalon.com/17-surprising-sources-of-bpa-and-how-to-avoid-them/.

17. Matthew Lorber et al., "Exposure Assessment of Adult Intake of Bisphenol A (BPA) with Emphasis on Canned Food Dietary Exposures," Environment International 77 (April 2015): 55–62.

18. Exposure Factors Handbook, 2011 ed. (Final Report) (Washington, DC: US Environmental Protection Agency, 2011), EPA/600/R-09/ 052F, http://cfpub.epa.gov/ncea/risk/recordisplay.cfm ?deid =236252.

19. Nawel Bemrah et al., "Assessment of Dietary Exposure to

Bisphenol A in the French Population with a Special Focus on Risk Characterisation for Pregnant French Women," Food and Chemical Toxicology 72 (October 2014): 90–97.

20. Tinne Geens et al., "Levels of Bisphenol-A in Thermal Paper Receipts from Belgium and Estimation of Human Exposure," Science of the Total Environment 435–36 (October 2012): 30–33.

21. Geens, "Levels of Bisphenol-A in Thermal Paper Receipts."

22. M.-J. Lopez-Espinosa et al., "Oestrogenicity of Paper and Cardboard Extracts Used as Food Containers," Food Additives and Contaminants 24, no. 1 (August 2007): 95–102.

23. "Bisphenol A Safety Data Sheet," Guidechem, accessed September 28, 2021, https://www.guidechem.com/msds/80-05-7.html.

24. Young Jeong Choi and Linda S. Lee, "Aerobic Soil Biodegradation of Bisphenol (BPA) Alternatives Bisphenol S and Bisphenol AF Compared to BPA," Environmental Science and Technology 51, no. 23 (December 2017): 13698–704.

25. Laura N. Vandenberg et al., "Low Dose Effects of Bisphenol A," Endocrine Disruptors 1, no. 1 (October–December 2013): e25078.

26. David Melzer et al., "Association of Urinary Bisphenol A Concentration with Heart Disease: Evidence from NHANES 2003/06," PLoS One 5, no. 1 (2010): e8673.

27. Jenny L. Carwile and Karin B. Michels, "Urinary Bisphenol A and Obesity: NHANES 2003–2006," Environmental Research 1 11, n o. 6 (August 2011): 825–30.

28. Monica K. Silver et al., "Urinary Bisphenol A and Type-2 Diabetes in U.S. Adults: Data from NHANES 2003–2008,"

PLoS One 6, no. 10 (2011): e26868.

29. A. Shankar, S. Teppala, and C. Sabanayagam, "Urinary Bisphenol A Levels and Measures of Obesity: Results from the National Health and Nutrition Examination Survey 2003–2008," ISRN Endocrinol 2012 (2012): 965243.

30. Srinivas Teppala, Suresh Madhavan, and Anoop Shankar. "Bisphenol A and Metabolic Syndrome: Results from NHANES," International Journal of Endocrinology 2012 (2012): 598180.

31. Judy S. LaKind, Michael Goodman, and Daniel Q. Naiman, "Use of NHANES Data to Link Chemical Exposures to Chronic Diseases: A Cautionary Tale," PLoS One 7, no. 12 (December 2012): e51086.

32. Leonardo Trasande, Teresa M. Attina, and Jan Blustein, "Association Between Urinary Bisphenol A Concentration and Obesity Prevalence in Children and Adolescents," JAMA 308, no. 11 (September 2012): 1113–21.

33. Guang Ning et al., "Relationship of Urinary Bisphenol A Concentration to Risk for Prevalent Type 2 Diabetes in Chinese Adults: A Cross-Sectional Analysis," Annals of Internal Medicine 155, no. 6 (September 2011): 368–74.

34. Tiange Wang et al., "Urinary Bisphenol A (BPA) Concentration Associates with Obesity and Insulin Resistance," Journal of Clinical Endocrinology and Metabolism 97, no. 2 (February 2012): E223–27.

35. He-xing Wang et al., "Association Between Bisphenol A Exposure and Body Mass Index in Chinese School Children: A Cross-Sectional Study," Environmental Health 11, no. 79 (October 2012), doi:10.1186/1476-069X-11-79.

36. Shruthi Mahalingaiah et al., "Temporal Variability and Predictors of Urinary Bisphenol A Concentrations in Men and Women," Environmental Health Perspectives 116, no. 2 (February 2008): 173–78, doi:10.1289/ehp.10605; Tamara Galloway et al., "Daily Bisphenol A Excretion and Associations with Sex Hormone Concentrations: Results from the InCHIANTI Adult Population Study," Environmental Health Perspectives 118 (2010): 1603–8.

37. Iain A. Lang et al., "Association of Urinary Bisphenol A Concentration with Medical Disorders and Laboratory Abnormalities in Adults," JAMA 300, no. 11 (September 2008): 1303–10; Anoop Shankar and Srinivas Teppala, "Relationship Between Urinary Bisphenol A Levels and Diabetes Mellitus," Journal of Clinical Endocrinology and Metabolism 96, no. 12 (December 2011): 3822–26.

38. Kisok Kim and Hyejin Park, "Association Between Urinary Concentrations of Bisphenol A and Type 2 Diabetes in Korean Adults: A Population-Based Cross-Sectional Study," International Journal of Hygiene and Environmental Health 216, no. 4 (July 2013): 467–71.

39. Yun-Chul Hong et al., "Community Level Exposure to Chemicals and Oxidative Stress in Adult Population," Toxicology Letters 184, no. 2 (January 2009): 139–44.

40. Judy S. LaKind, Michael Goodman, and Donald R. Mattison, "Bisphenol A and Indicators of Obesity, Glucose Metabolism/ Type 2 Diabetes and Cardiovascular Disease: A Systematic Review of Epidemiologic Research," Critical Reviews in Toxicology 44, no. 2 (January 2014): 121–50.

結語

1. Richard Judson et al., "The Toxicity Data Landscape for Environmental Chemicals," *Environmental Health Perspectives* 117, no. 5 (May 2009): 685–95.

2. "Prioritizing Existing Chemicals for Risk Evaluation," US Environmental Protection Agency, accessed October 8, 2021, http://www.epa.gov/assessing-and-managing-chemicals-under-tsca/prioritizing-existing-chemicals-risk-evaluation.

3. D. Krewski et al., "Toxicity Testing in the 21st Century: Progress in the Past Decade and Future Perspectives," *Archives of Toxicology* 94 (2020): 1–58.

4. National Research Council, *Toxicity Testing in the 21st Century: A Vision and a Strategy* (Washington, DC: The National Academies Press, 2007).

5. Paul A. Locke et al., "Implementing Toxicity Testing in the 21st Century: Challenges and Opportunities," *International Journal of Risk Assessment and Management* 20, no. 1–3 (2017): 199–225.

6. Graham Kendall et al., "Good Laboratory Practice for Optimization Research," *Journal of the Operational Research Society* 67 (October 2016): 676–89.

參考書目

"About Thalidomide." The Thalidomide Trust, 2017. http://www.thalidomide trust.org/about-us/about-thalidomide/.

"Advice About Eating Fish for Those Who Might Become or Are Pregnant or Breastfeeding and Children Ages 1–11 Years." US Food and Drug Administration. Last revised October 2021. http://www.fda.gov/food/consumers/advice-about-eating-fish.

Agency for Toxic Substances and Disease Registry. *Case Studies in Environmental Medicine: Pediatric Environmental Health.* Atlanta: U.S. Department of Health and Human Services, Public Health Service, 2002. http://www.atsdr.cdc.gov/HEC/CSEM/pediatric/.

——. *Toxicological Profile for Methoxychlor.* Atlanta: U.S. Department of Health and Human Services, Public Health Service, 2002.

Ashby, J., A. Brady, C. R. Elcombe, B. M. Elliott, E. J. Ishmael, J. Odum, T. D. Tugwood, S. Kettle, and I. F. H. Purchase. "Mechanistically-Based Human Hazard Assessment of Peroxisome Proliferator-Induced Hepatocarcinogenesis." *Human Experimental Toxicology* 13, Suppl. 2 (1994): S1–S2.

Atkinson, H. C., E. J. Begg, and B. A. Darlow. "Drugs in Human Milk. Clinical Pharmacokinetic Considerations." *Clinical Pharmacokinetics* 14 (1988): 217–40.

Bailey, David G. "Fruit Juice Inhibition of Uptake Transport: A New Type of Food–Drug Interaction." *British Journal of Clinical Pharmacology* 70, no. 5 (2010): 645–55.

Bailey, David G., J. Malcolm, O. Arnold, and J. David Spence. "Grapefruit Juice–Drug Interactions." *British Journal of Clinical Pharmacology* 46, no. 2 (1998): 101–10.

Bailey, D. G., J. D. Spence, B. Edgar, C. D. Bayliff,, and J. M. O. Arnold. "Ethanol Enhances the Hemodynamic Effects of Felodipine." *Clinical and Investigative Medicine* 12, no. 6 (1989): 357–62.

Bakir, F., S. F. Damluji, L. Amin-Zaki, M. Murtadha, A. Khalidi, N. Y. al-Rawi, S. Tikriti, et al. "Methylmercury Poisoning in Iraq." *Science* 181 (1973): 201–41.

Baron, Patrick A., David C. Love, and Keeve E. Nachman. "Pharmaceuticals and Personal Care Products in Chicken Meat and Other Food Animal Products: A Market-Basket Pilot Study." *Science of the Total Environment* 490 (2014): 296–300.

Bauer, Brent A. "What is BPA, and What Are the Concerns About BPA?" Mayo Clinic. May 14, 2021. http://www.mayoclinic.org/healthy-lifestyle/nutrition-and-healthy-eating/expert-answers/bpa/faq-20058331.

Bednarczuk, Nadja F., Ming Lim, Ata Siddiqui, and Karine Lascelles. "Ischemic Stroke Following Ergotamine Overdose." *Pediatric Neurology* 101 (2019): 81–82.

Bekkar, Bruce, Susan Pacheco, Rupa Basu, and Nathaniel DeNicola. "Association of Air Pollution and Heat Exposure with Preterm Birth, Low Birth Weight, and Stillbirth in the US." *JAMA Network Open* 3, no. 6 (2020): e208243.

312

Bemrah, Nawel, Julien Jean, Gilles Rivière, Moez Sanaa, Stéphane Leconte, Morgane Bachelot, Yoann Deceuninck, et al. "Assessment of Dietary Exposure to Bisphenol A in the French Population with a Special Focus on Risk Characterisation for Pregnant French Women." *Food and Chemical Toxicology* 72 (October 2014): 90–97.

Benbrook, C. M. "How Did the US EPA and IARC Reach Diametrically Opposed Conclusions on the Genotoxicity of Glyphosate-Based Herbicides?" *Environmental Sciences Europe* 31, no. 2 (2019). doi:10.1186/s12302-018-0184-7.

Bendix, Aria "High Levels of Arsenic Have Been Found in Baby Cereal Made with Rice, and It Could Cause a Drop in Children's IQ." Business Insider. October 23, 2019. http://www.businessinsider.com/heavy-metals-found-in-baby-food-report-2019-10.

Benowitz, Neal L. "Ergot Derivatives." In *Poisoning & Drug Overdose*, 6th ed., ed. Kent R. Olson, 202–4. New York: McGraw-Hill, 2012.

Bintsis, Thomas. "Foodborne Pathogens." *Microbiology* 3, no. 3 (2017): 529–63.

"Bisphenol A Safety Data Sheet." Guidechem. https://www.guidechem.com/msds/80-05-7.html. Accessed September 28, 2021.

Bloom, Josh. "BPA Safety-Deniers' Last Gasp (and It's Really Lame)." American Council on Science and Health, March 2, 2018. http://www.acsh.org/news/2018/03/02/bpa-safety-deniers-last-gasp-and-its-really-lame-12647.

Boguski, Terrie K. "Understanding Units of Measure." *Environmental Science and Technology Briefs for Citizens* 2. Center for

Hazardous Substance Research, October 2006. https:/cfpub. epa.gov/ncer abstracts/index.cfm/fuseaction/display.files/ fileID/14285.

Bolender, David L., and Stanley Kaplan. "Basic Embryology." In *Fetal and Neonatal Physiology*, ed. R. A. Polin and W. F. Fox, 33–48. Philadelphia: Saunders, 1998.

Bonetti, A., F. Tirelli, A. Catapano, D. Dazzi, A. Dei Cas, F. Solito, G. Ceda, et al. "Side Effects of Anabolic Androgenic Steroids Abuse." *International Journal of Sports Medicine* 28, no. 8 (2008): 679–87.

Boobis, Alan, Robert Budinsky, Shanna Collie, Kevin Crofton, Michelle Embry, Susan Felter, Richard Hertzberg, et al. "Critical Analysis of Literature on Low-Dose Synergy for Use in Screening Chemical Mixtures for Risk Assessment." *Critical Reviews in Toxicology* 41, no. 5 (2011): 369–83.

Boobis, Alan R., Bernadette C. Ossendorp, Ursula Banasiak, Paul Y. Hamey, Istvan Sebestyen, and Angelo Moretto. "Cumulative Risk Assessment of Pesticide Residues in Food." *Toxicology Letters* 180, no. 2 (2008): 137–50.

Bornehag, Carl-Gustaf, Fredrik Carlstedt, Bo A. G. Jönsson, Christian H. Lindh, Tina K. Jensen, Anna Bodin, Carin Jonsson, Staffan Janson, and Shanna H. Swan. "Prenatal Phthalate Exposures and Anogenital Distance in Swedish Boys." *Environmental Health Perspectives* 123, no. 1 (2015): 101–7.

"Botulism." Centers for Disease Control and Prevention. Page last reviewed August 3, 2021. http://www.cdc.gov/dotw/botulism/ index.html.

Bradman, Asa, Rosemary Castorina, Fraser Gaspar, Marcia Nishioka,

Maribel Colón, Walter Weathers, Peter P. Egeghy, et al. "Flame Retardant Exposures in California Early Childhood Education Environments." *Chemosphere* 116 (2014): 61–66.

Breeher, Laura, Marek A. Mikulski, Thomas Czeczok, Kathy Leinenkugel, and Lawrence J. Fuortes. "A Cluster of Lead Poisoning Among Consumers of Ayurvedic Medicine." *International Journal of Occupational and Environmental Health* 21, no. 4 (2015): 303–7.

Bromet, Evelyn J., and John M. Havenaar. "Psychological and Perceived Health Effects of the Chernobyl Disaster: A 20-Year Review." *Health Physics* 93, no. 5 (2007): 516–21.

Calabrese, Edward J. "Hormesis: A Revolution in Toxicology, Risk Assessment and Medicine." *EMBO Reports* 5, Suppl. 1 (2004): S37–40.

——. "Muller's Nobel Lecture on Dose-Response for Ionizing Radiation: Ideology or Science?" *Archives of Toxicology* 85, no. 12 (2011): 1495–98.

Calafat, Antonia M., Lee-Yang Wong, Zsuzsanna Kuklenyik, John A. Reidy, and Larry L. Needham. "Polyfluoroalkyl Chemicals in the U.S. Population: Data from the National Health and Nutrition Examination Survey (NHANES) 2003–2004 and Comparisons with NHANES 1999–2000." *Environmental Health Perspectives* 115, no. 11 (2007): 1596–602.

Calafat, Antonia M., Lee-Yang Wong, Xiaoyun Ye, John A. Reidy, and Larry L. Needham. "Concentration of the Sunscreen Agent, Benzophenone-3, in *Residents of the United States: National Health and Nutrition Examination Survey 2003–2004.*" *Environmental Health Perspectives* 116, no. 7 (2008): 893–97.

Camacho, L., S. M. Lewis, M. M. Vanlandingham, G. R. Olson, K. J. Davis, R. E. Patton, N. C. Twaddle, et al. "A Two-Year Toxicology Study of Bisphenol A (BPA) in Sprague-Dawley Rats: CLARITY–BPA Core Study Results." *Food and Chemical Toxicology* 132 (October 2019): 110728.

Caraballo, Ralph S., Gary A. Giovino, Terry F. Pechacek, Paul D. Mowery, Patricia A. Richter, Warren J. Strauss, Donald J. Sharp, Michael P. Eriksen, James L. Pirkle, and Kurt R. Maurer. "Racial and Ethnic Differences in Serum Cotinine Levels of Cigarette Smokers." *JAMA* 280, no. 2 (1998): 135–39.

Carballa, Marta, Francisco Omil, Juan M. Lema, Mariá Lompart, Carmen Garciá-Jares, Isaac Rodríg uez, Mariano Gómez, and Thomas Ternes. "Behavior of Pharmaceuticals, Cosmetics and Hormones in a Sewage Treatment Plant." *Water Research* 38, no. 12 (2004): 2918–26.

Carbonell-Barrachina, Angel A., Xiangchun Wu, Amanda Ramírez-Gandolfo, Gareth J. Norton, Francisco Burló, Claire Deacon, and Andrew A. Meharg. "Inorganic Arsenic Contents in Rice-Based Infant Foods from Spain, UK, China, and USA." *Environmental Pollution* 163 (2012): 77–83.

Carlson, E. A. *Genes, Radiation, and Society: The Life and Work of H. J. Muller.* Ithaca, NY: Cornell University Press, 1981.

Carocci, Alessia, Nicola Rovito, Maria Stefania Sinicropi, and Giuseppe Genchi. "Mercury Toxicity and Neurodegenerative Effects." *Reviews in Environmental Contamination and Toxicology* 229 (2014): 1–18.

Carwile, Jenny L., and Karin B. Michels. "Urinary Bisphenol A and Obesity: NHANES 2003–2006." *Environmental Research* 111, no. 6 (August 2011): 825–30.

"Causes of Hearing Loss." American Speech-Language-Hearing Association. http://www.asha.org/public/hearing/causes-of-hearing-loss/. Accessed October 18, 2021.

Cavallo, Federica, Mario Boccadoro, and Antonio Palumbo. "Review of Thalidomide in the Treatment of Newly Diagnosed Multiple Myeloma." *Therapeutic and Clinical Risk Management* 3, no. 4 (2007): 543–52.

Cedergreen, Nina. "Quantifying Synergy: A Systematic Review of Mixture Toxicity Studies within Environmental Toxicology." *PLoS One* 9, no. 5 (2014): e96580.

Chao, Ann, Michael J. Thun, Cari J. Connell, Marjorie L. McCullough, Eric J. Jacobs, W. Dana Flanders, Carmen Rodriguez, Rashmi Sinha, and Eugenia E.

Calle. "Meat Consumption and Risk of Colorectal Cancer." *JAMA* 293, no. 2 (2005): 172–82.

Chattopadhyay, B. "Newborns and Gentamicin: How Much and How Often?" *Journal of Antimicrobial Chemotherapy* 49, no. 1 (2002): 13–16.

"Chlorpyrifos." US Environmental Protection Agency. Accessed October 29, 2020. http://www.epa.gov/ingredients-used-pesticide-products/chlorpy rifos.

Choi, Anna. L., Guifan Sun, Ying Zhang, and Philippe Grandjean. "Developmental Fluoride Neurotoxicity: A Systematic Review and Meta-Analysis." *Environmental Health Perspectives* 120, no. 10 (2012): 1362–68.

Choi, Young Jeong, and Linda S. Lee. "Aerobic Soil Biodegradation of Bisphenol (BPA) Alternatives Bisphenol S and Bisphenol AF

Compared to BPA." *Environmental Science and Technology* 51, no. 23 (December 2017): 13698–704.

Christen, Verena, Pierre Crettaz, Aurelia Oberli-Schrämmli, and Karl Fent. "Antiandrogenic Activity of Phthalate Mixtures: Validity of Concentration Addition." *Toxicology and Applied Pharmacology* 259, no. 2 (2012): 169–76.

Chun, Linda J., Myron J. Tong, Ronald W. Busuttil, and Jonathan R. Hiatt. "Acetaminophen Hepatotoxicity and Acute Liver Failure." *Journal of Clinical Gastroenterology* 43, no. 4 (2009): 342–49.

Cohen, Lorenzo, and Alison Jefferies. "Environmental Exposures and Cancer: Using the Precautionary Principle." *Ecancermedicalscience* 13, no. 91 (2019): doi:10.3332/ecancer.2019.ed91.

Cohen, Pieter A. "American Roulette—Contaminated Dietary Supplements." *New England Journal of Medicine* 361 (2009): 1523–25.

Conney, Allen H., Richard Chang, Wayne M. Levin, Arnold Garbut, A. Douglas Munro-Faure, Anthony W. Peck, and Alan B. Beckenham. "Effects of Piperonyl Butoxide on Drug Metabolism in Rodents and Man." *Archives of Environmental Health* 24, no. 2 (1972): 97–106.

Connor, Jennie. "Alcohol Consumption as a Cause of Cancer." *Addiction* 112, no. 2 (2017): 222–28.

Cooper, Ralph L., Tammy E. Stoker, Lee Tyrey, Jerome M. Goldman, and W. Keith McElroy. "Atrazine Disrupts the Hypothalamic Control of Pituitary-Ovarian Function." *Toxicological Sciences* 53, no. 2 (2000): 297–307.

Counter, S. Allen, Leo H. Buchanan, and Fernando Ortega.

"Neurophysiologic and Neurocognitive Case Profiles of Andean Patients with Chronic Environmental Lead Poisoning." *Journal of Toxicology and Environmental Health, Part A* 72, no. 19 (2009): 1150–59.

Court, Michael H., Marina Freytsis, Xueding Wang, Inga Peter, Chantal Guillemette, Suwagmani Hazarika, Su X. Duan, et al. "The UDP-Glucuronosyltransferase (UGT) 1A Polymorphism c.2042C.G (rs8330) Is Associated with Increased Human Liver Acetaminophen Glucuronidation, Increased UGT1A Exon 5a/5b Splice Variant mRNA Ratio, and Decreased Risk of Unintentional Acetaminophen-Induced Acute Liver Failure." *Journal of Pharmacology and Experimental Therapeutics* 345, no. 2 (2013): 297–307.

Critchley, J. A. J. H., G. R. Nimmo, C. A. Gregson, N. M. Woolhouse, and L. F. Prescott. "Inter-Subject and Ethnic Differences in Paracetamol Metabolism." *British Journal of Clinical Pharmacology* 22, no. 6 (1986): 649–57.

"Cumulative Assessment of Risks of Pesticides." US Environmental Protection Agency. Accessed June 27, 2021. http://www.epa.gov/pesticide-science-and-assessing-pesticide-risks/cumulative-assessment-risk-pesticides.

Cuttler, Jerry M. "Commentary on Fukushima and Beneficial Effects of Low Radiation." *Dose Response* 11, no. 4 (2013): 432–43.

——. "Remedy for Radiation Fear: Discard the Politicized Science." *Dose Response* 12, no. 2 (2014): 170–84.

Danieli, Yael, ed. *International Handbook of Multigenerational Legacies of Trauma.* New York: Plenum, 1998.

Dankovic, D. A., B. D. Naumann, A. Maier, M. L. Dourson, and L.

S. Levy. "The Scientific Basis of Uncertainty Factors Used in Setting Occupational Exposure Limits." *Journal of Occupational and Environmental Hygiene* 12, Suppl. 1 (2015): S55–68.

Dasenaki, Marilena E., and Nikolaos S. Thomaidis. "Multi-Residue Determination of 115 Veterinary Drugs and Pharmaceutical Residues in Milk Powder, Butter, Fish Tissue, and Eggs Using Liquid Chromatography–Tandem Mass Spectrometry." *Analytica Chimica Acta* 880 (2015): 103–21.

"Death Toll from Poisoned Sweets Climbs to 33 in Punjab." *Express Tribune* (Pakistan), May 1, 2016.

"DEET." US Environmental Protection Agency. Accessed July 8, 2021. http://www.epa.gov/insect-repellents/deet.

Dekel, Rachel, and Goldblatt Hadass. "Is There Intergenerational Transmission of Trauma? The Case of Combat Veterans' Children." *American Journal of Orthopsychiatry* 78, no. 3 (2008): 281–89.

"Deltamethrin Technical Fact Sheet." National Pesticide Information Center. Accessed November 20, 2020. http://npic.orst.edu/factsheets/archive/Deltatech.html.

DeStefano, F. "Vaccines and Autism: Evidence Does Not Support a Causal Association." *Nature* 82 (2007): 756–59.

"Diethylstilbestrol (DES): Also Harms the Third Generation." *Prescrire International* 25, no. 177 (2016): 294–98.

Dodson, Robin E., Bethsaida Cardona, Ami R. Zota, Janette Robinson Flint, Sandy Navarro, and Bhavna Shamasunder. "Personal Care Product Use Among Diverse Women in California: Taking Stock Study." *Journal of Exposure Science and Environmental Epidemiology* 31, no. 3 (2021): 487–502.

Dourson, Michael L., Susan P. Felter, and Denise Robinson. "Evolution of Science-Based Uncertainty Factors in Noncancer Risk Assessment." *Regulatory Toxicology and Pharmacology* 24, no. 2 (1996): 108–20.

Dzekem, Bonaventure S., Briseis Aschebrook-Kilfoy, and Christopher O. Olopade. "Air Pollution and Racial Disparities in Pregnancy Outcomes in the United States: A Systematic Review." Preprint. *Research Square*, February 23, 2021. doi:10.21203/rs.3.rs-208924/v.

Dzieciolowska, Stefania, Anne-Laure Larroque, Elizabeth-Ann Kranjec, Pierre Drapeau, and Eric Samarut. "The Larvicide Pyriproxyfen Blamed during the Zika Virus Outbreak Does Not Cause Microcephaly in Zebrafish Embryos." *Scientific Reports* 7 (2017): 40067.

English, Dallas R., Bruce K. Armstrong, Anne Kricker, and Claire Fleming. "Sunlight and Cancer." *Cancer Causes and Control* 8 (1997): 271–83.

"Environmental Working Group." Influence Watch. Accessed April 14, 2021. http:// www.influencewatch.org/non-profit/environmental-working-group/.

Exposure Factors Handbook, 2011 ed. (Final Report). Washington, DC: US Environmental Protection Agency, 2011. EPA/600/R-09/052F. http://cfpub.epa.gov/ncea/risk/recordisplay.cfm ?deid =236252.

Fein, Greta G., Joseph L. Jacobson, Sandra W. Jacobson, Pamela M. Schwartz, and M. A. Jeffrey K. Dowler. "Prenatal Exposure to Polychlorinated Biphenyls: Effects on Birth Size and Gestational Age." *Journal of Pediatrics* 105, no. 2 (1984): 315–20.

Fraites, Melanie J. P., Ralph L. Cooper, Angela Buckalew, Saro Jayaraman, Lesley Mills, and Susan C. Laws. "Characterization of the Hypothalamic-Pituitary-Adrenal Axis Response to Atrazine and Metabolites in the Female Rat." *Toxicological Sciences* 112, no. 1 (2009): 88–99.

French, John E. "NTP Technical Report on the Toxicity Studies of 2-Hydroxy-4-methoxybenzophenone (CAS No. 131–57– 7) Administered Topically and in Dosed Feed to F344/N Rats and B6C3F1 Mice." National Institutes of Health. Toxicity Report Series no. 21 (October 1992). https://ntp.niehs.nih.gov/ntp/htdocs/st rpts/tox021.pdf.

Fugh-Berman, Adriane. "Herb-Drug Interactions." *The Lancet* 3 55, n o. 9198 (2000): 134–38.

Galloway, Tamara, Riccardo Cipelli, Jack Guralnik, Luigi Ferrucci, Stefania Bandinelli, Anna M. Corsi, Cathryn Money, Paul McCormack, and David Melzer. "Daily Bisphenol A Excretion and Associations with Sex Hormone Concentrations: Results from the InCHIANTI Adult Population Study." *Environmental Health Perspectives* 118 (2010): 1603–8.

Gantenbein, Urs Leo. "The Life of Theophrastus of Hohenheim, Called Paracelsus." Zurich Paracelsus Project, University of Zurich. February 2021. https://www.paracelsus.uzh.ch/paracelsus-life.html.

Gaspar, Fraser W., Rosemary Castorina, Randy L. Maddalena, Marcia G. Nishioka, Thomas E. McKone, and Asa Bradman. "Phthalate Exposure and Risk Assessment in California Child Care Facilities." *Environmental Science and Technology* 48 (2014): 7593–601.

Geens, Tinne, Leo Goeyens, Kurunthachalam Kannan, Hugo Neels, and Adrian Covaci. "Levels of Bisphenol-A in Thermal Paper Receipts from Belgium and Estimation of Human Exposure." *Science of the Total Environment* 435–36 (October 2012): 30–33.

Genetic Literacy Project. "IARC (International Agency for Research on Cancer): Glyphosate Cancer Determination Challenged by World Consensus." Last updated March 2021. https://geneticliteracyproject.org/glp-facts/iarc-international-agency-research-cancer-glyphosate-determination-world-consensus/.

"GenX Investigation." North Carolina Department of Environmental Quality. Accessed May 2, 2021. https://deq.nc.gov/news/key-issues/genx-investi gation.

"Gen-X/ PFAS Information." Brunswick County, North Carolina. Accessed October 10, 2021. http://www.brunswickcountync.gov/utilities/gen-x-pfas-infor mation/.

Gerber, Jeffrey S., and Paul A. Offit. "Vaccines and Autism: A Tale of Shifting Hypotheses." *Clinical Infectious Diseases* 48, no. 4 (2009): 456–61.

Goetz, Amber K., Hongzu Ren, Judith E. Schmid, Chad R. Blystone, Inthirany Thillainadarajah, Deborah S. Best, Harriette P. Nichols, et al. "Disruption of Testosterone Homeostasis as a Mode of Action for the Reproductive Toxicity of Triazole Fungicides in the Male Rat." *Toxicological Sciences* 95, no. 1 (2007): 227–39.

Gogtay, N. J., H. A. Bhatt, S. S. Dalvi, and N. A. Kshirsagar. "The Use and Safety of Non-Allopathic Indian Medicines." *Drug Safety* 25, no. 14 (2002): 1005–19.

Goldberg, Max. "GMO Impossible Burger Tests Positive for Glyphosate." Livingmaxwell: Your Guide to Organic Food and Drink. May 17, 2019. https://livingmaxwell.com/gmo-impossible-burger-glyphosate.

Goletiani, Nathalie V., Diana R. Keith, and Sara J. Gorsky. "Progesterone: Review of Safety for Clinical Studies." *Experimental and Clinical Psychopharmacology* 15, no. 5 (2007): 427–44.

Gordon, E. B. "Captan and Folpet." In *Hayes' Handbook of Pesticide Toxicology*, vol. 2, 3rd ed., ed. Robert Krieger, 1915–49. Cambridge, MA: Academic Press, 2010. doi:10.1016/B978-0-12-374367-1.00090-2.

Gordon, J. N., A. Taylor, and P. N. Bennett. "Lead Poisoning: Case Studies." *British Journal of Clinical Pharmacology* 53, no. 5 (2002): 451–58.

Gossner, Celine M.-E., Jorgen Schlundt, Peter B. Embarek, Susan Hird, Danilo Lo-Fo-Wong, Jose J. O. Beltran, Keng N. Teoh, and Angelika Tritscher. "The Melamine Incident: Implication for International Food and Feed Safety." *Environmental Health Perspectives* 117, no. 12 (2009): 1803–8.

Green, Rhys E., Ian Newton, Susanne Shultz, Andres A. Cunningham, Martin Gilbert, Deborah J. Pain, and Vibhu Prakash. "Diclofenac Poisoning as a Cause of Vulture Population Declines across the Indian Subcontinent." *Journal of Applied Ecology* 41 (2004): 793–800.

Green, Rivka, Bruce Lanphear, Richard Hornung, David Flora, E. Angeles Martinez-Mier, Raichel Neufeld, Pierre Ayotte, Gina Muckle, and Christine Till. "Association Between Maternal Fluoride Exposure during Pregnancy and IQ Scores in Offspring in Canada." *JAMA Pediatrics* 173, no.10 (2019): 940–48.

Gunier, Robert B., Andrew Hertz, Julie Von Behren, and Peggy Reynolds. "Traffic Density in California: Socioeconomic and Ethnic Differences Among Potentially Exposed Children." *Journal of Exposure Science and Environmental Epidemiology* 13, no. 3 (2003): 240–46.

Gray, L. Earl, Jr., Joseph Ostby, Johnathan Furr, Matthew Price, D. N. Rao Veeramachaneni, and Louise Parks. "Perinatal Exposure to the Phthalates DEHP, BBP, and DINP, but not DEP, DMP, or DOTP, Alters Sexual Differentiation of the Male Rat." *Toxicological Sciences* 58, no. 2 (2000): 350–65.

Hanna-Attisha, Mona, Jenny LaChance, Richard C. Sadler, and Allison C. Schnepp. "Elevated Blood Lead Levels in Children Associated with the Flint Drinking Water Crisis: A Spatial Analysis of Risk and Public Health." *American Journal of Public Health* 106 (2016): 283–90.

Hartle, Jennifer C., Ronald S. Cohen, Pauline Sakamoto, Dana B. Barr, and Susan L. Carmichael. "Chemical Contaminants in Raw and Pasteurized Human Milk." *Journal of Human Lactation* 34, no. 2 (2018): 340–49.

Hayden, Cameron G. J., Michael S. Roberts, and Heather A. E. Benson. "Systemic Absorption of Sunscreen after Topical Application." *The Lancet* 350, no. 9081 (1997): P863–64.

Henderson, A. M., J. A. Gervais, B. Luukinen, K. Buhl, D. Stone, A. Strid, A. Cross, and J. Jenkins. "Glyphosate Technical Fact Sheet." National Pesticide Information Center, Oregon State University Extension Services, 2010. http://npic.orst.edu/factsheets/archive/glyphotech.html.

Henley, Derek V., Natasha Lipson, Kenneth S. Korach, and Clifford A.

Bloch. "Prepubertal Gynecomastia Linked to Lavender and Tea Tree Oils." *New England Journal of Medicine* 356, no. 5 (2007): 479–85.

Hey, Edmund. "Coffee and Pregnancy." *British Medical Journal* 224 (2007): 375–76.

Hibbein, Joseph R., Philip Spiller, Thomas Brenna, Jean Golding, Bruce J. Holub, William S. Harris, Penny Kris-Etherton, et al. "Relationships Between Seafood Consumption During Pregnancy and Childhood Neurocognitive Development: Two Systematic Reviews." *Prostaglandins Leukotrienes and Essential Fatty Acids* 151 (2019): 14–36.

Hisada, Aya, Jun Yoshinaga, Jie Zhang, Takahiko Kato, Hiroaki Shiraishi, Kazuhisa Shimodaira, Takashi Okai, et al. "Maternal Exposure to Pyrethroid Insecticides During Pregnancy and Infant Development at 18 Months of Age." *International Journal of Environmental Research and Public Health* 14, no. 1 (2017): 52.

Hogervorst, Janneke G. F., Bert-Jan Baars, Leo J. Schouten, Erik J. M. Konings, R. Alexandra Goldbohm, and Piet A. van den Brandt. "The Carcinogenicity of Dietary Acrylamide Intake: A Comparative Discussion of Epidemiological and Experimental Animal Research." *Critical Reviews in Toxicology* 40, no. 6 (2010): 485–512.

Honeycutt, Zen L. "GMO Impossible Burger Positive for Carcinogenic Glyphosate." Moms across America. July 8, 2019. http://www. momsacrossamerica.com/gmo impossible burger positive for carcinogenic glyphosate.

Hong, Yun-Chul, Eun-Young Park, Min-Seon Park, Jeong A. Ko, Se-Ypung Oh, Ho Kim, Kwan-Hee Lee, Jong-Han Leem, and

Eun-Hee Ha. "Community Level Exposure to Chemicals and Oxidative Stress in Adult Population." *Toxicology Letters* 184, no. 2 (January 2009): 139–44.

Houlihan, Jane. "Arsenic in 9 Brands of Infant Cereal." Healthy Babies Bright Future. December 2017. http://www.healthybabycereals. org/sites/health ybabycereals.org/files/2017-12/HBBF ArsenicInInfantCerealReport.pdf.

Howdeshell, Kembra L., Vickie S. Wilson, Johnathan Furr, Christy R. Lambright, Cynthia V. Rider, Chad R. Blystone, Andrew K. Hotchkiss, and Leon Earl Gray Jr. "A Mixture of Five Phthalate Esters Inhibits Fetal Testicular Testosterone Production in the Sprague-Dawley Rat in a Cumulative, Dose-Additive Manner." *Toxicological Sciences* 105, no. 1 (2008): 153–65.

Huth, M. E., A. J. Ricci, and A. G. Cheng. "Mechanisms of Aminoglycoside Ototoxicity and Targets of Hair Cell Protection." *International Journal of Otolaryngology* 2011 (2011): 937861. doi:10.1155/2011/937861.

Huxtable, R. J. "The Myth of Beneficent Nature: The Risks of Herbal Preparations." *Annals of Internal Medicine* 117, no. 2 (1992): 165–66.

Ike, Michihiko, Min-Yu Chen, Chang-Suk Jin, and Masanori Fujita. "Acute Toxicity, Mutagenicity, and Estrogenicity of Biodegradation Products of Bisphenol-A." *Environmental Toxicology* 17 no. 5 (October 2002): 457–61.

Imanishi, Satoshi, Masahiro Okura, Hiroko Zaha, Toshifumi Yamamoto, Hiromi Akanuma, Reiko Nagano, Hiroaki Shiraishi, Hidekazu Fujimaki, and Hideko Sone. "Prenatal Exposure to Permethrin Influences Vascular Development of Fetal Brain and

Adult Behavior in Mice offspring." *Environmental Toxicology* 28, no. 11 (2013): 617–29.

Interlandi, Jeneen. "How Safe Is DEET?" *Consumer Reports*, April 24, 2019. http://www.consumerreports.org/insect-repellent/how-safe-is-deet-insect-repellent-safety/.

International Agency for Research on Cancer. "Acrylamide: Summary of Data Reported and Evaluation." *IPCS Inchem* 60 (1994): 389. http://www.inchem.org/documents/iarc/vol60/m60-11.html.

——. "Evaluation of Five Organophosphate Insecticides and Herbicides." *IARC Monographs* 112 (March 2015). http://www.iarc.who.int/wp-content/uploads/2018/07/Monograph Volume112-1.pdf.

International Programme on Chemical Safety. *Environmental Health Criteria 101: Methylmercury*. Geneva: World Health Organization, 1990.

Integrated Risk Information System. "Arsenic, Inorganic." US Environmental Protection Agency. Accessed April 1, 2021. http://cfpub.epa.gov/ncea/iris2/chemicalLanding.cfm ?substance nmbr =278.

——. "Bisphenol A: CASRN 80-05-7." US Environmental Protection Agency. September 26, 1988. https://cfpub.epa.gov/ncea/iris/iris documents/docu ments/subst/0356 summary.pdf.

——. "Glyphosate." US Environmental Protection Agency. Accessed May 5, 2021. http://cfpub.epa.gov/ncea/iris2/chemicalLanding. cfm ?substance nmbr =57.

Islam, Mahbub, Jennie Morgan, Michael P. Doyle, Sharad C. Phatak, Patricia Millner, and Xiuping Jiang. "Fate of Salmonella Enterica Serovar Typhimurium on Carrots and Radishes Grown in Fields

Treated with Contaminated Manure Composts or Irrigation Water." *Journal of Clinical Microbiology* 70, no. 4 (2004): 2497–502.

Jeddi, Maryam Zare, Noushin Rastkari, Reza Ahmadkhaniha, and Masud Yunesian. "Concentrations of Phthalates in Bottled Water Under Common Storage Conditions: Do They Pose a Health Risk to Children?" *Food Research International* 69 (2015): 256–65.

Jenkins, P. J., A. Mukherjee, and S. M. Shalet. "Does Growth Hormone Cause Cancer?" *Clinical Endocrinology* 64, no. 2 (2006): 115–21.

Jones, Jo, William Mosher, and Kimberly Daniels. *Current Contraceptive Use in the United States, 2006–2010, and Changes in Patterns of Use since 1995.* National Health Statistics Reports 60. Centers for Disease Control and Prevention. October 2012.

Judson, Richard, Ann Richard, David J. Dix, Keith Houck, Matthew Martin, Robert Kavlock, Vicki Dellarco, et al. "The Toxicity Data Landscape for Environmental Chemicals." *Environmental Health Perspectives* 117, no. 5 (May 2009): 685–95.

Kaltenbach, Karol, and Hendree Jones. "Neonatal Abstinence Syndrome: Presentation and Treatment Considerations." *Journal of Addiction Medicine* 10, no. 4 (July/August 2016): 217–23.

Kellerman, N. P. F. "Epigenetic Transmission of Holocaust Trauma: Can Nightmares Be Inherited?" *Israeli Journal of Psychiatry and Related Sciences* 50, no. 1 (2013): 33–39.

Kelly, Martta. "Alcohol Linked with 88,000 Premature Deaths Yearly." *NBC News,* June 26, 2014. http://www.nbcnews.com/id/

wbna55518085.

Kendall, Graham, Ruibin Bai, Jacek Błazewicz, Patrick De Causmaecker, Michel Gendreau, Robert John, Jiawei Li, et al. "Good Laboratory Practice for Optimization Research." *Journal of the Operational Research Society* 6 7 (October 2016): 676–89.

Khan, Safi U., Muhammad U. Khan, Haris Riaz, Shahul Valavoor, Di Zhao, Lauren Vaughan, Victor Okunrintemi, et al. "Effects of Nutritional Supplements and Dietary Interventions on Cardiovascular Outcomes: An Umbrella Review and Evidence Map." *Annals of Internal Medicine* 171, no. 3 (2019): 190–98.

Khawaja, Imran S., Rocco F. Marotta, and Steven Lippmann. "Herbal Medicines as a Factor in Delirium." *Psychiatric Services* 50, no. 7 (1999): 969–70.

Kim, Hyung Sik, Soon-Young Han, Sun Dong Yoo, Byung Mu Lee, and Kui Lea Park. "Potential Estrogenic Effects of Bisphenol-A Estimated by In Vitro and In Vivo Combination Assays." *Journal of Toxicological Sciences* 26, no. 3 (2001): 111–18.

Kim, Kisok, and Hyejin Park. "Association Between Urinary Concentrations of Bisphenol A and Type 2 Diabetes in Korean Adults: A Population-Based Cross-Sectional Study." *International Journal of Hygiene and Environmental Health* 216, no. 4 (July 2013): 467–71.

Kim, Sunmi, Jangwoo Lee, Jeongim Park, Hai-Joong Kim, Geumjoon Cho, Gun-Ha Kim, So-Hee Eun, et al. "Concentrations of Phthalate Metabolites in Breast Milk in Korea: Estimating Exposure to Phthalates and Potential Risks Among Breast-Fed Infants." *Science of the Total Environment* 508 (2015): 13–19.

King, Stephanie E., Margaux McBirney, Daniel Beck, Ingrid Sadler-Riggleman, Eric Nilsson, and Michael K. Skinner. "Sperm Epimutation Biomarkers of Obesity and Pathologies Following DDT Induced Epigenetic Transgenerational Inheritance of Disease." *Environmental Epigenetics* 5, no. 2 (2019): 1–15.

Knobeloch, Linda, Barbara Salna, Adam Hogan, Jeffrey Postle, and Henry Anderson. "Blue Babies and Nitrate-Contaminated Well Water." *Environmental Health Perspectives* 108 (2000): 675–78.

Knobeloch, Lynda, Dyan Steenport, Candy Schrank, and Henry Anderson. "Methylmercury Exposure in Wisconsin: A Case Study Series." *Environmental Research* 101, no. 1 (2006): 113–22.

Knopik, Valerie S. "Maternal Smoking during Pregnancy and Child Outcomes: Real or Spurious Effect?" *Developmental Neuropsychology* 34, no. 1 (2009): 1–36.

Koana, Takao, and Tsujimura Hidenobu. "A U-Shaped Dose–Response Relationship Between X Radiation and Sex-Linked Recessive Lethal Mutation in Male Germ Cells of Drosophila." *Radiation Research* 174, no. 1 (2010): 46–51.

Koh, Y. K. K., T. Y. Chiu, A. Boobis, E. Cartmell, M. D. Scrimshaw, and J. N. Lester. "Treatment and Removal Strategies for Estrogens from Wastewater." *Environmental Technology* 29 (2008): 245–67.

Koletzko, Berthold. "Human Milk Lipids." *Annals of Nutrition and Metabolism* 69, suppl. 2 (2016): 28–40.

Koren, Gideon, Doreen Matsui, and Benoit Bailey. "DEET-Based Insect Repellants: Safety Implications for Children and Pregnant and Lactating Women." *Canadian Medical Association Journal*

169, no. 3 (August 2003): 209–12.

Krewski, D., M. E. Andersen, M. G. Tyshenko, K. Krishnan, T. Hartung, K. Boekelheide, J. F. Wambaugh, et al. "Toxicity Testing in the 21st Century: Progress in the Past Decade and Future Perspectives." *Archives of Toxicology* 94 (2020): 1–58.

Kubsad, Deepika, Eric E. Nilsson, Stephanie E. King, Ingrid Sadler-Riggleman, Daniel Beck, and Michael K. Skinner. "Assessment of Glyphosate Induced Epigenetic Transgenerational Inheritance of Pathologies and Sperm Epimutations." *Scientific Reports* 9 (2019): 6372.

Kumar, A., A. G. C. Nair, A. V. R. Reddy, and A. N. Garg. "Unique Ayurvedic Metallic-Herbal Preparations, Chemical Characterization." *Biological Trace Element Research* 109 (2006): 231–54.

LaKind, Judy S., Michael Goodman, and Donald R. Mattison. "Bisphenol A and Indicators of Obesity, Glucose Metabolism/Type 2 Diabetes and Cardiovascular Disease: A Systematic Review of Epidemiologic Research." *Critical Reviews in Toxicology* 44, no. 2 (January 2014): 121–50.

LaKind, Judy S., Michael Goodman, and Daniel Q. Naiman. "Use of NHANES Data to Link Chemical Exposures to Chronic Diseases: A Cautionary Tale." *PLoS One* 7, no. 12 (December 2012): e51086.

Lang, Iain A., Tamara S. Galloway, Alan Scarlett, William E. Henley, Michael Depledge, Robert B. Wallace, and David Melzer. "Association of Urinary Bisphenol A Concentration with Medical Disorders and Laboratory Abnormalities in Adults." *JAMA* 300, no. 11 (September 2008): 1303–10.

332

Larson, Anne M., Julie Polson, Robert J. Fontana, Timothy J. Davern, Ezmina Lalani, Linda S. Hynan, and Joan S. Reisch. "Acetaminophen-Induced Acute Liver Failure: Results of a United States Multicenter, Prospective Study." *Hepatology* 42, no. 6 (2005): 1364–72.

Laxdal, Throstur, and Jonas Hallgrimsson. "The Grey Toddler: Chloramphenicol Toxicity." *Archives of Disease in Children* 49, no. 3 (1974): 235–37. doi:10.1136/adc.49.3.235.

"Lead in Food, Foodwares, and Dietary Supplements." US Food and Drug Administration. February 2020. http://www.fda.gov/food/metals-and-your-food/lead-food-foodwares-and-dietary-supplements.

"Lead Poisoning." Mayo Clinic. Accessed July 6, 2021. http://www.mayoclinic.org/diseases-conditions/lead-poisoning/symptoms-causes/syc-20354717.

"Lead Poisoning Associated with Ayurvedic Medications—Five States, 2000–2003." *MMWR Weekly* 53, no. 26 (July 9, 2004): 582–84. http://www.cdc.gov/mmwr/preview/mmwrhtml/mm5326a3.htm.

Lee, Richard S., Kellie L. K. Tamashiro, Xiaoju Yang, Ryan H. Purcell, Amelia Harvey, Virginia L. Willour, Yuqing Huo, Michael Rongione, Gary S. Wand, and James B. Potash. "Chronic Corticosterone Exposure Increases Expression and Decreases Deoxyribonucleic Acid Methylation of Fkbp5 in Mice." *Endocrinology* 151, no. 9 (2010): 4332–43.

Lehmann, Geniece M., Judy S. LaKind, Mathew H. Davis, Erin P. Hines, Satori A. Marchitti, Cecilia Alcala, and Matthew Lorber. "Environmental Chemicals in Breast Milk and Formula: Exposure and Risk Assessment Implications." *Environmental*

Health Perspectives 126, no. 9 (2018): 096001.

Levasseura, Jessica L., Stephanie C. Hammel, Kate Hoffman, Allison L. Phillips, Sharon Zhanga, Xiaoyun Ye, Antonia M. Calafat, Thomas F. Webster, and Heather M. Stapleton. "Young Children's Exposure to Phenols in the Home: Associations Between House Dust, Hand Wipes, Silicone Wristbands, and Urinary Biomarkers." *Environment International* 1 47 (2021): d oi:10.1016/j.envint.2020.106317.

Li, Hui, Chunmei Li, Lihui An, Chao Deng, Hang Su, Lufang Wang, Zejun Jiang, Jie Zhou, Jing Wang, Chenghui Zhang, and Fen Jin. "Phthalate Esters in Bottled Drinking Water and Their Human Exposure in Beijing, China." *Food Additives & Contaminants, Part B* 12, no. 1 (2019): 1–9.

Lindboe, C. Fredrik, Trond Dahl, and Bjørg Rostad. "Fatal Stroke in Migraine: A Case Report with Autopsy Findings." *Cephalalgia* 9, no. 4 (1989): 277–80.

Locke, Paul A., Margit Westphal, Joyce Tischler, Kathy Hessler, Pamela Frasch, and Bruce Myers. "Implementing Toxicity Testing in the 21st Century: Challenges and Opportunities." *International Journal of Risk Assessment and Management* 20, no. 1–3 (2017): 199–225.

Loomis, Dana, Kathryn Z. Guyton, Yann Grosse, Beatrice Lauby-Secretan, Fatiha El Ghissassi, Veronique Bouvard, Lamia Benbrahim-Tallaa, et al. "Carcinogenicity of Drinking Coffee, Mate, and Very Hot Beverages." *Lancet Oncology* 17, no. 7 (2016): 877–78.

Lopez-Espinosa, M.-J., A. Granada, P. Araque, J.-M. Molina-Molina, M.-C. Puertollano, A. Rivas, M. Fernández, I. Cerrillo M.-

F. Olea-Serrano, C. López and N. Olea. "Oestrogenicity of Paper and Cardboard Extracts Used as Food Containers." *Food Additives and Contaminants* 24, no. 1 (August 2007): 95–102.

Lorber, Matthew, Arnold Schecter, Olaf Paepke, William Shropshire, Krista Christensen, and Linda Birnbaum. "Exposure Assessment of Adult Intake of Bisphenol A (BPA) with Emphasis on Canned Food Dietary Exposures." *Environment International* 77 (April 2015): 55–62.

Lu, Chensheng, Richard A. Fenske, Nancy J. Simcox, and David Kalman. "Pesticide Exposure of Children in an Agricultural Community: Evidence of Household Proximity to Farmland and Take Home Exposure Pathways." *Environmental Research* 84, no. 3 (2000): 290–302.

Luisetto, M, Naseer Almukhtar, Ghulam R. Mashori, Ahmed Y. Rafa, Farhan A. Khan, Gamal A. Hamid, Luca Cabianca, and Behzad Nili-Ahmadabadi. "Endogenous Archeological Sciences: Physiology, Neuroscience, Biochemistry, Immunology, Pharmacology, Oncology and Genetics as Instrument for a New Field of Investigation? Modern Global Aspects for a New Discipline." *Journal of Neuroscience and Neurological Disorders* 2 (2018): 65–97.

Lyche, Jan L., Arno C. Gutleb, Åke Bergman, Gunnar S. Eriksen, Alber T. J. Murk, Erik Ropstad, Margaret Saunders, and Janneche U. Skaare. "Reproductive and Developmental Toxicity of Phthalates." *Journal of Toxicology and Environmental Health, Part B* 12, no. 4 (2009): 225–49.

Lynch, Emma, and Robin Braithwaite. "A Review of the Clinical and Toxicological Aspects of 'Traditional' (Herbal) Medicines

Adulterated with Heavy Metals." *Expert Opinions on Drug Safety* 4, no. 4 (2005): 769–78.

Mahalingaiah, Shruthi, John D. Meeker, Kimberly R. Pearson, Antonia M. Calafat, Xiaoyun Ye, John Petrozza, and Russ Hauser. "Temporal Variability and Predictors of Urinary Bisphenol A Concentrations in Men and Women." *Environmental Health Perspectives* 116, no. 2 (February 2008):173–78. doi:10.1289/ ehp.10605.

Makri, Anna, Michelle Goveia, John J. Balbus, and Rebecca Parkin. "Children's Susceptibility to Chemicals: A Review by Developmental Stage." *Journal of Toxicology and Environmental Health, Part B*. 7, no. 6 (2004): 417–35.

Manikkam, Mohan, M. Muksitul Haque, Carlos Guerrero-Bosagna, Eric E. Nilsson, and Michael K. Skinner. "Pesticide Methoxychlor Promotes the Epigenetic Transgenerational Inheritance of Adult Onset Disease through the Female Germline." *PLoS One* 9, no. 7 (2014): e102091–19.

Manikkam, Mohan, Rebecca Tracey, Carlos Guerrero-Bosagna, and Michael K. Skinner. "Dioxin (TCDD) Induces Epigenetic Transgenerational Inheritance of Adult Onset Disease and Sperm Epimutations." *PLoS One* 7 (2012): e46249–15.

Manikkam, Mohan, Rebecca Tracey, Carlos Guerrero-Bosagna, and Michael K. Skinner. "Pesticide and Insect Repellent Mixture (Permethrin and DEET) Induces Epigenetic Transgenerational Inheritance of Disease and Sperm Epimutations." *Reproductive Toxicology* 34, no. 4 (2012): 708–19.

Markandya, Anil, Tim Taylor, Alberto Longo, M. N. Murty, S. Murty, and K. Dhavala. "Counting the Cost of Vulture Decline: An

Appraisal of the Human Health and Other Benefits of Vultures in India." *Ecological Economics* 67, no. 2 (2008): 194–204.

Mayer, Emeran A. "Gut Feelings: The Emerging Biology of Gut–Brain Communication." *Nature Reviews Neuroscience* 12 (2011): 453–66.

McBirney, Margaux, Stephanie E. King, Michelle Pappalardo, Elizabeth Houser, Margaret Unkefer, Eric Nilsson, Ingrid Sadler-Riggleman, Daniel Beck, Paul Winchester, and Michael K. Skinner. "Atrazine Induced Epigenetic Transgenerational Inheritance of Disease, Lean Phenotype and Sperm Epimutation Pathology Biomarkers." *PLoS One* 12, no. 9 (2017): e0184306–37.

McClure, Douglas G. "All That One-in-a-Million Talk." *Michigan Journal of Environmental Administrative Law* (2014). http://www.mjeal-online.org/632/.

McGready, Rose, Katie A. Hamilton, Julie A. Simpson, Thein Cho, Christine Luxemburger, Robert Edwards, Sornchai Looareesuwan, et al. "Safety of the Insect Repellent N,N-diethyl-M-toluamide (DEET) in Pregnancy." *American Journal of Tropical Medicine and Hygiene* 65 (2001): 285–89.

McNeely, Eileen, Irina Mordukhovich, Steven Staffa, Samuel Tideman, Sara Gale, and Brent Coull. "Cancer Prevalence Among Flight Attendants Compared to the General Population." *Environmental Health* 17, no. 49 (2018). doi:10.1186/s12940-018-0396-8.

"Melamine." Azomures. Accessed February 16, 2020. http://www.azomures.com/wp-content/uploads/2019/11/FDS MELAMINA EN.pdf.

Melzer, David, Neil E. Rice, Ceri Lewis, William E. Henley, and

Tamara S. Galloway.

"Association of Urinary Bisphenol A Concentration with Heart Disease: Evidence from NHANES 2003/06." *PLoS One* 5, no. 1 (2010): e8673.

Mendoza, J., J. Legido, S. Rubio, and J. P. Gisbert. "Systematic Review: The Adverse Effects of Sodium Phosphate Enema." *Alimentary Pharmacology and Therapeutics* 26, no. 1 (2007): 9–20.

Miyagi, Shogo J., and Abby C. Collier. "The Development of UDP-Glucuronosyltransferases 1A1 and 1A6 in the Pediatric Liver." *Drug Metabolism and Disposition* 39 no. 5 (2011): 912–19.

Mondal, Shirsha, Songita Ghosh, Samir Bhattacharya, and Sutapa Mukherjee. "Chronic Dietary Administration of Lower Levels of Diethyl Phthalate Induces Murine Testicular Germ Cell Inflammation and Sperm Pathologies: Involvement of Oxidative Stress." *Chemosphere* 229 (2019): 443–51.

"Motor Vehicle Crash Deaths." Centers for Disease Control and Prevention.Accessed September 15, 2021. http://www.cdc.gov/vitalsigns/motor-vehicle-safety/index.html.

Mourouti, Niki, Meropi D. Kontogianni, Christos Papavagelis, Petrini Plytzanopoulou, Tonia Vassilakou, Theodora Psaltopoulou, Nikolaos Malamos, Athena Linos, and Demosthenes B. Panagiotakos. "Meat Consumption and Breast Cancer: A Case-Control Study in Women." *Meat Science* 100 (2015): 195–201.

Mullenix, Phyllis J., Pamela K. Denbesten, Ann Schunior, and William J. Kernan. "Neurotoxicity of Sodium Fluoride in Rats." *Neurotoxicology and Teratology* 17, no. 2 (1995): 169–77.

Murata, Katsuyuki, and Mineshi Sakamoto. "Minamata Disease." In

Encyclopedia of Environmental Health, vol. 3, ed. Jerome O. Nriagu, 774–80. Burlington: Elsevier, 2011.

Nachman, Rebecca M., Stephen D. Fox, Christopher Golden, Erica Sibinga, John D. Groopman, and Peter S. J. Lees. "Serial Free Bisphenol A and Bisphenol A Glucuronide Concentrations in Neonates." *Journal of Pediatrics* 167, no. 1 (2015): 64–69.

National Research Council. *Toxicity Testing in the 21st Century: A Vision and a Strategy*. Washington, DC: National Academies Press, 2007.

National Toxicology Program. "The CLARITY-BPA Core Study: A Perinatal and Chronic Extended-Dose-Range Study of Bisphenol A in Rats." US Department of Health and Human Services. Accessed August 11, 2021. https://ntp.niehs.nih.gov/publications/ reports/rr/rr09/index.html.

——. "CLARITY-BPA Program." US Department of Health and Human Services. Accessed August 10, 2021. https://ntp.niehs. nih.gov/whatwestudy/topics/bpa/index.html.

Nepomnaschy, Pablo A., Kathleen B. Welch, Daniel S. McConnell, Bobbi S. Low, Beverly I. Strassmann, and Barry G. England. "Cortisol Levels and Very Early Pregnancy Loss in Humans." *Proceedings of the National Academy of Sciences of the United States of America* 103, no. 10 (2006): 3938–42.

Newbold, Retha R., Rita B. Hanson, Wendy N. Jefferson, Bill C. Bullock, Joseph Haseman, and John A. McLachlan. "Increased Tumors but Uncompromised Fertility in the Female Descendants of Mice Exposed Developmentally to Diethylstilbestrol." *Carcinogenesis* 19 (1998): 1655–63.

Nguyenab, Vy Kim, Adam Kahanaa, Julien Heidta, Katelyn Polemia,

Jacob Kvasnickaa, Olivier Jollietac, and Justin A. Colacino. "A Comprehensive Analysis of Racial Disparities in Chemical Biomarker Concentrations in United States Women, 1999–2014." *Environment International* 137 (2020): 105496.

Nicolas, Jean-Marie, François Bouzom, Chanteux Hugues, and Anna-Lena Ungell. "Oral Drug Absorption in Pediatrics: The Intestinal Wall, Its Developmental Changes and Current Tools for Predictions." *Biopharmaceutics and Drug Disposition* 38, no. 3 (2017): 209–30.

Ning, Guang, Yufang Bi, Tiange Wang, Min Xu, Yu Xu, Yun Huang, Mian Li, et al. "Relationship of Urinary Bisphenol A Concentration to Risk for Prevalent Type 2 Diabetes in Chinese Adults: A Cross-Sectional Analysis." *Annals of Internal Medicine* 155, no. 6 (September 2011): 368–74.

"Nitrate and Drinking Water from Private Wells." Centers for Disease Control and Prevention, July 2015. http://www.cdc.gov/healthywater/drinking/private/wells/disease/nitrate.html.

Norell, Staffan E., Anders Ahlbom, Rolf Erwald, Goran Jacobson, Inger Lindberg-Navier, Robert Olin, Bo Törnberg, and Karl-Ludvig Wiechel. "Diet and Pancreatic Cancer: A Case-Control Study." *American Journal of Epidemiology* 124, no. 6 (1986): 894–902.

Nriagu, J. O. *Lead and Lead Poisoning in Antiquity*. New York: John Wiley & Sons.1983.

Olea, Nicolas, Rosa Pulgar, Pilar Pérez, Fatima Olea-Serrano, Ana Rivas, Arantzazu Novillo-Fertrell, Vincente Pedraza, Ana M. Soto, and Carlos Sonnenschein. "Estrogenicity of Resin-Based Composites and Sealants Used in Dentistry." *Environmental*

Health Perspectives 104, no. 3 (March 1996): 298–305.

Olmstead, Allen W. and Gerald A. LeBlanc. "Toxicity Assessment of Environmentally Relevant Pollutant Mixtures Using a Heuristic Model." *Integrative Environmental Assessment and Management* 1, no. 2 (2005): 114–22.

"Out Now: EWG's 2018 Shopper's Guide to Pesticides in Produce." Environmental Working Group, April 2018. http://www.ewg.org/news-insights/news-release/out-now-ewgs-2018-shoppers-guide-pesticides-producetm.

Park, June Soo, Ake Bergman, Linda Linderholm, Maria Athanasiadou, Anton Kocan, Jan Petrik, Beata Drobna, Tomas Trnovec, M. Judith Charles, and Irva Hertz-Picciotto.

"Placental Transfer of Polychlorinated Biphenyls, Their Hydroxylated Metabolites and Pentachlorophenol in Pregnant Women from Eastern Slovakia." *Chemosphere* 70, no. 9 (2008): 1676–84.

Pelucchi, Claudio, Cristina Bosetti, Carlotta Galeone, and Carlo La Vecchia. "Dietary Acrylamide and Cancer Risk: An Updated Meta-Analysis." *International Journal of Cancer* 136, no. 12 (2015): 2912–22.

Peters, Jeffrey M., Connie Cheung, and Frank J. Gonzalez. "Peroxisome Proliferator-Activated Receptor-Alpha and Liver Cancer: Where Do We Stand?" *Journal of Molecular Medicine (Berlin)* 83, no. 10 (2005): 774–85.

Petric, Z., I. Žuntar, P. Putnik, and D. Bursać Kovačević. "Food–Drug Interactions with Fruit Juices." *Foods* 10, no. 1 (2021): 33.

Pfeifer, Gerd P. "Environmental Exposures and Mutational Patterns of Cancer Genomes." *Genome Medicine* 2, no. 54 (2010). doi:10.1186/gm175.

Post, Gloria B., Perry D. Cohn, and Keith R. Cooper. "Perfluorooctanoic Acid (PFOA), an Emerging Drinking Water Contaminant: A Critical Review of Recent Literature." *Environmental Research* 116 (2012): 93–117.

Potash, Andrea R. "Bichler v. Lilly: Applying Concerted Action to the DES Cases." *Pace Law Review* 3, no. 1 (1982): 85–106.

Pourarian, S., B. Khademi, N. Pishva, and A. Jamali. "Prevalence of Hearing Loss in Newborns Admitted to Neonatal Intensive Care Unit." *Iranian Journal of Otorhinolaryngology* 24, no. 68 (2012): 129–34.

Prescott, L. F. "Paracetamol Overdosage." *Drugs* 25, no. 3 (1983): 290–314.

"Prioritizing Existing Chemicals for Risk Evaluation." US Environmental Protection Agency. Accessed October 8, 2021. http://www.epa.gov/assessing-and-managing-chemicals-under-tsca/prioritizing-existing-chemicals-risk-evaluation.

Rai, S. N., D. Krewski, and S. Bartlett. "A General Framework for the Analysis of Uncertainty and Variability in Risk Assessment." *Human and Ecological Risk Assessment* 2, no. 4 (1996): 972–89.

Rauh, Virginia A., Frederica P. Perera, Megan K. Horton, Robin M. Whyatt, Ravi Bansal, Xuejun Hao, Jun Liu, Dana Boyd Barr, Theodore A. Slotkin, and Bradley S. Peterson. "Brain Anomalies in Children Exposed Prenatally to a Common Organophosphate Pesticide." *Proceedings of the National Academy of Sciences of the United States of America* 109, no. 20 (2012): 7871–76.

Reich, Michael R., and Jaquelin K. Spong. "Kepone: A Chemical Disaster in Hopewell, Virginia." *International Journal of Health Services* 13, no. 2 (1983): 227–46.

Rider, Cynthia V., Brad Collins, Scott S. Auerbach, Michael DeVito, Chad R. Blystone, and Suramya Waidyanatha. "Moving Forward on Complex Herbal Mixtures at the National Toxicology Program." *The Toxicologist* 54 (2015): 1676.

Riess, Matthias L., and Josiah K. Halm. "Lead Poisoning in an Adult: Lead Mobilization by Pregnancy?" *Journal of General Internal Medicine* 22, no. 8 (2007): 1212–15.

Riley, Edward P., M. Alejandra Infante, and Kenneth R. Warren. "Fetal Alcohol Spectrum Disorders: An Overview." *Neuropsychology Reviews* 21, no. 2 (2011): 73–80.

Riley, Edward P. and Christie L. McGee. "Fetal Alcohol Spectrum Disorders: An Overview with Emphasis on Changes in Brain and Behavior." *Experimental Biology and Medicine* 230 (2005): 357–65.

Rogers, Stephanie "17 Surprising Sources of BPA and How to Avoid Them." Ecosalon. Accessed September 18, 2021. http://ecosalon.com/17-surprising-sources-of-bpa-and-how-to-avoid-them/.

Ropeik, David P. "Risk Perception in Toxicology—Part I: Moving Beyond Scientific Instincts to Understand Risk Perception." *Toxicological Sciences* 121 (2011): 1–6.

Rosen, Joseph D. "Much Ado About Alar." *Issues in Science and Technology* 7, no. 1 (1990): 85–90.

Ruggeri, Christine. "6 DEET Dangers (Plus, Safer Science-Backed Swaps)." Dr. Axe. August 5, 2018. https://draxe.com/health/deet/.

Ryan, Bryce C., and John G. Vandenbergh. "Developmental Exposure to Environmental Estrogens Alters Anxiety and Spatial Memory in Female Mice." *Hormones and Behavior* 50, no. 1 (2006): 85–93.

Salthammer, Tunga, Jianwei Gu, Sebastian Wientzek, Rob Harrington, and Stefan Thomann. "Measurement and Evaluation of Gaseous and Particulate Emissions from Burning Scented and Unscented Candles." *Environment International* 155 (2021): 106590.

Sanborn, M., K. J. Kerr, L. H. Sanin, D. C. Cole, K. L. Bassil, and C. Vakil. "Non-Cancer Health Effects of Pesticides." *Canadian Family Physician* 53, no. 10 (2007): 1713–20.

Saper, Robert B., Russell S. Phillips, Anusha Sehgal, Nadia Khouri, Roger B. David, Janet Paquin, Venkatesh Thuppil, and Stefanos N. Kales. "Lead, Mercury, and Arsenic in US-and Indian-Manufactured Ayurvedic Medicines Sold via the Internet." *JAMA* 300, no. 8 (2008): 915–23. Published correction appears in *JAMA* 300, no. 14 (2008): 1652.

Sarigiannis, Dimosthenis A., Janja Snoj Tratnik, Darja Mazej, Tina Kosjek, Ester Heath, Milena Horvat, Ourania Anesti, and Spyros P. Karakitsios. "Risk Characterization of Bisphenol-A in the Slovenian Population Starting from Human Biomonitoring Data." *Environmental Research* 1 70 (March 2019): 293–300.

Sasieni, P. D., J. Shelton, N. Ormiston-Smith, C. S. Thomson, and P. B. Silcocks. "What Is the Lifetime Risk of Developing Cancer? The Effect of Adjusting for Multiple Primaries." *British Journal of Cancer* 105 (2011): 460–65.

Schafer, Tara E., Carol A. Lapp, Carole M. Hanes, Jill B. Lewis, John C. Wataha, and George S. Schuster. "Estrogenicity of Bisphenol A and Bisphenol A Dimethacrylate In Vitro." *Journal of Biomedical Materials Research* 45, no. 3 (March 1999): 192–97.

Schenker, U., J. Scheringer, M. D. Sohn, R. L. Maddalena, T. E. McKone, and K. Hungerbuhler. "Improved Estimates of Global

Transport of DDT and Their Implications Using Sensitivity and Bayesian Analysis." *Epidemiology* 19, no. 6 (2008): S322-23.

Scheuplein, Robert, Gail Charnley, and Michael Dourson. "Differential Sensitivity of Children and Adults to Chemical Toxicity: I. Biological Basis." *Regulatory Toxicology and Pharmacology* 35, no. 3 (2002): 429–47.

Schlumpf, M., B. Cotton, M. Conscience, V. Haller, B. Steinmann, and W. Lichtensteiger. "In Vitro and In Vivo Estrogenicity of UV Screens." *Environmental Health Perspectives* 128, no. 1 (2020). ehp.niehs.nih.gov/doi/10.1289/ehp.01109239.

Schmidt, Charles W. "UV Radiation and Skin Cancer: The Science behind Age Restrictions for Tanning Beds." *Environmental Health Perspectives* 120, no. 8 (2012): A308–13.

Schoenig, Gerald P., Teresa L. Neeper-Bradley, Louan C. Fisher, and Ralph E. Hartnagel Jr. "Teratological Evaluations of DEET in Rats and Rabbits." *Fundamentals of Applied Toxicology* 23, no. 1 (July 1994): 63–69.

Schwartz, P. M., S. W. Jacobson, G. Fein, J. L. Jacobson, and H. A. Price. "Lake Michigan Fish Consumption as a Source of Polychlorinated Biphenyls in Human Cord Serum, Maternal Serum and Milk." *American Journal of Public Health* 73, no. 3 (1983): 293–96.

Scott, Bobby R., and Sujeenthar Tharmalingam. "The LNT Model for Cancer Induction Is Not Supported by Radiobiological Data." *Chemico-Biological Interactions* 301 (2019): 34–53.

Seurin, Sophie, Florence Rouget, Jean-Cedric Reninger, Nadège Gillot, Claire Loynet, Sylvaine Cordier, Luc Multigner, Jean-Charles Leblanc, Jean-Luc Volatier, and Fanny Heraud.

"Dietary Exposure of 18-Month-Old Guadeloupian Toddlers to Chlordecone." *Regulatory Toxicology and Pharmacology* 63, no. 3 (2012): 471–79.

Shaik, Abdul N., Tonika Bohnert, David A. Williams, Lawrence L. Gan, and Barbara W. LeDuc. "Mechanism of Drug–Drug Interactions Between Warfarin and Statins." *Journal of Pharmaceutical Sciences* 105, no. 6 (2016): 1976–86.

Shankar, Anoop, and Srinivas Teppala. "Relationship Between Urinary Bisphenol A Levels and Diabetes Mellitus." *Journal of Clinical Endocrinology and Metabolism* 96, no. 12 (December 2011): 3822–26.

Shankar, A, S. Teppala, and C. Sabanayagam. "Urinary Bisphenol A Levels and Measures of Obesity: Results from the National Health and Nutrition Examination Survey 2003–2008." *ISRN Endocrinol* 2012 (2012): 965243.

Shu, Jennifer. "How Much Water Do Babies Need to Drink?" *CNN Health*, July 20, 2009. http://www.cnn.com/2009/HEALTH/expert.q.a/07/20/babies.water.drink.shu/index.html.

Silver, Monica K., Marie S. O'Neill, Maryfran R. Sowers, and Sung K. Park. "Urinary Bisphenol A and Type-2 Diabetes in U.S. Adults: Data from NHANES 2003–2008." *PLoS One* 6, no. 10 (2011): e26868.

Simms, Leslie A., Eva Borras, Bradley S. Chew, Bruno Matsui, Mitchell M. McCartney, Stephen K. Robinson, Nicholas Kenyon, and Cristina E. Davis. "Environmental Sampling of Volatile Organic Compounds During the 2018 Camp Fire in Northern California." *Journal of Environmental Science* 103 (2021): 135–47.

Simon, Ted W. "Bias, Conflict of Interest, Ignorance, and Uncertainty."

In *Environmental Risk Assessment: A Toxicological Approach*, 2nd ed., 431–75. Boca Raton: CRC Press, 2019.

Sinclair, Rodney, and David de Berker. "Getting Ahead of Head Lice." *Australasian Journal of Dermatology* 41, no. 4 (2000): 209–12.

"Skin Cancer (Non-Melanoma): Statistics." Cancer.net. February 2021. http://www.cancer.net/cancer-types/skin-cancer-non-melanoma/ statistics.

Skinner, Michael K., Eric Nilsson, Ingrid Sadler-Riggleman, Daniel Beck, Millissia Ben Maamar, and John R. McCarrey. "Transgenerational Sperm DNA Methylation Epimutation Developmental Origins Following Ancestral Vinclozolin Exposure." *Epigenetics* 14, no. 7 (2021): 721–39.

Soosalu, Grant, Suzanne Henwood, and Arun Deo. "Head, Heart, and Gut in Decision Making: Development of a Multiple Brain Preference Questionnaire." *SAGE Open* (2019): 1–17.

Souza, Flavio M., and Paulo F. Collett-Solberg. "Adverse Effects of Growth Hormone Replacement Therapy in Children." *Arquivos Brasileiros Endocrinology and Metabolism* 55, no. 8 (2011): 559–65.

Steele, Marina, and Joseph Odumeru. "Irrigation Water as Source of Foodborne Pathogens on Fruit and Vegetables." *Journal of Food Protection* 67, no. 12 (2004): 2839–49.

Stegemann, Rachel, and David A. Buchner. "Transgenerational Inheritance of Metabolic Disease." *Seminars in Cell and Developmental Biology* 43 (2015): 131–40.

Stout, Daniel M. II, Karen D. Bradham, Peter P. Egeghy, Paul A. Jones, Carry W. Croghan, Peter A. Ashley, Eugene Pinzer, et al. "American Healthy Homes Survey: A National Study of Residential Pesticides Measured from Floor Wipes." *Environmental Science and Technology* 43, no. 12 (2009): 4294–300.

Stricklin Tommy. "5 Reasons to Avoid Nitrates in Drinking Water." SpringWell.September 24, 2020. http://www.springwellwater.com/5-reasons-to-avoid-nitrates-in-drinking-water/.

Sun, Mei, Elisa Aevalo, Mark Strynar, Andrew Lindstrom, Michael Richardson, Ben Kearns, Adam Pickett, Chris Smith, and Detlef R. U. Knappe. "Legacy and Emerging Perfluoroalkyl Substances Are Important Drinking Water Contaminants in the Cape Fear River Watershed of North Carolina." *Environmental Science and Technology Letters* 3, no. 12 (2016): 415–19.

Sutou, Shizuyo. "Low-Dose Radiation from A-Bombs Elongated Lifespan and Reduced Cancer Mortality Relative to Un-Irradiated Individuals." *Genes and Environment* 19, no. 40 (2018). doi:10.1186/s41021-018-0114-3.

Tajner-Czopek, Agnieszka, Agnieszka Kita, and Elzbieta Rytel. "Characteristics of French Fries and Potato Chips in Aspect of Acrylamide Content: Methods of Reducing the Toxic Compound Content in Ready Potato Snacks." *Applied Sciences* 11, no. 9 (2021): 3943.

Tang, Deliang, Jason J. Liu, Andrew Rundle, Christine Neslund-Dudas, Adnan T.

Savera, Cathryn H. Bock, Nora L. Nock, James J. Yang, and Benjamin A. Rybicki. "Grilled Meat Consumption and PhIP–DNA Adducts in Prostate Carcinogenesis." *Cancer Epidemiology, Biomarkers, and Prevention* 16, no. 4 (2007): 803–8.

Taxvig, C., A. M. Vinggaard, U. Hass, M. Axelstad, S. Metzdorff, and C.

Nellemann. "Endocrine-Disrupting Properties In Vivo of Widely Used Azole Fungicides." *International Journal of Andrology* 31, no. 2 (2008): 170–77.

Taylor, Amelia, and Jason W. Birkett. "Pesticides in Cannabis: A Review of Analytical and Toxicological Considerations." *Drug Testing and Analysis* 12, no. 2 (2019): 180–90.

Teo, Steve K., Ken E. Resztak, Michael A, Scheffler, Karin A. Kook, Jerry B. Zeldis, David I. Stirling, and Steve D. Thomas. "Thalidomide in the Treatment of Leprosy." *Microbes and Infection* 4, no. 11 (2002): 1193–202.

Teppala, Srinivas, Suresh Madhavan, and Anoop Shankar. "Bisphenol A and Metabolic Syndrome: Results from NHANES." *International Journal of Endocrinology* 2012 (2012): 598180.

Thind, Maninder P. S., Christopher W. Tessum, Inês L. Azevedo, and Julian D. Marshall. "Fine Particulate Air Pollution from Electricity Generation in the US: Health Impacts by Race, Income, and Geography." *Environmental Science and Technology* 53, no. 23 (2019): 14010–19.

Thomas, Katie. "The Unseen Survivors of Thalidomide Want to be Heard." *New York Times*, March 23, 2020. http://www.nytimes.com/2020/03/23/health/thalidomide-survivors-usa.html.

Titus, Linda, Elizabeth E. Hatch, Keith M. Drake, Samantha E. Parker, Marianne Hyer, Julie R. Palmer, William C. Strohsnitter, et al. "Reproductive and Hormone-Related Outcomes in Women Whose Mothers Were Exposed in Utero to Diethylstilbestrol (DES): A Report from the US National Cancer Institute DES Third Generation Study." *Reproductive Toxicology* 84 (2019): 32–38.

"Tobacco-Related Mortality." Centers for Disease Control and

Prevention. April 28, 2020. http://www.cdc.gov/tobacco/data statistics/fact sheets/health effects/tobacco related mortality/index.htm.

Tomizawa, Motohiro and John E. Casida. "Selective Toxicity of Neonicotinoids Attributable to Specificity of Insect and Mammalian Nicotinic Receptors." *Annual Reviews of Entomology* 48 (2003): 339–64.

Tracey, Rebecca, Mohan Manikkam, Carlos Guerrero-Bosagna, and Michael K. Skinner. "Hydrocarbons (Jet Fuel JP-8) Induce Epigenetic Transgenerational Inheritance of Obesity, Reproductive Disease and Sperm Epimutations." *Reproductive Toxicology* 36 (2013): 104–16.

Trasande, Leonardo, Teresa M. Attina, and Jan Blustein. "Association Between Urinary Bisphenol A Concentration and Obesity Prevalence in Children and Adolescents." *JAMA* 308, no. 11 (September 2012): 1113–21.

Trimble, Edward L. "Update on Diethylstilbestrol." *Obstetrical and Gynecological Survey* 56, no. 4 (2001): 187–89.

Trosko, James. "What Can Chemical Carcinogenesis Shed Light on the LNT Hypothesis in Radiation Carcinogenesis?" *Dose-Response* 17, no. 3 (2019). doi:10.1177/1559325819876799.

"The Trouble with Ingredients in Sunscreens." Environmental Working Group. Accessed March 22, 2021. http://www.ewg.org/sunscreen/report/the-trouble-with-sunscreen-chemicals/.

"12 Powerful Ayurvedic Herbs and Spices with Health Benefits." Healthline. Accessed July 6, 2021. https://www.healthline.com/nutrition/ayurvedic-herbs.

United States Department of Agriculture. *Pesticide Data Program*

Annual Summary, Calendar Year 2018. http://www.ams.usda. gov/sites/default/files/media/2018PDPAnnualSummary.pdf.

——. *Pesticide Data Program Annual Summary, Calendar Year 2016.* Accessed November 10, 2020. http://www.ams.usda.gov/sites/ default/files/media/2016PDP AnnualSummary.pdf.pdf.

United States Environmental Protection Agency. *Guidelines for Carcinogen Risk Assessment.* Risk Assessment Forum. Washington, DC: EPA, 2005. EPA-630-P-03-001F.

——. *Pesticide Fact Sheet: Chlorfenapyr.* January, 2001. EPA-730-F-00-001.

United States Food and Drug Administration. "Fact Sheet: FDA at a Glance." Last revised November 2021. http://www.fda.gov/ about-fda/fda-basics/fact-sheet-fda-glance.

——. "2014 Updated Safety Assessment of Bisphenol A (BPA) for Use in Food Contact Applications." Memorandum from Jason Aungst to Michael Landa, June 17, 2014. Accessed August 1, 2021. https://www.fda.gov/media/90124/download.

"U.S. National Toxicology Program Releases Final Report on CLARITY Core Study, Again Confirms BPA Safety." Press release. Facts About BPA. Accessed September 16, 2021. http://www.factsaboutbpa.org/news-updates/press-releases/u-s-national-toxicology-program-releases-final-report-on-clarity-core-study-again-confirms-bpa-safety/.

van Dam, Rob M., Frank B. Hu, and Walter C. Willett. "Coffee, Caffeine, and Health." *New England Journal of Medicine* 383 (2020): 369–78.

Vandenberg, Laura N, Shelley Ehrlich, Scott M. Belcher, Nira Ben-Jonathan, Dana C. Dolinoy, Eric R. Hugo, Patricia A. Hunt, et al.

"Low Dose Effects of Bisphenol A." *Endocrine Disruptors* 1, no. 1 (October-December 2013): e25078.

Victory, Joy. "Drugs That Have Hearing Loss and Tinnitus as Side Effects." *Healthy Hearing* April 2020. http://www.healthyhearing.com/report/51183-Medications-that-contribute-to-hearing-loss.

Vierke, Lena, Claudia Staude, Annegret Biegel-Engler, Wiebke Drost, and Christoph Schulte. "Perfluorooctanoic Acid (PFOA)—Main Concerns and Regulatory Developments in Europe from an Environmental Point of View." *Environmental Science Europe* 24, no. 16 (2012). doi.org/10.1186/2190-4715-24-16.

Villanueva, C. M., F. Fernandez, N. Malats, J. O. Grimalt, and M. Kogevinas. "Meta-Analysis of Studies on Individual Consumption of Chlorinated Drinking Water and Bladder Cancer." *Journal of Epidemiology and Community Health* 57, no. 3 (2003): 166–73.

vom Saal, Frederick S. "Flaws in Design, Execution and Interpretation Limit CLARITY-BPA's Value for Risk Assessments of Bisphenol A." *Basic and Clinical Pharmacology & Toxicology* 125, no. S3 (December 2018): 32–43.

vom Saal, Frederick, Jodi A. Flaws, Ana Soto, and Gail S. Prins. "Commentary: FDA Statement on BPA's Safety is Premature." *Environmental Health News* March 5, 2018. http://www.ehn.org/fda-flawed-statement-science-bpa-2542621453.html.

Wagner, Martin, and Jörg Oehlmann. "Endocrine Disruptors in Bottled Mineral Water: Estrogenic Activity in the E-Screen." *Journal of Steroid Biochemistry and Molecular Biology* 127, no. 1–2 (2011): 128–35.

Wakefield, A. J., S. H. Murch, A. Anthony, J. Linnell, D. M. Casson, M. Malik, M. Berelowitz, et al. "Ileal-Lymphoid-Nodular Hyperplasia, Non-Specific Colitis, and Pervasive Developmental Disorder in Children." *The Lancet* 351, no. 9103 (1998): 637–41.

Wang, He-xing, Ying Zhou, Chuan-xi Tang, Jin-gui Wu, Yue Chen, and Qing-wu Jiang. "Association Between Bisphenol A Exposure and Body Mass Index in Chinese School Children: A Cross-Sectional Study." *Environmental Health* 11, no. 79 (October 2012). doi:10.1186/1476-069X-11-79.

Wang, Steven Q., Mark E. Burnett, and Henry M. Lim. "Safety of Oxybenzone: Putting Numbers into Perspective." *Archives of Dermatology* 147 (2011): 865–66.

Wang, Tiange, Mian Li, Bing Chen, Min Xu, Yu Xu, Yun Huang, Jieli Lu, et al. "Urinary Bisphenol A (BPA) Concentration Associates with Obesity and Insulin Resistance." *Journal of Clinical Endocrinology and Metabolism* 97, no. 2 (February 2012): E223–27.

Wang, T.P., I. K. Ho, and H. M. Mehendale. "Correlation Between Neurotoxicity and Chlordecone (Kepone) Levels in Brain and Plasma in the Mouse." *Neurotoxicology* 2, no. 2 (1981): 373–81.

Wang, Zhihao, Myles H. Alderman, Cyrus Asgari, and Hugh S. Taylor. "Persistent Effects of Early Life BPA Exposure." *Endocrinology* 161, no. 12 (December 2020). doi:10.1210/endocr/bqaa164.

Ward, Mary H., Rena R. Jones, Jean D. Brender, Theo M. de Kok, Peter J. Weyer, Bernard T. Nolan, Cristina M. Villanueva, and Simone G. van Breda. "Drinking Water Nitrate and Human Health: An Updated Review." *International Journal of Environmental Research and Public Health* 1 5, n o. 7 (July

2018): 1557.

Weisburger, J. H. "The 37 Year History of the Delaney Clause." *Experimental Toxicology and Pathology* 48, no. 2–3 (1996): 183–88.

Wells, Peter G., Peter I. Mackenzie, Jayanta Roy Chowdhury, Chantal Guillemette, Philip A. Gregory, Yuji Ishii, Antony J. Hansen, et al. "Glucuronidation and the UDP-Glucuronosyltransferases in Health and Disease." *Drug Metabolism and Disposition* 32, no. 3 (2004): 281–90.

Weschler, Charles J. "Changes in Indoor Pollutants since the 1950s." *Atmospheric Environment* 43, no. 1 (2009): 153–69.

Westergren, Tone, Peder Johansson, and Espen Molden. "Probable Warfarin–Simvastatin Interaction." *Annals of Pharmacotherapy* 41, no.7 (2007): 1292–95.

Wierzejska, Rocz. "Coffee Consumption vs. Cancer Risk—A Review of Scientific Data." *Roczniki Państwowego Zakładu Higieny* 66, no. 4 (2015): 293–98.

Wolansky, Marcelo J., Chris Gennings, Michael J. DeVito, and Kevin M. Crofton. "Evidence for Dose-Additive Effects of Pyrethroids on Motor Activity in Rats." *Environmental Health Perspectives* 117, no. 10 (2009): 1563–70.

World Health Organization. *WHO Human Health Risk Assessment Toolkit: Chemical Hazards*. Geneva: World Health Organization Press, 2010.

"The World of Air Transport in 2018." International Civil Aviation Organization. Accessed June 27, 2021. http://www.icao.int/annual-report-2018/Pages/the-world-of-air-transport-in-2018.aspx.

Yao, Youli, Alexandra M. Robinson, Fabiola C. R. Zucchi, Jerrah C.

Robbins, Olena Babenko, Olga Kovalchuk, Igor Kovalchuk, David M. Olson, and Gerlinde A. S. Metz. "Ancestral Exposure to Stress Epigenetically Programs Preterm Birth Risk and Adverse Maternal and Newborn Outcomes." *BMC Medicine* 12, no. 121 (2014). doi:10.1186/s12916-014-0121-6.

Yehuda, Rachel, Stephanie Mulherin Engel, Sarah R. Brand, Jonathan Seckl, Sue M. Marcus, Gertrud S. Berkowitz. "Transgenerational Effects of Posttraumatic Stress Disorder in Babies of Mothers Exposed to the World Trade Center Attacks during Pregnancy." *Journal of Clinical Endocrinology and Metabolism* 90, no. 7 (2005): 4115–18.

Yehuda, Rachel, Sarah L. Halligan, and Linda M. Bierer. "Cortisol Levels in Adult Offspring of Holocaust Survivors: Relation to PTSD Symptom Severity in the Parent and Child." *Psychoneuroendocrinology* 27 (2002): 171–80.

Yoshida, Toshiaki, Ichiro Matsunaga, Kimiko Tomioka, and Shinji Kumagai. "Interior Air Pollution in Automotive Cabins by Volatile Organic Compounds Diffusing from Interior Materials: I. Survey of 101 Types of Japanese Domestically Produced Cars for Private Use." *Indoor and Built Environment* 15, no. 5 (2006): 425–44.

Yoshida, Toshiaki, Ichiro Matsunaga, Kimiko Tomioka, and Shinji Kumagai. "Interior Air Pollution in Automotive Cabins by Volatile Organic Compounds Diffusing from Interior Materials: II. Influence of Manufacturer, Specifications and Usage Status on Air Pollution, and Estimation of Air Pollution Levels in Initial Phases of Delivery as a New Car." *Indoor and Built Environment* 15, no. 5 (2006): 445–62.

索引

6-10 畫

文獻與作品

1-5 畫

6-10 畫

11-15 畫

11-15 畫

6-10 畫

日常毒物：
喝瓶裝水會得癌症嗎？農藥殘留有多危險？做好日常風險評估的第一本書

作　　者　吉拉德‧勒布朗（Gerald A. LeBlanc）
譯　　者　黎湛平
選 書 人　王正緯
責任編輯　王正緯
校　　對　童霈文
版面構成　張靜怡
封面設計　廖勁智
行銷總監　張瑞芳
行銷主任　段人涵
版權主任　李季鴻
總 編 輯　謝宜英
出 版 者　貓頭鷹出版 OWL PUBLISHING HOUSE

事業群總經理　謝至平
發 行 人　何飛鵬
發　　行　英屬蓋曼群島商家庭傳媒股份有限公司城邦分公司
　　　　　115 台北市南港區昆陽街 16 號 8 樓
　　　　　劃撥帳號：19863813 ／戶名：書虫股份有限公司
城邦讀書花園：www.cite.com.tw　購書服務信箱：service@readingclub.com.tw
購書服務專線：02-2500-7718~9（週一至週五 09:30-12:30；13:30-18:00）
24 小時傳真專線：02-2500-1990~1
香港發行所　城邦（香港）出版集團／電話：852-2508-6231 ／ hkcite@biznetvigator.com
馬新發行所　城邦（馬新）出版集團／電話：603-9056-3833 ／傳真：603-9057-6622
印 製 廠　中原造像股份有限公司
初　　版　2024 年 6 月
定　　價　新台幣 540 元／港幣 180 元（紙本書）
　　　　　新台幣 378 元（電子書）
I S B N　978-986-262-694-8（紙本平裝）／ 978-986-262-692-4（電子書 EPUB）

城邦讀書花園
www.cite.com.tw

國家圖書館出版品預行編目資料

日常毒物：喝瓶裝水會得癌症嗎？農藥殘留有多危險？做好日常風險評估的第一本書／吉拉德‧勒布朗（Gerald A. LeBlanc）著；黎湛平譯. -- 初版. -- 臺北市：貓頭鷹出版：英屬蓋曼群島商家庭傳媒股份有限公司城邦分公司發行, 2024.06
面；　公分.
譯自：Everyday chemicals: understanding the risks
ISBN　978-986-262-694-8（平裝）

1. CST：毒理學　2. CST：化學工業品
3. CST：環境化學　4. CST：健康風險評量

418.8　　　　　　　　　　　　113005064

本書採用品質穩定的紙張與無毒環保油墨印刷，以利讀者閱讀與典藏。